Jack Angelo

Die Heilkraft in Dir

Handbuch zur Aktivierung und zum Einsatz unserer Heilungsenergien

Aus dem Englischen von Manuela Pervez

Knaur

Dank

Ich möchte gerne meiner Frau, Jan, für ihre Unterstützung, Inspiration und ihre unentwegte Mithilfe während aller Stadien dieses Buches danken. Mein Dank geht außerdem an Estella White, die all die Jahre hindurch der Heilkunst und uns so viel gegeben hat, an Shirley Brooker und an all meine Patienten und Workshopteilnehmer, die mich so vieles über die Seele des Menschen gelehrt haben. Namen und Situationen in den Fallbeispielen sind frei erfunden, um die Privatsphäre der Betroffenen zu wahren.

Inhalt

Wir wurden geboren, um uns auf eine heilige Reise zu begeben. Der Weg und das Ziel sind die Große Heilung.

Stephen Levine,
Guided Meditations, Explorations and Healings

Einführung: Mein Weg

Es war meine erste Nacht in San Gimignano. Es war still im Hause der Familie Fanciullis, die mir ein Zimmer vermietet hatte. Ich lag wach und plante die Forschungsarbeit, die ich im nächsten Monat durchführen sollte. Plötzlich setzten gequälte Geräusche der Stille ein Ende. Der alte Großvater hustete. Und er hustete und hustete, bis sich der Husten in Stöhnen und verzweifeltes Wehklagen verwandelte. Im restlichen Haus war es still. Niemand kam ihm zu Hilfe. Vielleicht schliefen die anderen ruhig, weil sie an diese quälenden Laute gewöhnt waren und sich nicht imstande fühlten, diesem Menschen in irgendeiner Form Erleichterung zu verschaffen.

Ich wollte ihm helfen. Ich lag auf dem Rücken, und irgend etwas bewog mich, meine Hände unter der Bettdecke hervorzuziehen. Sogleich verspürte ich ein Prickeln in den Handflächen und Fingerspitzen. Ich bat um Hilfe für den alten Mann. Im nächsten Augenblick hörte er auf zu husten, und im Haus war es wieder still. In der nächsten Nacht hustete er so sehr, daß er kaum noch Pausen zum Atmen fand. Es schien, als würde er sich den Teufel aus dem Leib quälen. Wieder streckte ich meine Hände aus und bat um Hilfe für ihn. Das Husten verstummte auf der Stelle, und der alte Mann konnte in einen erholsamen Schlaf sinken. Dieser Vorgang wiederholte sich Nacht für Nacht, bis ich San Gimignano verließ. Es war mein erster Fernheilungsversuch, und ich hatte entdeckt, daß ich das, was auch immer meine Hände kribbeln ließ, irgendwo hinschicken konnte, um jemandem zu helfen.

Wieder in England, schloß ich mich einer örtlichen Meditationsgruppe an. Der Leiter entdeckte, daß ich »die Gabe des Heilens« besaß, und ich wurde gebeten, verschiedenen Menschen durch Fernheilung zu helfen. Mir wurde nicht erklärt, wie ich das tun sollte, also mußte ich mir meine eigene Methode intuitiv erarbeiten.

Wenn ich mich still hinsetzte, um eine Fernheilung durchzuführen, konnte ich jeden dieser Menschen vor mir »fühlen« und manchmal auch »sehen«, sogar von jedem notwendigen Blickwinkel aus. Ich wußte, auf welche Körperstellen ich meine Hände zu legen hatte und was den betroffenen Organen fehlte. Ich »sah« oder »fühlte« auch oft, was während der Heilung geschah. Auf diese Weise war ich in der Lage, mit den Menschen genauso zu arbeiten, wie wenn sie körperlich anwesend gewesen wären.

Während der folgenden Wochen erfuhr ich durch das Feedback dieser Menschen, die um meine Hilfe gebeten hatten, daß Fernheilungen bei allen möglichen Beschwerden erfolgreich durchgeführt werden konnten.

Aus diesem Grunde fühlte ich mich auch schon ziemlich sicher, als ich schließlich zum Handauflegen überging. Ich wußte in der Regel, wo ich meine Hände hinlegen mußte und entdeckte, daß ich eine ganze Reihe von Botschaften von den verschiedenen Körperteilen meines Patienten empfangen konnte. Ich erfuhr nicht nur etwas über den körperlichen Zustand dieses Menschen, sondern auch etwas über seine Sorgen, seine Traurigkeit, den Druck, die seelischen Verletzungen, die Lebensereignisse und über seine unerfüllten Bedürfnisse. Alles, was einem Menschen geschehen war, alles, was er dachte und fühlte, scheint irgendwo in seinem Körper gespeichert zu sein. Wenn ich »mich einschaltete« – einem Radio gleich –, konnte ich die relevanten Informationen empfangen.

Diese Fähigkeiten zu Heilen, die wir alle mehr oder minder besitzen, wurden in meinem Fall durch das Leben mit chronischen Krankheiten »aktiviert«. Einige Monate vor meiner Reise nach Italien hatte ich auf Empfehlung eines freundlichen Verlegers einen Geistheiler aufgesucht, sozusagen als »letzte Rettungsmöglichkeit«. Erstaunlicherweise waren mein mich lähmender Ischias und meine Rückenprobleme nach zwei Sitzungen fast völlig geheilt. Rückblickend weiß ich, daß ich damals bereit war und etwas in mir davon ausging, daß eine Heilung stattfinden würde.
Ich war nicht nur neugierig, sondern auch skeptisch. Ich wußte, daß Heilung funktionierte, nur wie? Wodurch wurde sie herbeigeführt? Welche Rolle spielte dabei der Heiler? Auf meine Fragen bekam ich die entwaffnende Antwort: »Es ist die Kraft der Liebe. Sie kommt von Gott durch mich zu Dir. Dadurch werden Deine eigenen Heilkräfte aktiviert. Doch kann man aber niemanden heilen, den man nicht mag.« In der aufgeladenen Atmosphäre der Heilungssitzung schien mir die Idee der *Liebe* als heilender Energie ganz und gar nicht naiv, sondern aufregend zu sein. Ich wußte, daß diese einfache und doch so machtvolle Idee die Wahrheit war.
Dies war meine erste Begegnung mit einem Heiler, und ich hatte Glück gehabt. Carl Gustav Jung[1] hätte unsere Begegnung als »Synchronizität« bezeichnet, da sie mein Leben sehr verändert hat.
Bevor ich ging, fragte ich den Heiler, ob er glaubte, daß ich auch einer werden könnte. »Das wäre großartig!« sagte er und lachte. Er gab mir keine Anweisungen, sondern versicherte mir nur, daß ich geführt werden würde. Seine letz-

[1] Psychologe und Psychiater, 1875–1961; Anm. d. Ü.

ten Worte waren: »Du wirst nie wieder der gleiche sein, jetzt – nachdem Du vom Geiste berührt worden bist.«
Dieses Wunder der Berührung, die Fragen danach, was diese Berührung eigentlich ist, wie sie sich auswirkt und warum wir sie brauchen, stehen seither im Mittelpunkt meines Lebens.
Ich habe das Gefühl, daß ich bereits mit dem Wissen, wie man heilt, geboren wurde und daß mir dieses immer leicht zugänglich war. Als Kind brauchte mir niemand zu sagen, was ich zu tun hatte, weil Heilen für mich kein Begriff war. Es war einfach etwas, was ich genauso selbstverständlich tat wie rennen, springen und spielen. Ich hielt mich gerne unter alten Menschen auf, unter Menschen, die krank waren oder gar im Sterben lagen. Als Zehn- und Zwanzigjähriger war ich meist einfach nur ein einfühlsamer Zuhörer, oder ich verbrachte meine Zeit mit den Sozialschwachen und von der Gesellschaft Ausgegrenzten. Hin und wieder wurde ich gebeten, meine Hände aufzulegen, doch kam mir nie die Idee, daß dies eine Fähigkeit sei, die ich weiterentwickeln oder einsetzen könnte, um anderen zu helfen.
Als diese Fähigkeit wieder auflebte und mir bewußt wurde, hatte ich das Gefühl, an ein Wissenskraftwerk angeschlossen worden zu sein, das nach einer Phase der Stillegung reaktiviert worden war. Abgesehen von den Schriften Harry Edwards' gab es nur wenige Bücher, die meine Entdeckungen bestätigten. Aber ich hatte Glück und konnte die Freundschaft zweier wundervoller Heiler gewinnen, die sich sowohl spirituell als auch körperlich schon weit entwickelt hatten. Sie waren für mich ein Resonanzboden. Ich hörte ihnen zu und lernte von ihnen. Es war mir auch bewußt, daß ich auch auf andere Art und Weise und von anderen Lehrern lernte. Ich wachte zum Beispiel auf und konnte mir Sitzungen

zurückrufen, in denen ich im Traumzustand unterwiesen worden war.
Nichtsdestotrotz wäre mir zu diesem Zeitpunkt ein Buch zu diesem Themenkomplex, das die vielen Aspekte des Wissens unter einen Hut gebracht hätte, sehr recht gewesen. Ich hätte gerne Näheres und Genaues über den menschlichen Körper und seine feinstofflichen Aspekte, die Aura und die Energiezentren erfahren sowie über die Wirkungsweise der Heilenergien. Und wenn es nach mir gegangen wäre, hätte ich all dies gerne in einer lockeren Kombination mit praktischen Übungen präsentiert gesehen, um meine praktischen Erfahrungen erweitern zu können. Obwohl die Gabe des Heilens nicht »erlernt« werden kann, kann sie sehr wohl durch sorgfältiges Training aktiviert und entwickelt werden.

Ein praxisorientiertes Buch

Mein Buch sieht nun so aus, daß es genau die Bedürfnisse erfüllt, die ich als angehender Heiler empfand. Durch meine Begegnungen mit anderen Heilern und Menschen auf Seminaren und Ausbildungskursen ist mir klargeworden, daß andere ähnliche Bedürfnisse haben. *Die Heilkraft in Dir* ist ein Handbuch für Menschen, die sich eingehend mit diesem Thema auseinandersetzen möchten, die an sich selbst und als Heiler arbeiten möchten.
Ich betrachte den physischen Körper als Teil eines zusammenhängenden Systems feinstofflicher Körper, die zusammengenommen Ihr Wesen als Ganzes darstellen. Die Übungen werden Ihnen helfen, ein Verständnis für dieses System zu entwickeln und mit den darin enthaltenen Energien effektiv zu arbeiten.
Der Heiler muß auch das Wesen der Krankheit, die Rolle

des Verstandes und der Emotionen sowie den Zusammenhang verstehen, der zwischen Heilung und Geburt, Tod und Krankheit besteht.
Übungen werden Ihnen sowohl praktische Erfahrungen all dieser Aspekte vermitteln als auch Erkenntnisse darüber, wie Sie als multidimensionales Wesen operieren.
Zum Schluß erhalten Sie detaillierte Anweisungen zum Heilen selbst, bekommen Sie Arbeitsmethoden genannt und erfahren, wie man eine Geistheilungspraxis führt. All diese Informationen werden Sie in die Lage versetzen, Ihre Arbeit noch professioneller durchzuführen. Sie können dieses Buch sowohl als Handbuch zur Selbstheilung als auch als Nachschlagewerk für Heiler sowie als Workshopanleitung einsetzen.

Die Geschichte der Geistheilung

Wenn Sie sich fragen, wann und wo der Ursprung des Geistheilens liegt, sollen Sie einmal über die Tatsache nachdenken, daß es das Natürlichste der Welt ist, seine Hand auf eine schmerzende Stelle zu legen. Sie können Ihre Hand über Ihren eigenen Körper, den eines anderen Menschen, eines Tieres, einer Pflanze oder über einen Teil der lebendigen Erde halten. Dieser universale Impuls beruht auf der Tatsache, daß unsere Hände Heilkräfte besitzen. Dies ist die Grundlage einer jeden Form der Heilung.
In der Vergangenheit galt der Heiler als jemand, der besonders befähigt ist, heilende Energien zu lenken, was ihm eine besondere Rolle zukommen ließ. Das scheint auch der Grund dafür zu sein, daß das Heilen und später die Medizin zu einem künstlerischen wie handwerklichen Gewerbe wurden und im Lauf der Geschichte eine Wis-

senschaft und ein Berufsstand. Die Entwicklung zum Berufsstand des Arztes bedeutete jedoch, daß sich die Rolle des Heilers wandelte; der Mensch, der anderen half, mit ihren eigenen Heilkräften in Berührung zu kommen, wurde zu dem, der die Menschen dazu brachte, ihre eigene Fähigkeit zu heilen auf einen »Experten« zu übertragen; dafür waren wesentliche geistesgeschichtliche Entwicklungen verantwortlich.

In alten Zeiten gab es keine Trennung zwischen Körper, Geist und Seele, und folglich betrachtete man Energie als eine Kraft, die diese Trinität durchdrang. Für diese Menschen stammten alle Dinge aus der gleichen spirituellen Quelle, und diese Quelle war auch der Ursprung der heilenden Energien. Mit der Entwicklung der Wissenschaft und der Abkehr vom ganzheitlichen religiösen Weltbild – vor allem im Westen – begann man bestimmte Dinge als spirituell oder als aus der spirituellen Welt stammend zu betrachten, während der Rest offensichtlich materiell war, also der physischen Welt entsprang. Man nahm die beiden Welten nicht mehr als sich gegenseitig durchdringend und miteinander vermengt wahr, sondern trennte sie voneinander. Ebenso trug die christlich-kirchliche Lehre zu dieser Entwicklung bei, die das Heilen außerhalb der Kirche verbot und Laienheiler und Menschen mit außersinnlichen Fähigkeiten systematisch hinrichten ließ. Die Auswirkungen einer solchen Jahrhunderte währenden Verfolgung sind so mächtig, daß sogar heute noch bezüglich unserer angeborenen Heilfähigkeiten viel Unwissenheit und Angst kursieren. Diese von Vorurteilen geprägte Einstellung hat auch überall dort zu einer katastrophalen Unterdrückungspolitik gegenüber alten Heilmethoden geführt, wo immer in der Welt der christlich-kirchliche Glaube den Menschen oktroyiert wurde.

Diesen historischen Ereignissen ist es zu verdanken, daß

die Medizin und das Gesundheitswesen sich ohne spirituelle Grundlage entwickelt haben und daß Mensch und Krankheit ausschließlich aus dem Blickwinkel des rationalen, wissenschaftlichen Denkens gesehen werden. Das Newtonsche[1] Weltbild ermutigte im 17. Jahrhundert die Ärzte, Menschen als eine Reihe mechanischer Systeme zu betrachten, die von einem Biocomputer (dem Gehirn) gesteuert werden. Die Seele – wenn sie überhaupt existierte – gehörte in die Domäne der Kirche. Die industrielle Revolution, die im 18. Jahrhundert einsetzte und von vielfältigen wissenschaftlichen Entdeckungen vorangetrieben wurde, veranlaßte viele Denker, zu fragen, wohin der Materialismus führte. Maschinen konnten nicht nur nützlich, sondern auch destruktiv und versklavend sein. In der Entwicklung der Menschheit fehlte etwas, und obwohl die Kirche in jedem Dorf gegenwärtig war, schien es die spirituelle Dimension zu sein. Für den Künstler und Poeten William Blake (1757–1827) waren die neuen Fabriken zum Beispiel »dunkel« und »teuflisch«, und er erklärte: »Der Mensch hat keinen Körper losgelöst von seiner Seele, denn das, was man Körper nennt, ist ein Teil der Seele, der von den Sinnen wahrgenommen werden kann...« Der romantische Dichter William Wordsworth (1770–1850)[2] und seine Schwester Dorothy, die Schriftstellerin (1771–1885)[3], versuchten die spirituelle Grundlage des Lebens und der Natur in ihren Sonetten bzw. Tagebüchern hervorzuheben, die ihrem Gefühl nach zugunsten des materiellen Fortschritts vernachlässigt wurde.

Die Menschen suchten nach allen möglichen Formen von

[1] Isaak Newton, engl. Mathematiker, Physiker und Philosoph, 1643–1727; Anm. d. Ü.

[2] Daten ergänzt; Anm. d. Ü.

[3] Daten ergänzt; Anm. d. Ü.

Freiheit, besonders nach der Freiheit des Geistes. Vielleicht ist es gar nicht so überraschend, daß zu diesem Zeitpunkt die mediale und spirituelle Bewußtheit der Menschen einen Höhepunkt erreicht hatte. Das wurde in den Vereinigten Staaten von Amerika deutlich, als sich eine Kommunikation zwischen spirituell bewußten Menschen und jenen Wesen anbahnte, die auf feinstofflicheren Seinsebenen existieren (den sogenannten geistigen Wesen). Diese feinstofflichen Wesen versicherten jenen, die sich auf sie einstimmen konnten, daß sich das Phänomen der außersinnlichen Bewußtheit in den kommenden 150 Jahren in der ganzen Welt und unter allen Völkern ausbreiten würde. Die Gabe des Heilens würde den Menschen wiedergegeben werden und schon sehr bald machtvoll demonstriert werden. All dies würde mit einem Wiedererwachen wahrer Spiritualität einhergehen, das ein neues Zeitalter einläutet.

Es dauerte nicht lange, bis sich diese Vorhersagen als wahr herausstellten. Dennoch war das Heilen nach wie vor außerhalb des kirchlichen Raumes verboten (erst 1951 wurde es – zumindest in England – legalisiert). Durch die Gründung der spiritistischen Religion entstand ein Freiraum, in dem das Heilen samt hellsichtiger und anderer medialer Fähigkeiten legal praktiziert werden konnte. Das ganze Gebiet des Heilens hat den Spiritisten viel zu verdanken, da sie die Entwicklung des Heilens gefördert haben. In der Öffentlichkeit führte dies jedoch dazu, daß das Geistheilen stets in Verbindung mit den Glaubenssätzen und Praktiken des Spiritismus gebracht wird. Tatsache ist, daß einige Heiler Spiritisten sind, viele jedoch nicht.

Durch die Pionierarbeit großer Heiler wie Harry Edwards, der das Heilen in der ersten Hälfte dieses Jahrhunderts in die Öffentlichkeit gebracht hatte, entwickelte sich das Gebiet des Heilens rasch weiter. Vor seinem Tod gründete

Edwards die »National Federation of Spiritual Healers« (NFSH), die jetzt weltweit die größte Organisation für Heilung und überkonfessionell ist (siehe Adressen). Angegliederte Vereinigungen gibt es in Amerika, Kanada, Australien, Neuseeland, Südafrika und Irland.
Die »Confederation of Healing Organization« (CHO) und seit kurzem auch die »British Complementary Medicine Association« (BCMA) sind die Dachorganisationen, denen die meisten Organisationen für Heilung in Großbritannien angehören. Diese sind es, die mit der klassischen Medizin, der Regierung und der Europäischen Gemeinschaft verhandeln. In einigen Ländern der EG ist das Heilen noch immer verboten, wobei diese Verbote zum größten Teil auf langanhaltender religiöser und medizinischer Ignoranz bezüglich der Natur der Heilenergien beruhen.
Mit dem historischen Erbe der Trennung von Körper, Geist und Seele müssen sich natürlich nicht nur die Heiler auseinandersetzen. Wir alle sind von einer Kultur geprägt, die diese Trennung als Tatsache des Lebens akzeptiert und propagiert hat. Und doch hat der Prozeß, alle Therapien und die Schulmedizin miteinander zu verbinden und in das Konzept der Ganzheit, der Idee des Holismus, einzubinden, bereits eingesetzt.
In Großbritannien beschäftigen viele Ärzte Heiler, und ihre Dienste sind Teil der ärztlichen Dienstleistungen. Fachleute aus dem Gesundheitswesen besuchen jetzt Geistheilungsseminare und -ausbildungskurse. Für diese Gruppe sind von der NFSH spezielle Seminare über Geistheilung entwickelt worden.
Forschungsprogramme in den USA, zum Beispiel die der Universität von Colorado, ermutigen amerikanische Ärzte, sich das Geistheilungspotential im Rahmen der medizinischen Praxis genauer anzuschauen. In Rußland

genießt die erfolgreiche Pionierarbeit von Clif und Galina Sanderson mit Opfern des radioaktiven Niederschlags die volle Unterstützung der etablierten Wissenschaft und der Medizin.

Eine kraftvolle zusätzliche Therapieform

Die letzten fünf Jahre haben unglaubliche Veränderungen im Leben der Menschen auf der ganzen Welt gebracht. Dies spiegelt sich auch in der Veränderung wider, die das Geistheilen erfahren hat. Meine eigene Praxis hat gezeigt, daß persönliche Probleme, Beziehungsprobleme, mentale, emotionale und spirituelle Schwierigkeiten sowie körperliche Krankheiten alles Zustände sind, die mit spirituellem Heilen effektiv therapiert werden können. Die Geistheilung ist nicht länger ein letzter Ausweg, sondern ganz offensichtlich eine mächtige zusätzliche Therapieform.

Da ich durch Krankheit zum Heilen kam, wurde mir bewußt, wie dringend notwendig es ist, daß wir uns zu ganzen, heilen Menschen entwickeln. Ich frage mich, wodurch dieses Buch in Ihre Hände gekommen ist? Ist es ein persönliches Trauma, eine Krise, allgemeines Interesse, eine Reaktion auf den offensichtlichen Zerfall der Gesellschaft, oder treibt Sie das Bedürfnis, anderen zu helfen? Auch wenn Sie einfach nur neugierig, aber auch skeptisch sind, werden Sie in diesem Buch etwas Interessantes für sich entdecken, etwas, was Sie zum Nachdenken anregen wird und Sie vielleicht sogar dazu bringen wird, mit Übungen anzufangen. Doch vergessen Sie nicht – Sie werden nie wieder der oder die gleiche sein, wenn Sie erst einmal vom Heilen berührt worden sind!

Die Arbeit mit diesem Buch

Dieses Buch ist das Ergebnis meiner langjährigen Praxis als Heiler und Workshopleiter und beinhaltet alles, was ich in meinen Seminaren vermittle.

Die Übungen bauen aufeinander auf, so daß es Ihnen leichtfallen wird, sich Wissen mittels praktischer Erfahrung anzueignen, zu verarbeiten und anzuwenden. Möglicherweise fällt es Ihnen leichter, wenn Sie die Übungen vorher auf ein Band sprechen. Dann brauchen Sie nicht immer ins Buch zu schauen, sondern können sich auf das konzentrieren, was Sie gerade tun, ohne die Übung immer wieder unterbrechen zu müssen.

Kapitel und Übungen bauen aufeinander auf. Verbringen Sie daher soviel Zeit wie nötig mit jedem Thema, bevor Sie zum nächsten übergehen. Einige Übungen könnten Ihnen leichter fallen als andere. Vergessen Sie nicht, daß alle Übungen, die sie machen, dazu beitragen, Ihr Bewußtsein zu entwickeln und zu schärfen – die Übung selbst ist also genauso wichtig wie das Ergebnis.

Üben Sie in den Bereichen, in denen Sie gut sind, die Ihnen Freude bereiten und Ihnen leichtfallen, immer weiter, und seien Sie nicht enttäuscht, wenn der eine oder andere »Erfolg« sich nicht gleich einstellt. Sie können jederzeit zurückgehen und eine Übung wiederholen und dabei aus den Erfahrungen Nutzen ziehen, die Sie bereits gesammelt haben; eine ausgezeichnete Möglichkeit, Ihren eigenen Fortschritt zu überwachen.

Eine Fähigkeit des Geistes, auf die viele Übungen in diesem Buch zurückgreifen, ist die des Vorstellungsvermögens oder genauer gesagt: die Fähigkeit, etwas zu *visualisieren.*

Jeder besitzt diese Fähigkeit, und wir setzen sie immer dann ein, wenn wir etwas Neues erschaffen. Auch wenn Sie Ihren Tag planen, sich überlegen, was Sie anziehen wollen, oder ein Essen oder ein Fest organisieren, verwenden Sie Ihre Fähigkeit zu visualisieren. Wenn Menschen diese natürliche geistige Fähigkeit jedoch einsetzen sollen, um sich selbst zu helfen, erscheint ihnen das oft als sehr schwierig. Ich rate Ihnen folgendes: Machen Sie sich auf gar keinen Fall Sorgen, wenn Sie nicht in der Lage sind, etwas entsprechend einer Übungsanweisung zu »sehen«. Die Übung wird kraft Ihres Geistes ausgeführt. Wenn Sie mental eine Anweisung gegeben haben, bedeutet dies, daß sie bereits ausgeführt ist. Wenn Sie sich entspannen und zulassen, daß Ihre natürlichen Fähigkeiten zum Tragen kommen, werden sich Widerstände bestimmten Erfahrungen gegenüber auflösen.

Es ist ratsam, ein Tagebuch zu führen, während Sie sich durch das Buch arbeiten. Machen Sie sich Notizen darüber, was Sie wann getan haben und was sich daraus ergeben hat. Schreiben Sie sich wichtige Kommentare, Erkenntnisse, Träume sowie alles andere auf, was Sie sonst noch aufschreiben möchten, um das Tagebuch Ihres Fortschrittes zu bereichern.

Wenn Sie keine Worte finden, um Ihre Erfahrungen zu beschreiben, versuchen Sie sie aufzuzeichnen oder sie auf andere Art und Weise zum Ausdruck zu bringen.

Wenn Sie das Buch *Die Heilkraft in Dir* für Gruppenarbeit verwenden, halten Sie in Ihrem Tagebuch die Erfahrungen der Gruppenmitglieder und deren Reaktion auf die Materialien fest.

Während Sie sich in der angegebenen Reihenfolge durch die Übungen arbeiten, werden Sie feststellen, daß sich Ihre Wahrnehmungen verändern. Vielleicht erhöht sich Ihre Sensitivität, oder die Spannbreite Ihrer Wahrnehmungen erweitert sich oder auch beides. Sie könnten auch mehr Selbstvertrauen entwickeln und sich mehr in Ihrer Mitte empfinden. Ein offener Geist und eine positive Erwartungshaltung wird Ihre Freude an dem Stoff noch verstärken. Experimentieren Sie, und schreiben Sie Ihre Resultate auf. Selbstentdeckung kann Spaß machen – es ist ein Abenteuer, bewußter zu werden und zu lernen, auf die eigenen Wahrnehmungen zu vertrauen.

Heiler entdecken bei der Entwicklung Ihrer Fähigkeiten und Arbeitsmethoden, daß persönliche Transformation ein integraler Bestandteil des Prozesses ist. Sie können daher davon ausgehen, daß Problembereiche in Ihrer persönlichen Entwicklung beim Durcharbeiten des Materials an die Oberfläche kommen werden. Aus diesem Grunde empfehle ich Ihnen, mit einem vertrauenswürdigen Partner oder einer Gruppe zusammenzuarbeiten, die von einem erfahrenen Gruppenleiter angeleitet wird. Wenn Sie sich dafür entscheiden, allein zu arbeiten, sollten Sie einen Heiler oder eine Heilgruppe in Ihrer Nähe ausfindig machen, an den oder die Sie sich wenden können und mit dem oder der Sie Ihre Erfahrungen besprechen können (siehe Adressen).

Das Buch *Die Heilkraft in Dir* kann sowohl als Selbstheilungskurs dienen als auch von Heilern und anderen Therapeuten zur Entwicklung von Heilkräften eingesetzt werden.

Wenn Sie den Kurs wie empfohlen abgeschlossen haben, werden Sie sich eine wirkungsvolle Selbstheilungsstrategie angeeignet haben. Sie werden sich Ihrer eigenen Körpersysteme viel bewußter geworden sein, in der Lage sein, Störungen im Gleichgewicht zu erkennen und diese Störungen oder Disharmonien korrigieren können. Wenn Sie erst einmal gelernt haben, sich selbst zu helfen, werden Sie eher in der Lage sein, auch anderen helfen zu können. Dieses Buch liefert Ihnen die Grundlagen, auf denen Sie aufbauen können, um als Heiler sicher, effektiv und vertrauensvoll arbeiten zu können.

1 Der physische Körper

Man hatte mich zu einer älteren Dame bestellt, die in einem neuerrichteten Wohnblock wohnte. Ihr Mann erklärte mir, daß seine Frau seit vielen Jahren an einer chronischen Arthritis leide und daß der schmerzhafteste Bereich die linke Hüfte sei. Sie legte sich so bequem wie möglich hin, und ich legte meine Hände über die kranke Hüfte. Sie begann sofort Energie aufzunehmen. Zunächst schien die alte Dame entspannt zu sein, dann machte sie jedoch plötzlich einen bedrückten Eindruck. Ich hielt ihre Hand. »Woran denken Sie?« fragte ich sie. »Müssen Sie an etwas Bestimmtes denken?«

Sie fing heftig an zu schluchzen und weinte einige Minuten lang. Während ihr die Tränen herunterliefen, spürte ich einen dramatischen Anstieg der Menge an Energie, die ihre Hüfte aufnahm. Nach etwa zehn Minuten ebbte der Fluß ab, und sie legte sich schwer atmend in die Kissen zurück.

Als sie 14 Jahre alt war, hatte man sie von ihrem Elternhaus in Südwales weggeschickt, damit sie als Hausangestellte in einem großen Haus in Surrey arbeitete. Während der Heilung sah sie die ganze Szene noch einmal sehr lebhaft vor sich. Sowohl sie als auch ihre Mutter hatten bitterlich über die bevorstehende Trennung geweint. Sie konnte zwei Jahre lang nicht nach Hause zurückkehren und war sehr unglücklich darüber, so weit von ihrer Familie entfernt zu sein. Es machte den Eindruck, als hätte sie einen Großteil ihres Ärgers und ihrer Traurigkeit in ihrer Hüfte gespeichert, da der Schmerz nach der ersten Heilungssitzung fast völlig verschwunden war. Man hatte mich gerufen, um mich mit einem körperlichen Problem zu befassen, und nun setzte die Heilung Gefühle frei, die vor fast 70 Jahren gelebt und festgehalten worden waren. Diese emotionale Entladung spielte für die Genesung von verkrüppelnder Arthritis, unter der sie gelitten hatte, eine wichtige Rolle.

In seiner großen Weisheit hatte ihr Körper die unterdrückten Energien in bestimmten Schwachstellen ihres Skeletts gespeichert. In ihrem Fall bewirkten die gespeicherten Energien die Ablagerung von Stoffwechselprodukten, die sich über die Jahre hinweg so anreicherten, daß der Tag kommen mußte, an dem sie sich den Schmerz anschauen mußte. Obwohl Medikamente bis zu einem bestimmten Punkt geholfen hatten, sorgte der Schmerz dafür, daß sie die darunterliegende Ursache nicht vor sich verbergen konnte.

Ich lernte daraus, daß der Körper mehr ist als eine Ansammlung von körperlichen Funktionssystemen und daß Verbindungen zu emotionalen und mentalen Energien bestehen. So wie er normale physische Funktionen ausführt, findet er Wege, uns zu signalisieren, wann das Gleichgewicht zwischen den anderen Ebenen gestört ist – zwischen der emotionalen, mentalen und spirituellen Ebene. Und aufgrund seiner physischen Struktur tut er das auf körperliche Art und Weise.

Lernen Sie Ihren Körper kennen

Sie sollten Ihren Körper gut kennen, denn Sie – als Seele – erfahren, erlernen und leben durch ihn Ihr Leben. Da Sie mit Ihrem Körper so eng verbunden sind, sollten Sie sich mit ihm möglichst vertraut machen.
Wissen über den Körper und Beherrschung der medizinischen Fachsprache erlauben Heilern, in die ärztliche Domäne einzudringen, in deren alleiniger Verantwortung bislang die Gesundheit und das Wohlergehen der Nation lagen. Wir können lernen, die gleiche Sprache zu sprechen, denn wir sind alle aus dem gleichen Grunde hier: zum Wohle des Patienten.

Nicht zuletzt müssen wir schon deswegen etwas über den Körper wissen, weil der Patient in der Regel mit körperlichen Beschwerden zum Heiler kommt. Diese sind Folgen der Fähigkeit des Körpers, unsere Aufmerksamkeit auf jegliche Art von Disharmonie zu lenken.

Energiemuster

Wenn Sie Ihren Körper in lauter kleine Teilchen zerlegen könnten, würden Sie feststellen, daß er aus Millionen von Zellen besteht. Wenn Sie diese weiter in Moleküle zerkleinern würden und dann in Atome, würden Sie letztlich bei den subatomaren Teilchen landen, die allesamt schwingende Energiemuster sind.
Die erste Übung soll Sie dazu ermutigen, sich selbst und andere Menschen als Energiewesen zu betrachten, als lebendige Lichtmuster. Später werden Sie entdecken, daß das Lichtmuster, das Sie sind, eine Kombination von vielen Schwingungen ist. Diese Schwingungen strahlen eine Energie aus, die von einem anderen Menschen wahrgenommen werden kann. Wir nehmen uns alle auf diese Weise wahr, auch wenn wir uns dessen nicht bewußt sind. Wenn Sie mit den Übungen dieses Buches arbeiten, werden Sie Ihre Aufmerksamkeit so entwickeln, daß Ihnen diese Wahrnehmungen bewußt werden.

Übung 1: Achten Sie auf das Licht, das einen Menschen umgibt

Schauen Sie, wenn Sie einem Menschen gegenüberstehen, ob Sie den Lichtschimmer sehen können, der bis zu anderthalb Zentimetern um seinen Körper herum ausstrahlt. Um den Kopf herum ist die Aura besonders deutlich (Glorienschein). Diese Ausstrahlung stammt aus dem Inneren des Menschen. Der ganze Mensch ist energetische Schwingung. Wenn Sie eine ganze Gruppe von Menschen vor sich haben, achten Sie auf die Unterschiede, die Sie wahrnehmen können. Gibt es irgendwelche Zusammenhänge zwischen der Qualität und/oder der Quantität des Lichtes um einen Menschen herum und dessen Stimmung oder Erscheinung? Machen Sie sich keine Gedanken, wenn Sie bei Ihren ersten Versuchen nichts wahrnehmen. Der Schlüssel zu dieser Form des Sehens ist, sich zu entspannen.

Das Bewußtseinsnetzwerk

Altes Wissen lehrte stets, daß der menschliche Körper ein Energiemuster sei und Materie und Energie ein und dasselbe seien. Außerdem sagte man, daß Energie Bewußtsein sei, da jegliche Energie der Quelle des Bewußtseins entspringt. Diese Einsicht ist für das Heilen von großer Bedeutung, denn daraus folgt, daß jedes Energiemuster bewußt ist, sei es ein Teilchen, eine Zelle, ein Organ oder ein ganzer physischer Körper. Daraus folgt auch, daß jede energetische Einheit in einem größeren Muster wie einem Organ, mit jeder anderen durch das, was ich das *Bewußtseinsnetzwerk* nenne, in Verbindung steht.

Seit Albert Einstein[1] im Jahre 1916 seine allgemeine Relativitätstheorie formulierte, haben Physiker entdeckt, daß sich subatomare Teilchen auf ungewöhnliche Art und Weise verhalten. So wird ihre Bewegung von demjenigen

[1] Physiker, 1879–1955; Anm. d. Ü.

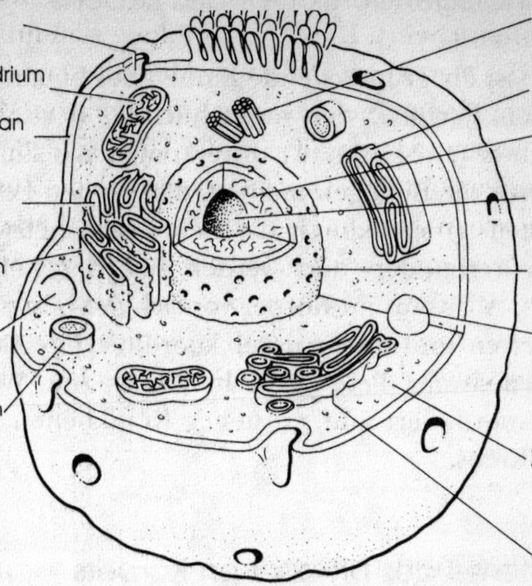

Abb. 1: Eine generalisierte Darstellung einer menschlichen Zelle.
Der Grundbaustein des menschlichen Körpers.

beeinflußt, der sie beobachtet: Das Bewußtsein der subatomaren Teilchen wird von den Energien beeinflußt, die in Form von Gedanken auf sie gerichtet werden. Die bemerkenswerte Tatsache, daß Gedanken Materie auf einer energetischen Ebene beeinflussen, unterstützt Entdeckungen, die im Bereich ganzheitlichen Heilens gemacht wurden. Man fand heraus, daß das Denken und die Emotionen eine tiefgreifende Wirkung auf die Harmonie des Körpers haben, denn Gedanken und Gefühle können das Verhalten seiner kleinsten Bestandteile verändern, jene Energien, die seine Struktur festlegen und aus denen seine miteinander vernetzten Systeme bestehen.

Die grundlegende Einheit des Lebens

Die Zelle ist die grundlegende Einheit des Lebens in allen physischen Formen, der menschlichen, tierischen und pflanzlichen (siehe Abb. 1). Ihre komplexen Funktionen (von denen die Biologen meinen, daß sie den Lebensprozeß darstellen) sind durch das Bewußtseinsnetzwerk miteinander verbunden und werden von der Lebenskraft gesteuert. Alles, was im Körper vor sich geht, ist Folge der organisierten und miteinander koordinierten Aktivitäten der Zellen. Wenn diese Aktivitäten nicht zum Wohle des Ganzen koordiniert sind, entstehen Krankheiten, wie zum Beispiel Krebs.

Die Systeme des physischen Körpers

Wenn die Zellen zusammenwirken, um Organe und Gewebe zu bilden, bringen sie die verschiedenen Systeme hervor, aus denen der »Tempel der Seele« besteht.

Jedes der Systeme (siehe Abb. 2) operiert auf eine mit den anderen Systemen koordinierte Weise, damit sichergestellt ist, daß Ihr Körper reibungslos funktioniert. Wenn Sie Ihren Körper besser kennen, verstehen Sie das diffizile Gleichgewicht besser, das zwischen diesen Systemen herrscht, können ihn mehr in Ehren halten und sich *positiver* mit ihm auseinandersetzen. Vielleicht denken Sie kaum über ihren Körper nach, bis er von einer Krankheit befallen wird oder sich eine Störung manifestiert. Dann steht Ihr Körper plötzlich im Mittelpunkt Ihrer Aufmerksamkeit, wie ein Freund, bei dem Sie sich nur melden, wenn Sie etwas von ihm wollen.

In solchen Zeiten betrachten Sie Teile Ihres Körpers oder das eine oder andere System als losgelöst von den anderen,

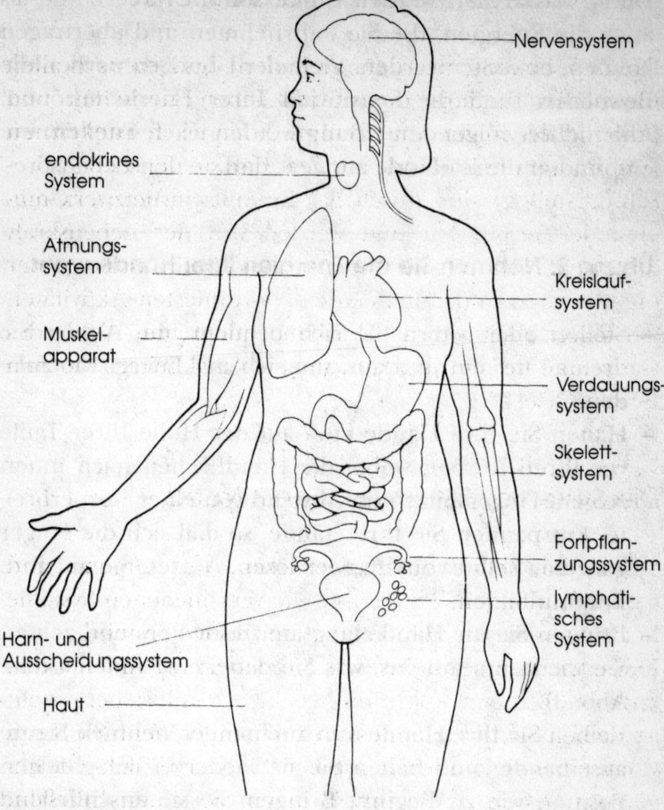

Abb. 2: Die Körpersysteme.

da ein Teil Ihres Körpers Ihre Aufmerksamkeit verlangt und Sie sich auf diesen Bereich konzentrieren. Doch sollte man die Teile oder Systeme als Bestandteil eines integrierten Ganzen betrachten. Außerdem befindet sich Ihr Körper in einem Zustand der Harmonie oder der Disharmonie mit all Ihren feinstofflichen Körpern, auf die ich noch eingehen werde.

Durch das Heilen werden Ihnen sowohl Ihre Hände als auch die Energien, die Sie wahrnehmen und übertragen können, bewußter werden. Viele der Übungen werden die Bewußtheit und die Sensitivität Ihrer Hände erhöhen. Anhand der folgenden Übung werden wir feststellen, wie empfindsam Ihre Hände zur Zeit sind.

Übung 2: Nehmen Sie die Energien Ihrer Hände wahr

- Stellen oder setzen Sie sich bequem hin. Atmen Sie dreimal tief ein und aus, um sich mit Energie aufzuladen.
- Halten Sie Ihre Hände etwa auf der Höhe Ihrer Taille vor Ihren Körper, wobei die Handflächen nach innen zeigen, Fingerspitzen im Abstand von einer Körperbreite. Entspannen Sie Ihre Hände, so daß sich die Finger ganz von selbst voneinander lösen. Achten Sie auf Ihre Empfindungen.
- Bringen Sie die Hände langsam zusammen, und achten Sie wiederum auf das, was Sie dabei empfinden (siehe Abb. 3).
- Reiben Sie Ihre Hände nun aneinander, nehmen Sie sie auseinander und halten Sie sie wieder in der gleichen Position wie zu Beginn. Bringen Sie sie anschließend wieder langsam zusammen, und achten Sie auf das, was Sie empfinden.
- Reiben Sie Ihre Hände erneut aneinander, und halten Sie sie im Abstand von zwei Körperbreiten voneinander entfernt. Bringen Sie sie langsam zusammen. Was nehmen Sie dabei wahr?
- Reiben Sie Ihre Hände ein letztes Mal aneinander, und halten Sie sie so weit auseinander wie möglich. Stellen Sie einen Unterschied in Ihren Empfindungen wahr?

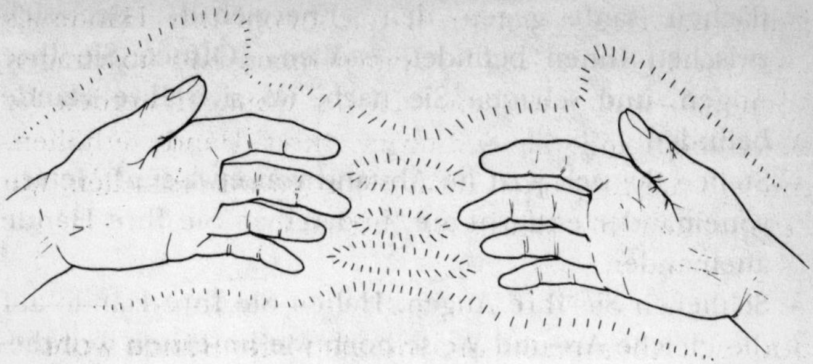

Abb. 3: Nehmen Sie die Energien Ihrer Hände wahr.

Vielleicht hat sich die Energie
weicher Ball zwischen den Händ
Mal durch das Reiben größer wu
gen, warum das so ist, finden Sie
Kapitel 4.

– Machen Sie die Übungen jetzt n
ten Sie mit einem Partner zusam
Sie zu zweit wahrnehmen könne

**Übung 3: Nehmen Sie die Energie
die Ihres Partners wahr**

– Stellen Sie sich – etwa im Absta
Ihrem Partner gegenüber auf.
– Reiben Sie beide Ihre Hände rasc
ten Sie Ihre Hände dann auf Sc
Handflächen in Richtung Ihres Partners zeigen sollten.
– Schließen Sie Ihre Augen.
– Bewegen Sie beide Ihre Hände langsam aufeinander zu. Achten Sie auf das, was Sie wahrnehmen.
– Halten Sie an, wenn Sie wahrnehmen, wie Ihre Hand-

flächen sanft gegen den »Energieball«, der sich zwischen Ihnen befindet, »stoßen«. Öffnen Sie Ihre Augen, und schauen Sie nach, wo sich Ihre Hände befinden.

- Stellen Sie sich jetzt im Abstand von etwa fünf Metern voneinander entfernt auf, und reiben Sie Ihre Hände aneinander.
- Schließen Sie Ihre Augen. Halten Sie Ihre Hände auf die gleiche Art und Weise hoch wie im ersten Teil dieser Übung, und gehen Sie langsam auf Ihren Partner zu, bis Sie wieder den Energieball fühlen können.
- Öffnen Sie Ihre Augen und schauen Sie nach, ob der Energieball, den Sie beide wahrnehmen, größer geworden ist.
- Stellen Sie sich schließlich in einem Abstand von etwa zehn Metern auf, und wiederholen Sie die Wahrnehmungsübung mit geschlossenen Augen. Sprechen Sie mit Ihrem Partner über das, was Sie wahrgenommen haben.
- Überlegen Sie sich, ob Sie den Abstand weiter vergrößern könnten oder nicht, und was der Grund dafür sein könnte.

Diese Übungen haben Ihnen einen Vorgeschmack dessen vermittelt, was noch auf Sie zukommt – soweit es Ihre Hände betrifft. Zunächst werden wir uns jedoch noch mit dem Körperbewußtsein befassen.
Eine wichtige Funktion des Körpers ist die, der Seele ein Fahrzeug zu sein, mit dem sie sich auf der irdischen Ebene bewegen kann. Das knochige Skelett ist das Gerüst dieses Fahrzeuges, und mit Hilfe der Muskeln kann sich das Skelett bewegen (siehe Abb. 4). Der Körper bekommt seine Form größtenteils durch die Muskeln.

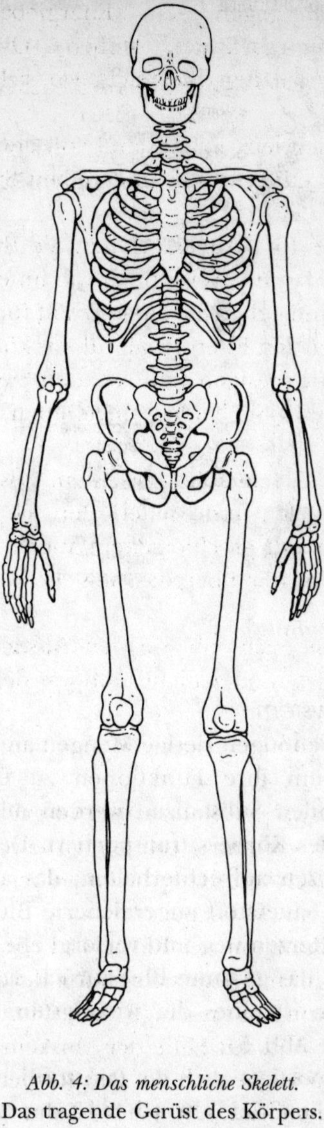

Abb. 4: Das menschliche Skelett.
Das tragende Gerüst des Körpers.

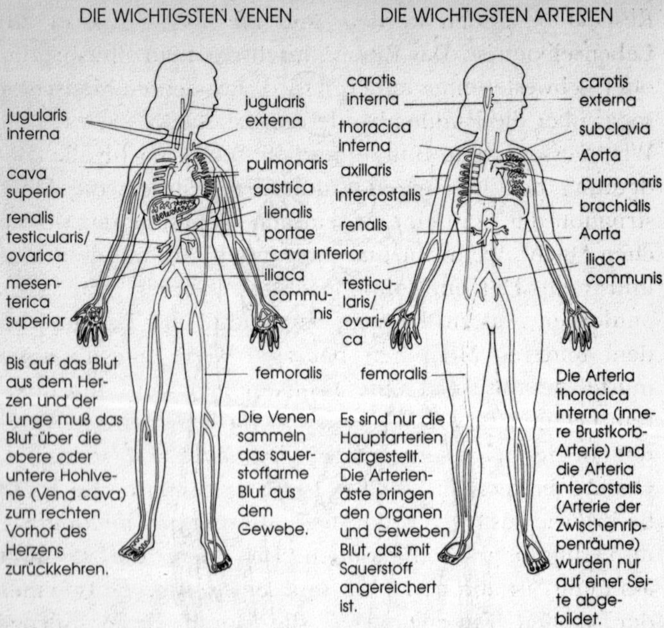

Abb. 5: Das Kreislaufsystem.

Das Kreislaufsystem

Die Muskeln benötigen riesige Mengen an Sauerstoff und Nährstoffen, um ihre Funktionen zu erfüllen. Diese lebenserhaltenden Substanzen werden mit dem Blut in alle Gewebe des Körpers transportiert. Der Blutkreislauf wird vom Herzen aufrechterhalten, das als Pumpe fungiert. Das mit Sauerstoff angereicherte Blut fließt in den Arterien *vom* Herzen weg und versorgt alle Zellen. In den Venen kommt das gesamte Blut zurück *zum* Herzen. Das Kreislaufsystem ist eines der wichtigsten Netzwerke des Körpers (siehe Abb. 5).

Das Blut transportiert auch die feinstoffliche Lebensenergie zu den Zellen. Seit alters her ist das Blut immer mit

Respekt behandelt worden, und wir wissen, daß es das Lebenselixier ist. Das Ritual, durch das man Blutsbruder oder -schwester eines anderen wird, kann einen Menschen sogar über die Familienbande hinausheben.

Wir messen dem Blut eine tiefe und machtvolle Bedeutung bei. In einigen Kulturen signalisiert die Menstruation der Frau eine bedeutsame Zunahme der weiblichen Macht. Wenn wir uns entspannen und mit dem Blut und dem Herzen kommunizieren, können wir vieles entdecken, was zu unserem Verständnis des Lebens und dem anderer Menschen beiträgt. Wenn alle Energiemuster bewußt sind, sollte es uns möglich sein, mit unserem eigenen Bewußtseinsnetzwerk in Verbindung zu treten. In der nächsten Übung sollen Sie das Blut als ein Gewebe betrachten, welches keine es begrenzende Form besitzt wie das Herz, sondern ein Bewußtsein, mit dem Sie in Verbindung treten können. Die Form, die das Blut annimmt, ist die von Fluß und Bewegung. Es ist eines der großen Energiemuster, die durch Ihren Körper fließen.

Übung 4: Folgen Sie dem Strom des Blutes

- Setzen oder legen Sie sich hin, und entspannen Sie sich. Atmen Sie ruhig und sanft ein und aus.
- Denken Sie an Ihren Blutkreislauf. Blut, das mit Sauerstoff angereichert wurde, besitzt eine vitale, rote Farbe. Sehen Sie vor Ihrem inneren geistigen Auge, wie das Blut in Ihrem Körper zirkuliert und ruhig und effektiv all die verschiedenen Stoffe von den Zellen weg und zu den Zellen hin transportiert. Konzentrieren Sie sich jetzt auf einen Bereich Ihres Körpers. Stellen Sie sich vor, daß das rote Blut wie flüssiges Licht

hereinfließt, um diesen Bereich zu nähren und zu erhalten.
Wenn Sie verletzt sind oder Schmerzen haben, visualisieren Sie, wie das Blut Hilfe und Trost zu den betroffenen Teilen Ihres Körpers bringt. Wenn Sie diese Übung machen, ist es auch gut, wenn Sie sich bei Ihrem Blut für die Arbeit bedanken, die es zu Ihrem Nutzen vollbringt. Denken Sie daran, daß es die Lebenskraft selbst zu jeder Zelle bringt.

Übung 5: Der Rhythmus Ihres Herzens

- Setzen oder legen Sie sich in Ruhe hin, und entspannen Sie sich. Atmen Sie langsam und rhythmisch ein und aus.
- Lassen Sie zu, daß sich Ihre Aufmerksamkeit sanft auf Ihr Herz legt. Stellen Sie sich Ihr Herz vor, wie es in einer Aura der Gelassenheit seine Arbeit verrichtet. Während Sie weiter ein- und ausatmen, beginnt Ihr Herz im gleichen, ruhigen Rhythmus zu schlagen. Auch Ihr Herz benötigt Nahrung: Ihre positiven und liebevollen Gedanken.

Übung 6: Für Frauen

Während der Menstruation ist Ihre Sensibilität erhöht. Sie können dieses einzigartige, rhythmisch wiederkehrende Ereignis würdigen und dadurch mit Ihrer ganz persönlichen Macht in Verbindung kommen.

- Nehmen Sie sich Zeit und Raum dafür, still und passiv zu sein.
- Kommunizieren Sie dann, wenn Sie es möchten, in die-

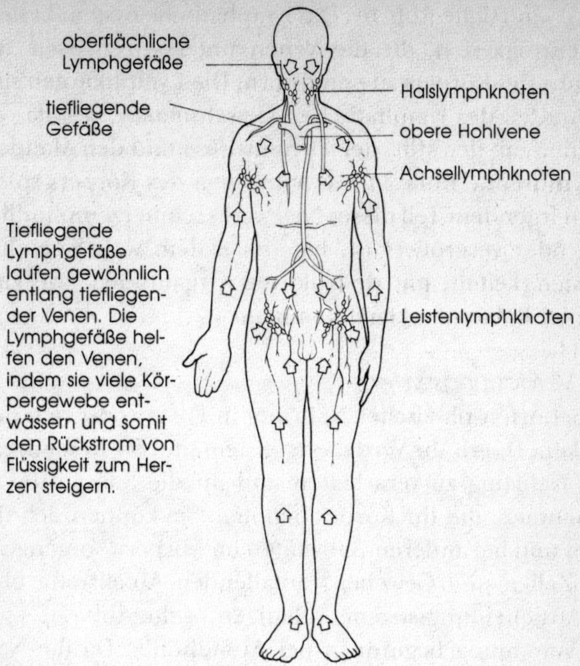

Abb. 6: Das lymphatische System.

ser besonderen Zeit mit den verschiedenen Teilen Ihres Körpers.

- Machen Sie sich Aufzeichnungen von dieser Kommunikation in Ihrem Tagebuch. Es wird sehr interessant sein festzustellen, wie sich diese Kommunikation während der Arbeit mit diesem Buch verändert.

Das lymphatische System

Der Körper besteht zum größten Teil aus Flüssigkeiten. Was kein Blut ist, sickert über das lymphatische System in die Venen (siehe Abb. 6). Das lymphatische System besteht aus Flüssigkeiten, die die Venen unterstützen, viele der Gewebe des Körpers zu entwässern. Die Lymphknoten sind Bestandteil des lymphatischen Gewebsnetzwerkes, das zusammen mit der Milz, der Thymusdrüse und den Mandeln eine führende Rolle im Abwehrsystem des Körpers spielt. Wenn irgendein Teil dieses Netzwerks schmerzempfindlich wird oder vergrößert ist, hat das System wahrscheinlich Schwierigkeiten, mit destruktiven Organismen, wie zum Beispiel Bakterien, klarzukommen.

Das Verdauungssystem

Sie bedürfen physischer Nahrung in Form von Essen und Trinken. Durch Ihr Verdauungssystem sind Sie in der Lage, Ihre Nahrung zu verarbeiten und ihr die Substanzen zu entnehmen, die Ihr Körper benötigt. Sie können sich der dabei und bei anderen Aktivitäten im Körper (Vorgänge in den Zellen und Geweben) anfallenden Abfallstoffe über das Ausscheidungssystem entledigen (siehe Abb. 7).

Die Verdauung beginnt in der Mundhöhle. Da die Nahrung Bestandteil einer lebenden Pflanze oder Tieres gewesen ist, sind ihr gewisse Schwingungen eigen. Viele der feinstofflicheren Schwingungen werden im Mund absorbiert – die feinsten nimmt die Zunge auf. Je länger die Nahrung im Mund bleibt, um so mehr haben Sie von ihr, denn auch die körperliche Verdauung setzt bereits durch die Interaktion von Speichel und Nahrung ein.

Übung 7: Segnen Sie Ihre Speise

Die Nahrungsmittel, die Sie zu sich nehmen, stammen von der Quelle allen Seins, Gestalt angenommen haben sie jedoch hier auf der Erde. Es ist sehr heilsam, wenn Sie das

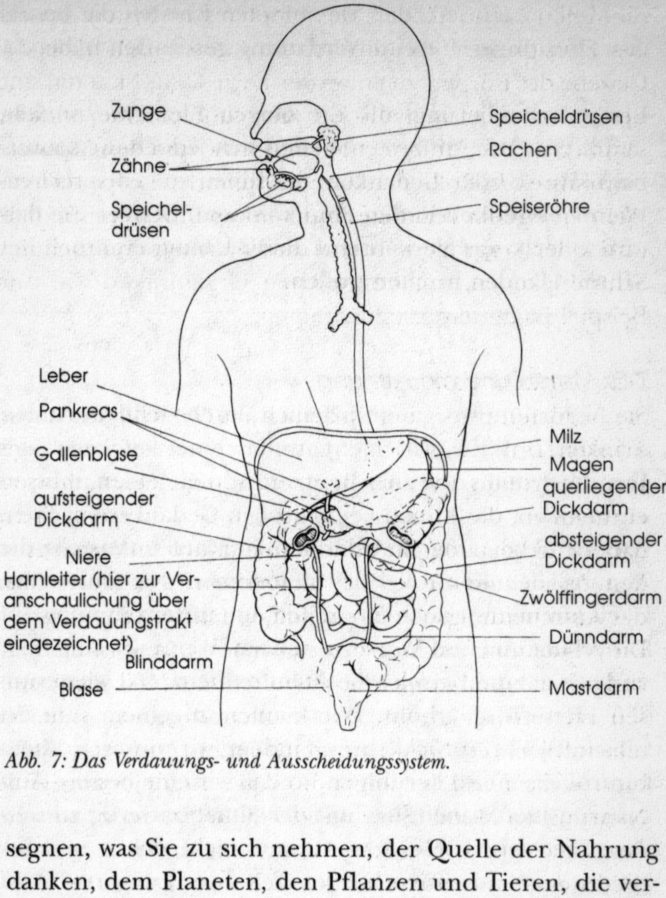

Abb. 7: Das Verdauungs- und Ausscheidungssystem.

segnen, was Sie zu sich nehmen, der Quelle der Nahrung danken, dem Planeten, den Pflanzen und Tieren, die verspeist werden. Und vergessen Sie auch diejenigen nicht, die dazu beigetragen haben, daß die Nahrungsmittel auf Ihren Tisch gekommen sind. Wenn Sie so mit Speisen und Getränken umgehen, heben Sie deren spirituelle Qualitäten hervor, erhöhen ihre feinstofflichen Energien und reinigen Ihre Nahrung von jeglichen negativen Energien. Darüber hinaus sind Sie dadurch so auf die Nahrungsaufnahme konzentriert, daß Sie auf allen Ebenen die besten Voraussetzungen für eine Verdauung geschaffen haben.

– Jede Formulierung, die die obigen Elemente umfaßt, wäre passend. Am besten eignen sich jedoch die spontanen Worte oder Gedanken, die Ihnen zur entsprechenden Gelegenheit in den Sinn kommen. Denken Sie darüber nach, was Sie während dieser Übung eventuell mit Ihren Händen machen wollen.

Das Atmen und die Atmung

Der Verdauungsvorgang wird auch durch richtiges Atmen gefördert. Wenn wir nicht unter einer Störung des Atmungssystems, wie zum Beispiel Asthma, leiden, müssen wir uns über das Atmen keine großen Gedanken machen. Wie die Verdauung und der Blutkreislauf untersteht die Atmung der Kontrolle des autonomen Nervensystems. Doch können wir auch eingreifen, um unsere Atmung auf förderliche Art und Weise zu steuern. Wenn wir aufgeregt sind, steigt zum Beispiel die Atemfrequenz, was wiederum den Herzschlag erhöht. Wir können zu einem inneren Gleichgewicht zurückkehren, indem wir unseren Atem kontrollieren und beruhigen, so daß wir eine bessere Ausgangsposition haben, um mit der Situation fertig zu werden. Die meisten Menschen atmen nicht richtig und benutzen auch nur einen kleinen Teil ihrer Lungen – meist aufgrund von Faktoren wie Streß, schlechter Haltung und mangelnder Bewegung. Wir können schlechte Atemgewohnheiten durch kurze, aber regelmäßige Übungen in kontrollierte Atmung verwandeln.

Die Luft enthält sowohl den lebensnotwendigen Sauerstoff als auch die Lebenskraft (Sanskrit: *prana*), die zum Teil durch die Atmung in unseren Körper gelangt. Das Wissen um kontrollierte Atmung wird Sie in die Lage versetzen, mehr Prana aufnehmen zu können. In vielen Übungen in diesem Buch werden Atemtechniken benutzt, die es Ihnen ermöglichen, noch effektiver mit den heilenden Energien umgehen zu können.

Übung 8: Wie die Atmung funktioniert

- Setzen Sie sich bequem hin und konzentrieren Sie sich auf Ihre Atmung.
- Versuchen Sie herauszufinden, welche Teile des Körpers an der Atmung beteiligt sind.

Es ist richtig, daß der große Muskel im unteren Brustraum, das Zwerchfell, dabei die meiste Arbeit verrichtet (siehe Abb. 8). Wenn sich das Zwerchfell nach unten hin zusammenzieht, wird der von den Rippen eingeschlossene Brustraum größer, so daß ein Vakuum entsteht. Die im Brustraum aufgehängten Lungen dehnen sich aus, um den Raum zu füllen, wodurch automatisch Luft durch die Nase oder den Mund eingesogen wird. Dann dehnt sich das Zwerchfell aus, indem es sich nach oben hin entspannt. Dadurch werden die Lungen von Luft entleert, und wir müssen ausatmen.
Es gibt also das Einatmen und das Ausatmen, und beide könnten sich für Sie unterschiedlich anfühlen. Wenn die Luft in die Lunge eingeatmet wird, wird der Sauerstoff durch die feinen Membranen der Lunge in den Blutkreislauf transportiert, um die Zellen und Gewebe mit Sauerstoff zu versorgen. Wenn Sie ausatmen, verlassen gasförmige Abfallprodukte, zum Beispiel Kohlendioxid, das Blut, damit sie ausgeschieden werden können.

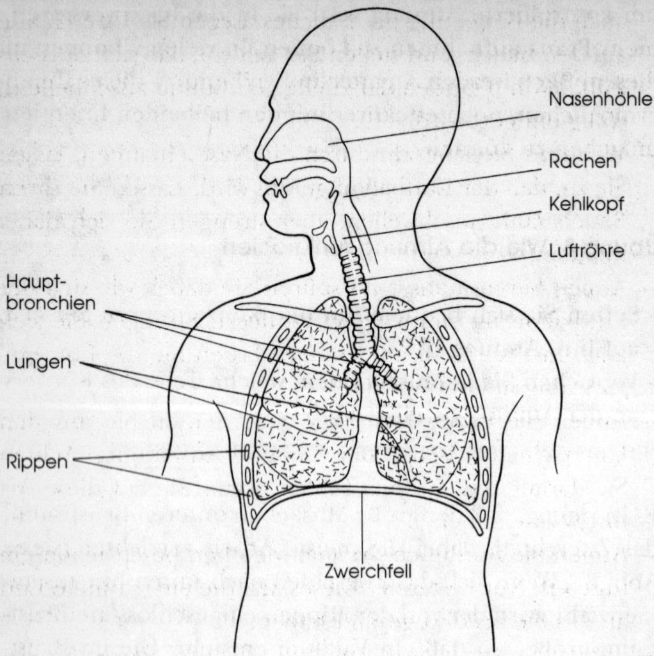

Abb. 8: Die Atmungsorgane.

Übung 9: Vollständige Atmung

Diese Übung sollten Sie sich vorher auf Band sprechen oder sich von einem Übungspartner vorlesen lassen.

- Setzen Sie sich bequem hin. Ihre Füße sollten sich flach auf dem Boden befinden. Achten Sie auf Ihre Atmung, und lassen Sie zu, daß sich Ihre Atemfrequenz verlangsamt, Ihre Atmung vertieft und mühelos fließt.
- Achten Sie darauf, was in Ihrer Brust und Ihrem Bauch vor sich geht. Zu einer vollständigen Atmung gehört

auch die Bewegung des Bauches. Legen Sie Ihre Hände auf den Bauch, und stellen Sie sich vor, daß sich dort ein Luftballon befindet, der zuerst gefüllt und anschließend völlig entleert wird.

- Während Sie langsam durch die Nase einatmen, lassen Sie zu, daß der Luftballon gefüllt wird. Lassen Sie Ihren Bauch sanft anschwellen, aber strengen Sie sich dabei nicht an.
- Atmen Sie nun aus, und spüren Sie dabei, wie sich der Luftballon in Ihrem Bauch entleert. Strengen Sie sich auch hierbei nicht an, sondern lassen Sie die Luft einfach langsam entweichen.
- Atmen Sie dreimal ein und aus. Achten Sie auf den Unterschied zwischen der Ein- und Ausatmung. Achten Sie darauf, wie Sie sich fühlen, wenn Sie auf diese Art und Weise atmen.
- Atmen Sie nun noch dreimal wie oben beschrieben ein und aus. Nur halten Sie dieses Mal die eingeatmete Luft an, bis Sie bis drei gezählt haben.
- Zählen Sie nach dem Ausatmen bis drei, bevor Sie das nächste Mal einatmen.

Die vollständige Atmung trägt zu einer guten Verdauung und zu einem erholsamen Schlaf bei. Atmen Sie auf diese Weise, wenn Sie zur Ruhe kommen, klar denken müssen oder wenn Sie sich deprimiert oder unglücklich fühlen. Verwenden Sie diese Atemtechnik auch, wenn Sie schnell gegangen sind und anhalten, um sich eine Erholungspause zu gönnen.

Achten Sie, wenn Sie das nächste Mal ein schlafendes Baby oder Kleinkind sehen, darauf, wie es atmet. Wodurch unterscheidet sich die Atmung des Kleinkindes von Ihrer eigenen? Vollständige Atmung ist auch unter der Bezeichnung »sanfte Bauchatmung« bekannt, denn sie fördert die Entspannung der strammen Körperhaltung, die meist mit einer harten Bauchdecke einhergeht. Unsere Körperhaltung spiegelt unsere Gefühlslage und innere Einstellung wider. Sie kann beides auch auf positive Weise beeinflussen. Durch eine Körperhaltung mit einer weichen Bauchdecke können Sie ruhig und ausgeglichen bleiben, tiefer atmen und im Bereich unterhalb des Nabels zentriert bleiben.

Das Nervensystem

Ein Großteil der Steuerung und der Kommunikation innerhalb des Körpers findet über das Nervensystem statt, welches Nachrichten in Form von chemo-elektrischen Impulsen übermittelt. Dabei fungiert das Gehirn als Kommandozentrale. Durch das ausgedehnte nervale Netzwerk, welches sich von der Wirbelsäule aus verzweigt, ist das Gehirn in der Lage, eine Verbindung zu allen anderen Körpersystemen aufrechtzuhalten und alle innerlichen und äußerlichen Ereignisse zu verarbeiten (siehe Abb. 9).

Das Gehirn sieht mit seiner gewundenen grauen Masse, dem Kortex, aus wie eine Walnuß. Man geht davon aus, daß sich in den beiden Hälften oder Hemisphären des Gehirns unsere duale Natur widerspiegelt. Die linke Hemisphäre befaßt sich eher mit logischem Denken, der Analyse von Dingen, Mathematik sowie linearen und verbalen Konzepten. Die rechte Hemisphäre ist eher mit kreativem Denken, künstlerischen, ästhetischen, räumlichen, nichtlinearen und intuitiven Dingen beschäftigt. Man sagt manchmal, daß Menschen »rechts-hemisphärisch« oder »links-hemisphärisch« betont seien, wobei zum Ausdruck gebracht werden soll, daß sie eine entsprechende Betonung in ihrer Persönlichkeit zu haben scheinen.

Die ausgewogene Entwicklung beider Gehirnhälften ist

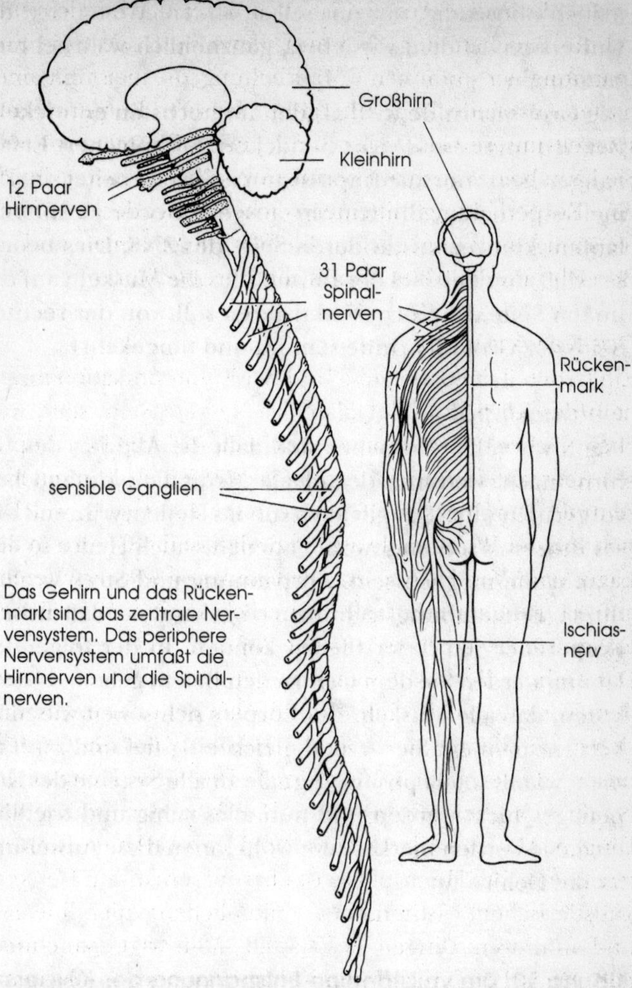

Abb. 9: Das zentrale Nervensystem (ZNS).
Eine Darstellung des Gehirns, des Rückenmarks und der spinalen Nerven. Alle anderen Nerven sind Hauptäste, sekundäre oder tertiäre Äste dieser zentralen Struktur.

jedoch notwendig, um uns selbst, andere Wesen und das Universum, in dem wir leben, ganzheitlich wahrnehmen zu können.
Die Großhirnrinde wird als der am höchsten entwickelte Bereich unseres Gehirns betrachtet. Sie speichert Erfahrungen, setzt nervale Impulse um und verarbeitet sie. Die meisten Nerven, die von ihr ausgehen oder zu ihr hinlaufen, kreuzen zur anderen Seite des ZNS. Dies bedeutet, daß zum Beispiel der Impuls, der die Muskeln auf der linken Seite des Körpers aktivieren soll, von der rechten Seite der Großhirnrinde stammt und umgekehrt.

Gehirnaktivität

Wenn wir völlig entspannt sind, läßt die Aktivität des Gehirns nach, wodurch der ideale Meditationszustand hervorgerufen wird. Das gilt auch für das Heilen; während dieses Prozesses sollten sowohl Patient als auch Heiler so entspannt wie möglich sein. Anspannung und Streß werden durch Entspannungstechniken abgebaut, so daß unsere Körperenergien freier fließen können. In der folgenden Übung werden Sie dem Gehirn den Befehl geben, es zuzulassen, daß alle Muskeln des Körpers sich soweit wie möglich entspannen. Sie werden gleichzeitig tief und sanft atmen, womit sofort positive Signale an alle Systeme des Körpers geschickt werden und nun alles ruhig und friedlich wird. Sie werden merken, wie wohl Ihnen diese Anweisung an das Gehirn tut.

Übung 10: Die vollständige Entspannung des Körpers

Diese Übung sollten Sie auf Band sprechen oder sich von einem Partner vorlesen lassen.
– Besorgen Sie sich ein Kissen oder kleines Polster, und

legen Sie sich so hin, daß Kopf und Nacken von diesem Kissen getragen werden.

- Lassen Sie zu, daß sich Ihre Beine voneinander lösen, und legen Sie Ihre Hände ein Stück weit neben Ihren Körper.
- Führen Sie die Übung 9: *Vollständige Atmung,* Kapitel 1, durch. Atmen Sie langsam, sanft und normal ein und aus.
- Richten Sie Ihre Aufmerksamkeit nun auf Ihre Hände. Ballen Sie Ihre Fäuste und lassen Sie zu, daß sie sich langsam entspannen. Merken Sie sich das Gefühl der Entspannung und des Loslassens in Ihren Händen, und spannen Sie für den Rest dieser Übung nichts weiter an. Stellen Sie sich beim Einatmen vor, daß Sie Frieden und Entspannung einatmen. Lassen Sie jegliche Sorgen oder Probleme beim Ausatmen los. Atmen Sie sie einfach aus.
- Richten Sie Ihre Aufmerksamkeit nun auf die Zehen Ihres linken Fußes. Spüren Sie, wie sich einer nach dem anderen entspannt. Gehen Sie geistig durch Ihren ganzen Fuß und entspannen Sie die dortigen Muskeln. Entlassen Sie die Spannung in Ihrem Knöchel.
- Lassen Sie Ihre Aufmerksamkeit an Ihrem linken Bein hinaufwandern, und entspannen Sie die Muskeln, die sich dort befinden. Entlassen Sie alle Spannungen in Ihrem Kniegelenk. Entspannen Sie die großen Oberschenkelmuskeln und die Muskeln Ihres Gesäßes.
- Lassen Sie sämtliche Anspannungen in Ihrem Becken los. Atmen Sie langsam und sanft weiter.
- Richten Sie Ihre Aufmerksamkeit jetzt auf Ihren rechten Fuß, und gehen Sie genauso vor wie beim linken. Entspannen Sie Ihren rechten Fuß und Ihr rechtes Bein, und lassen Sie langsam und bewußt los.
- Entspannen Sie noch einmal Ihr Becken.

- Gehen Sie jetzt über die Vorderseite Ihres Körpers. Entspannen Sie den Bauch, den Magen und die Brustmuskulatur. Lassen Sie Ihre Schultern los.
- Gehen Sie zurück zum unteren Rückenbereich und entspannen Sie langsam Ihre Rückenmuskeln – einen Muskel nach dem anderen. Achten Sie besonders auf die Muskeln, die sich im oberen Rückenbereich und an den Schultern befinden. In diesem Bereich entstehen leicht vermehrt Verspannungen. Entspannen Sie sich, und lassen Sie los.
- Entspannen Sie Ihre linke Schulter, und bewegen Sie sich am linken Arm abwärts. Entlassen Sie alle Anspannungen im Ellenbogen. Gehen Sie zum Unterarm, und entspannen Sie die dortigen Muskeln. Lassen Sie zu, daß sich auch Ihr Handgelenk entspannt.
- Entspannen Sie die Handfläche, die Finger und den Daumen, einen nach dem anderen.
- Gehen Sie zur rechten Schulter zurück. Entspannen Sie sich, und bewegen Sie sich auf die gleiche Art und Weise am rechten Arm abwärts. Entspannen Sie den gesamten Schulterbereich.
- Bewegen Sie sich jetzt ganz langsam am Hals entlang nach oben. Entspannen Sie alle dortigen Muskeln. Gehen Sie über den Hinterkopf nach oben zur Schädeldecke, und entspannen Sie dabei all die winzigen Muskeln in diesem Bereich.
- Stellen Sie sich vor, daß eine liebevolle Hand Ihre Stirn glättet. Entspannen Sie Ihre Augen, Ihre Wangen und Ihren Mund. Lassen Sie im Kiefer los.
- Atmen Sie langsam, sanft und normal weiter. Gehen Sie nochmals durch Ihren gesamten Körper, um festzustellen, ob sich irgendein Bereich wieder angespannt hat. Wenn ja, entspannen Sie ihn wieder, und genießen Sie das Gefühl vollständiger Entspannung. Sie können ent-

weder im Geiste wach bleiben oder langsam in den Schlaf sinken.

Vielleicht möchten Sie ruhige, sanfte Musik hören, wenn Sie diese Übung das nächste Mal machen. Üben Sie, sich zu entspannen, damit Entspannung zu Ihrer zweiten Natur wird und Sie sich überall, unter allen Umständen und in jeder Körperhaltung entspannen können. Wenn sich Ihr Körper entspannt, hat das eine wohltuende Wirkung auf die anderen Systeme des Körpers: die Atmung und die Herzfrequenz werden verlangsamt, Sie bauen Streß ab und in Ihren Gedanken kehrt Ruhe ein. Entspannung ist nicht nur eine notwendige Bedingung für alle Heilungsvorgänge. Entspannung *ist* Heilung, denn durch das Loslassen finden Sie wieder zu einem energetischen Gleichgewicht zurück.

Das endokrine System

Das andere Hauptsteuerungssystem des Körpers besteht aus den endokrinen Drüsen, die keine sogenannten »Ausführungsgänge« besitzen. Das endokrine System übermittelt chemische Botschaften in Form von Hormonen, die in den Blutkreislauf abgegeben werden. Als man im Jahre 1905 anfing, von Hormonen zu sprechen, hatte man dieses Wort von dem griechischen Verb *hormao*, das soviel heißt wie »antreiben, anregen«, abgeleitet. Mittlerweile weiß man aber, daß Hormone körperliche Prozesse nicht nur anregen, sondern auch hemmen können. Sie können eine bestimmte Körperaktivität verlangsamen oder beschleunigen, Kurz- oder Langzeitwirkungen hervorrufen, einen Vorgang ganz stoppen oder in Gang bringen. All diese Reaktionen werden von einem Feedback-System ausgelöst, wobei positive und negative Werte übermittelt werden können. Wenn eine notwendige Wirkung kreiert wurde, ist das endokrine System durch das Feedback-System ständig über den aktuellen Zustand im Organismus informiert und kann jeden beliebigen Prozeß modifizieren.

Das endokrine System samt den zahlreichen Funktionen der Hormondrüsen ist für Heiler sehr wichtig, denn dieses System steht auf besondere Weise mit dem ätherischen Körper und anderen feinstofflichen Daseinsebenen in Verbindung. Es erfüllt nicht nur körperliche Funktionen, sondern empfängt und verarbeitet auch eine Menge feinstofflicher Energien, die sich direkt auf die erwähnten körperlichen Funktionen auswirken. (Die Beziehungen zwischen dem endokrinen System und den feinstofflichen Energien werden in Kapitel 4 beschrieben.)

Wenn wir uns Abbildung 10 anschauen und von unten beginnen, stoßen wir als erstes auf die männlichen Hoden. Sie steuern die Entwicklung der männlichen Sexualität und Geschlechtsreife sowie die Produktion der Samen.

Die Eierstöcke der Frauen steuern die Entwicklung der weiblichen Sexualität und Geschlechtsreife sowie die Produktion der Eizellen.

In der Bauchspeicheldrüse befinden sich Gruppen von endokrinen Zellen, die Langerhans-Inseln. Diese stellen eine ganze Reihe von Hormonen her, unter anderem auch das Insulin, das den Blutzuckerspiegel kontrolliert.

Die beiden Nebennieren, die oben auf den Nieren sitzen, steuern das Salzgleichgewicht in den Körperflüssigkeiten und helfen dem Körper durch die Ausschüttung von Adrenalin, sich auf Notfälle einzustellen.

Die Thymusdrüse und das Immunsystem des Körpers stehen in enger Beziehung zueinander. Während der Kindheit steuert erstere die Produktion der weißen Blutkörperchen, der »T«-Lymphozyten, die Infektionen und Fremdkörper im Lymphsystem abwehren. Man ging bislang

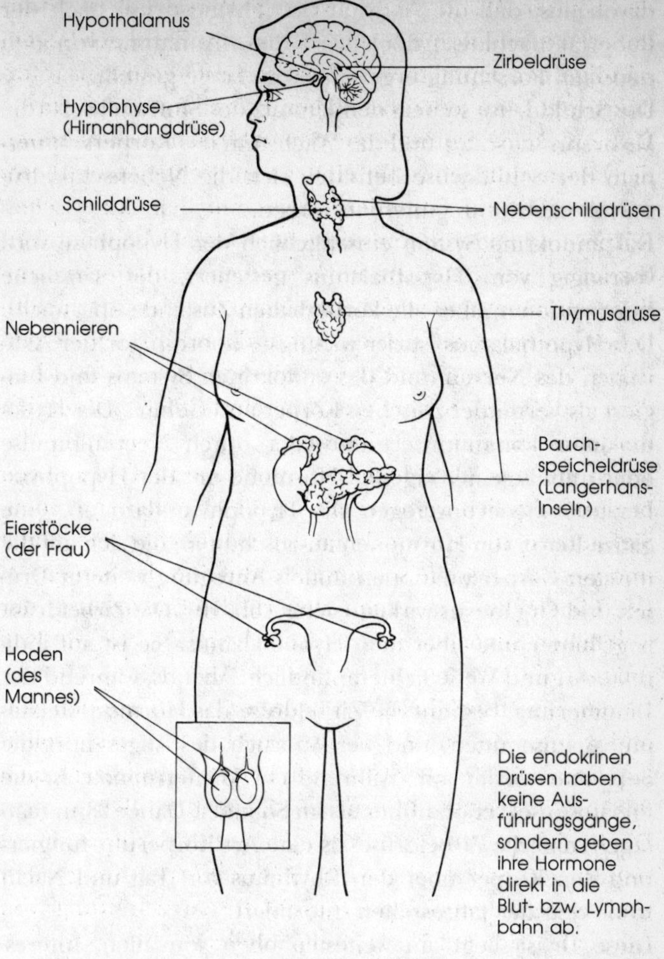

Abb. 10: Die endokrinen Drüsen und ihre Lage im Körper.
Darstellung der männlichen wie auch der weiblichen Hormondrüsen.

davon aus, daß die Aktivität der Thymusdrüse nach der Pubertät nachlasse, doch wird diese Annahme von den neuesten Forschungsergebnissen in Frage gestellt.
Die Schilddrüse steuert den Umsatz des Stoffwechsels (die Verbrennungsrate) und das Wachstum des Körpers. Innerhalb der Schilddrüse befinden sich die Nebenschilddrüsen, die kalziumregulierend wirken.
Das endokrine System einschließlich der Hypophyse wird vorrangig vom Hypothalamus gesteuert, der sämtliche Informationen über alle körperlichen Zustände überwacht. Der Hypothalamus ist der wichtigste Koordinator der Aktivitäten des Nerven- und des endokrinen Systems und fungiert als Vermittler zwischen Körper und Gehirn. Der Hypothalamus kommuniziert entweder durch Nervenimpulse oder mittels seiner eigenen Hormone mit der Hypophyse. Letztere wiederum regen die Hypophyse dazu an, eine ganze Reihe von Hormonen auszuschütten, die sich auf die meisten Körperfunktionen mittels Anregung weiterer Drüsen und Organe auswirken (siehe Abb. 10). Die Zirbeldrüse liegt hinter und über dem Hypothalamus. Sie ist auf indirekte Art und Weise lichtempfindlich. Abends, während der Dämmerung, beginnt die Zirbeldrüse das Hormon Melatonin auszuschütten, und bei Anbruch des Tages hört die Sekretion wieder auf. Während der Wintermonate ist die Melatoninsekretion höher als im Sommer. Daher kann man sagen, daß die Zirbeldrüse als eine Art Körperuhr fungiert und den Körper über den Rhythmus von Tag und Nacht sowie den der Jahreszeiten informiert.
Diese Drüse liegt am weitesten oben von allen. Interessanterweise wird sie von Licht beeinflußt und informiert den Körper über Lichtverhältnisse. Es ist kein Zufall, daß diese Drüse dem Ort so nahe ist, an dem spirituelles Licht auf feinstofflicher Ebene in den Körper eintritt (siehe Abb. 10).

Bleiben Sie mit Ihrem ganzen Körper in Kontakt

Ihr Körper ist Ihr Freund. Die folgenden Übungen sollen Sie dazu ermutigen, *in* und mit Ihrem Körper zu sein und weitere Schritte zu unternehmen, um diese Freundschaft aufzubauen.

Übung 11: Körperwahrnehmung

- Setzen oder legen Sie sich bequem hin. Entspannen Sie sich, und verlangsamen Sie Ihre Atemfrequenz, bis Sie einen sanften, gleichmäßigen Rhythmus hergestellt haben.
- Stellen Sie sich, während Sie sich mit dem Rhythmus Ihrer Atmung eins werden, vor, daß Ihr Körper allmählich von goldenem Licht umgeben wird. Sie werden merken, daß Sie immer ruhiger und gelassener werden, je mehr Sie sich der friedvollen Vorgänge in Ihrem Körper bewußt werden. Dies ist das Gefährt, durch das sich Ihre Seele hier auf der Erde zum Ausdruck bringt. Ihr Bewußtsein hat dazu beigetragen, daß Ihr Körper heute das ist, was er ist. Sie wohnen in diesem Körper aus Licht, in dem ständig Millionen von Energiebewegungen vor sich gehen. Sie können sowohl mit den kleinsten als auch mit den größten Bewegungen über das Bewußtseinsnetzwerk Kontakt aufnehmen.
- Entspannen Sie sich in das Sie umgebende Licht hinein, und gestatten Sie sich einfach, so zu sein, wie Sie sind. Sie können diese Übung so lange machen, wie Sie wollen, oder aus diesem Zustand gleich zur nächsten Übung übergehen.

Übung 12: Entdecken Sie die Geheimnisse Ihres Körpers

Ihr Körper birgt viele Geheimnisse. Innerhalb seiner Zellen sind Erinnerungen von allem gespeichert, was Ihrem Körper jemals passiert ist, vom Zeitpunkt der Empfängnis an bis hin zum gegenwärtigen Augenblick.

- Lassen Sie zu, daß Ihre Aufmerksamkeit zu einem bestimmten Organ oder einem bestimmten Teil Ihres Körpers hingezogen wird, und stellen Sie im Geiste eine Verbindung zu diesem Organ oder Körperteil her. Lassen Sie zu, daß Ihnen dieser Teil Ihres Körpers zeigt, was er gespeichert hat. Nehmen Sie Ihre Wahrnehmungen einfach so, wie sie kommen. Sie könnten möglicherweise Worte, Bilder oder Empfindungen wahrnehmen.

Übung 13: Wie man Energie über die Haut aufnimmt

Sie können gleich nach Übung 12 mit der Wahrnehmung des Energieflusses durch die Haut fortfahren.

- Richten Sie Ihre Aufmerksamkeit auf Ihre Haut als bewußte Hülle, durch die Sie mit den Sie umgebenden Energien in Kontakt stehen. Seien Sie sich der Energien bewußt, die Sie im Augenblick umgeben.
- Während Sie sich mehr und mehr in Ihre Bewußtheit hinein entspannen, versuchen Sie festzustellen, ob Sie unterschiedliche Energien wahrnehmen. Gibt es Energien, die Sie nicht mögen oder aufgrund deren Sie sich unwohl fühlen?
- Werden Sie sich der Energien des Friedens und der Liebe um Sie herum nun immer bewußter. Sinken Sie in

sie hinein und fühlen Sie, wie diese Energien fließen. Sie werden durch die Poren Ihrer Haut aufgenommen und durchdringen all Ihre Organe sowie jede Zelle Ihres Körpers. Nehmen Sie wahr, wie diese wohltuenden Energien, die Lebenskraft mit sich bringen, frei in Ihnen fließen.

Führen Sie diese Übung auch einmal stehend, sitzend oder liegend draußen im Freien durch. Was haben Sie anders empfunden, als Sie die Übung im Freien machten? Achten Sie auf alle Strukturen oder Muster, die Sie während der Übung vor Ihrem geistigen Auge wahrnehmen.

Wenn Sie diese Körperübungen durchführen, sollten Sie zumindest bis zum Ende der Kommunikation der Versuchung widerstehen, Ihre Wahrnehmungen zu analysieren. Wenn Sie krank oder verletzt sind, sollten Sie auf das achten, was Ihr Körper Ihnen dazu vielleicht sagen möchte. Wenn Sie irgendwo in Ihrem Körper ein bestimmtes Gefühl oder eine bestimmte Empfindung lokalisieren, sollten Sie den entsprechenden Körperteilen erlauben, Ihnen etwas über Ihre Wahrnehmungen und Empfindungen zu erzählen.
Wenn die Kommunikation abgeschlossen ist, stellen Sie sich vor Ihrem geistigen Auge vor, daß sich die golden leuchtende Energie um Sie herum in ein Rosa verwandelt, in die Farbe der Liebe. Lassen Sie diese rosafarbene Energie jeden Teil Ihres Körpers durchdringen. Bedanken Sie sich bei ihr.
Wenn Sie die Körperübungen beendet haben, könnten Sie sich in einem meditationsähnlichen Zustand befinden. Vergewissern Sie sich, daß Sie Ihre Füße spüren können. Wackeln Sie mit Ihren Zehen. Achten Sie darauf, daß Sie

wieder in einen »normalen« Zustand zurückgekehrt sind, bevor Sie aufstehen und dazu übergehen, andere Dinge zu tun. Vielleicht werden Sie wie William Blake das Gefühl haben, daß Ihr Körper gar nicht so losgelöst von Ihrer Seele ist, wie Sie anfänglich dachten!

2 Lichtkörper – die feinstofflichen Körper

John bat mich, ihn in das Krankenhaus zu begleiten, in dem seine Mutter im Sterben lag. John machte eine schwere Zeit durch. Er hatte auch mit anderen Dingen im Leben Schwierigkeiten und konnte schlecht mit der zusätzlichen Belastung der unheilbaren Krankheit seiner Mutter umgehen – er brauchte Unterstützung. Ich sagte ihm, daß ich mein Bestes tun würde, um zu helfen.

Als wir ankamen, saß seine Mutter aufrecht im Bett. Ihre Hautfarbe erweckte aufgrund der Behandlung, die sie bekam, den Eindruck, daß es ihr gutging. Doch waren ihre Arme vom Krebs, der sich in ihrem ganzen Körper ausgebreitet hatte, schon ganz angeschwollen. Während die beiden sich unterhielten, hielt ich ihre Hand, und bald schon schlief sie ein. Als sie friedvoll dalag und schlief, konnte man ihren rasselnden Atem vernehmen. Ich dachte schon, ich sei auch weggenickt, denn plötzlich hatte ich den Eindruck zu träumen. Ich sah sie doppelt. Die eine Mutter schlief, währenddessen die andere sich nach vorne beugte und uns anlächelte. Sie strahlte und schien von einem schwachen Lichtschein umgeben zu sein. Auch sah sie jünger und schlanker aus. Ich war mir im Geiste ihrer Worte und Gedanken bewußt. Obwohl sich ihre Lippen nicht bewegten, sprach sie mit John und beruhigte ihn. Dann schlüpfte sie aus dem Bett und glitt aus dem Raum. Ich konnte sehen, daß John sich auch dessen bewußt war, was gerade geschah, denn er betrachtete seine »andere«, schlafende Mutter, deren Hand ich noch hielt.

Dann schaute er mich mit Tränen in den Augen an. »Hast Du das gesehen?« flüsterte er.

Ich nickte.

»Es wird ihr gutgehen.«

Davon war er überzeugt. Dann entspannte er sich sichtlich und begann über das ganze Gesicht zu strahlen.
Auf dem Weg zurück aus dem Hospital schien John nicht in der Lage zu sein, seine Aufregung zu zügeln. Er erzählte mir, daß seine Mutter auf eine ganz besondere Art und Weise mit ihm gesprochen und ihm dabei seine Lebensprobleme in einem neuen und positiveren Licht aufgezeigt hatte. Es war so, als hätte sie seine gesamte Lebenslage vor seinen Augen entwirrt. »Es passierte innerhalb einer Sekunde. Ich fühlte mich so glücklich hinterher und wunderte mich gleichzeitig, warum ich mich nicht traurig fühlen konnte. Ich fühle mich noch immer nicht traurig ...« Am nächsten Tag schlief Johns Mutter friedlich ein.

Die verschiedenen Ebenen

Die Art und Weise, wie Sie innerlich auf Johns Erfahrung reagiert haben, zeigt, wie groß Ihre Bereitschaft ist, die Idee von feinstofflichen Körpern anzunehmen. Vielleicht haben Sie sogar schon eine ähnliche Erfahrung gemacht oder kennen jemanden, dem es so erging. Die nächsten zwei Kapitel werden Ihnen helfen, solche Erfahrungen zu verstehen. Sie werden erfahren, wie und warum solche Dinge geschehen.
Johns Mutter befand sich in einem anderen Körper, als sie sich aus der Pflegestation entfernte, wo ihr physischer Körper im Sterben lag. Wenn ich die Körper von Menschen während einer Fernheilung sehe und fühle, handelt es sich dabei auch nicht um physische Körper. Diese Körper, die ganz und gar nicht gespenstisch aussehen oder zerbrechlich erscheinen, bestehen aus feinstofflicher Materie, was den Eindruck von Lichtkörpern vermittelt. In beiden Fällen handelt es sich dabei um das, was man den *ätherischen* Körper nennt. Der ätherische Körper ist einer von

mehreren feinstofflichen Körpern, die – zusammen mit dem physischen Körper – den ganzen Menschen ausmachen.

Der ätherische Körper

Dieser erste feinstoffliche Körper, der dem physischen Körper am nächsten ist, kann am leichtesten wahrgenommen werden. Diejenigen, die in der Lage sind, ihn zu sehen, nehmen ihn als nebelartiges Etwas wahr, das etwa zwei bis drei Zentimeter über dem physischen Körper liegt. Man kann diesen ätherischen Körper aber auch fühlen, besonders mit den Händen. Er besteht aus einer Art von Materie, die in Geschwindigkeiten vibriert, die gerade oberhalb der Lichtgeschwindigkeit liegen, weshalb sie für unsere Augen unsichtbar ist. Wir verfügen alle über mehr oder weniger entwickelte erweiterte Wahrnehmungsfähigkeiten, durch die wir in der Lage sind, Energien wahrzunehmen, die auf einer Schwingungsebene jenseits der physischen Ebene schwingen. Man kann erweiterte Wahrnehmung durch Übung entwickeln, und viele der Übungen in diesem Buch werden Ihnen dabei helfen. Materie ist Energie. Die Qualität dieser Energie interpretiert Ihr Gehirn als Farbe, Gefühl, Töne und so weiter.

Äther leitet sich von dem altgriechischen Wort *aither*, »die Luft über den Wolken«, ab. Die Seher dieser Zeit sagten, daß die Menschen nach ihrem Tode in ihrem »himmlischen« oder ätherischen Körper weiterlebten.

Diesen Körper hatte John wahrgenommen, und mit diesem Körper arbeiten die Heiler oft beim Heilen. Vom Gesichtspunkt des Heilens aus betrachtet, ist er vielleicht der wichtigste Körper. Sie werden ihn durch die Übungen in diesem Buch intensiv kennenlernen. Der ätherische Körper ist vielen Kulturen seit alten Zeiten bekannt. Die indischen und chinesischen Seher haben ihn ausführlich beschrieben und Schaubilder angefertigt, um ihre Entdeckungen darzustellen. Auch andere Kulturen, wie die der nordamerikanischen Indianer, sowie der Ureinwohner Polynesiens und Australiens waren sich des ätherischen Energiesystems bewußt und haben ihr Wissen verschlüsselt in ihrer Kunst, ihrer Musik, ihren Trachten und mündlichen Traditionen festgehalten.

Trotz dieser Beweise hat die Wissenschaft das Vorhandensein eines Energiefeldes um lebende Dinge herum geleugnet, da man es mit der zur Verfügung stehenden Technik nicht beweisen konnte. In den neunziger Jahren des letzten Jahrhunderts begann ein polnischer Adliger, Yakub Yodko-Narkevitch, eine Art von Photographie zu entwickeln, die statt mit Licht mit hochfrequenter elektrischer Ladung und einer hohen Spannung arbeitete. Dadurch war er in der Lage, die energetischen Emanationen zu »photographieren«, die von lebenden Körpern abgegeben werden.

Während der russischen Revolution gingen seine Entdeckungen verloren, bis Semyon Kirlian 1939 die Technik zufällig wiederentdeckte. Eine ähnliche Ladung wurde über einen Film geleitet, auf den man bestimmte biologische Proben plaziert hatte, und man entdeckte, daß sich seltsame Lichtmuster um diese Proben herum abzeichneten. Obwohl man keine Lichtquelle verwendete, zeigte sich jedesmal ein energetischer Lichtkranz.

Lichtkranz-Entladungsphotographie (bekannt unter der Bezeichnung Kirlianphotographie) wurde von der sowjetischen Regierung bis 1960, als Kirlian und seine Frau Valentina an die Öffentlichkeit traten, als geheim klassifiziert. In ihrem Bericht behaupteten sie, daß das Bild der Lichtkranz-Entladung der wissenschaftliche Beweis für ein bioenergetisches Feld sei, was in wissenschaftlichen Kreisen weltweit großes Interesse hervorrief. Hellsichtige betrachteten den

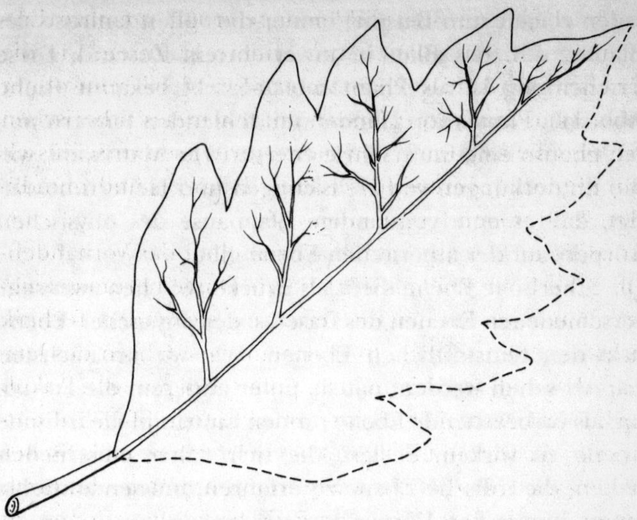

Abb. 11: Der Phantomblatt-Effekt.

Bericht als Beweis dafür, was sie schon seit je aufgrund ihrer erweiterten Wahrnehmung sehen konnten.

In anderen Teilen der Welt entdeckten Forscher darüber hinaus, daß das Licht, welches von einem Wesen abgegeben wird, von der augenblicklichen Vital- oder Lebenskraft abhängig ist. Das Energiefeld eines eben gepflückten Blattes wird zum Beispiel immer kleiner, je mehr das Blatt vertrocknet. Der Lichtkranz um ein gesundes Blatt unterscheidet sich sehr deutlich von dem, den Blätter infizierter Pflanzen tragen. Es ist auch nicht überraschend, daß die Hände eines Heilers deutlich mehr energetische Entladung aufweisen, wenn dieser eine Heilung durchführt.

Die Technik der Kirlianphotographie hat gezeigt, daß es scheinbar auf der bioenergetischen Ebene eine unsichtbare Matrix oder eine energetische Blaupause gibt, aus der heraus sich alles Lebende entwickelt. Photos von Blattteilen zeigen zum Beispiel immer die vollen Umrisse des Blattes, d.h. das Blatt in unversehrtem Zustand. Diese Erscheinung ist als Phantomblatt-Effekt bekannt (siehe Abb. 11). Photos von Händen mit fehlenden Fingern weisen ebenso eine unversehrte energetische Matrix auf, was die Entdeckungen von Hellsichtigen und Heilern bekräftigt, daß es eine vollständige Blaupause des physischen Körpers auf der ätherischen Ebene gibt.

Die ätherische Ebene dient als Brücke zwischen zwei sehr verschiedenen Ebenen des Daseins: der physischen Ebene und den feinstofflichen Ebenen. Wie wir im nächsten Kapitel sehen werden, hat sie unter anderem die Funktion, als vorbereitende Ebene für den Eintritt in die irdische Ebene zu wirken. Seelen, die sich daher entschieden haben, die irdische Ebene zu erfahren, müssen zunächst einen ätherischen Körper annehmen.

Eine zweite und ebenso wichtige Funktion des ätherischen Körpers hängt mit seiner gegenwärtigen Form zusammen. In ihm befinden sich Strukturen, durch die wir hochfrequente Energien aufnehmen können, unter anderem die Vital- oder Lebenskraft. Sie werden auf der ätherischen Ebene verarbeitet, bevor sie an den physischen Körper weitergeleitet werden. Diese energetischen Strukturen des ätherischen Körpers, die *Chakren,* werden in Kapitel 4 besprochen.

Der Astralkörper

Der Körper, der über den ätherischen hinauszuragen scheint und sich im nächsthöheren Frequenzbereich befindet, ist der Astralkörper. Da seine Schwingungen feiner sind als die ätherischen, können wir willentlich und mit noch weniger Einschränkungen in diesem Körper reisen, allein Kraft unserer Gedanken. Auf der astralen

Schwingungsebene werden die Energien unserer Gefühle verarbeitet. Darum wird dieser Körper von einigen Fachleuten auch *emotionaler* Körper genannt. Auf den höheren astralen Ebenen werden die höheren Gefühle verarbeitet, die mit bedingungsloser Liebe verwandt sind, zum Beispiel Mitgefühl und Einfühlungsvermögen. Auf den niederen astralen Ebenen werden Angst und die sonst eher negativen Emotionen verarbeitet (der Ausdruck »niedere« bezieht sich in diesem Zusammenhang auf die Schwingungsebenen dichterer Materie).

Im Schlaf betreten wir alle die astralen Ebenen. Wir können hier andere Seelen treffen oder an Orte reisen, die wir im täglichen Leben nur schwer erreichen könnten. Einige Heiler arbeiten viel in ihrem Astralkörper, ob im Schlaf oder im Wachzustand. Das erklärt auch die Berichte, nach denen Heiler zu allen möglichen Tages- und Nachtzeiten in den Wohnungen ihrer Patienten aufgetaucht und ihnen auch in ihren Träumen erschienen sind. Wir gehen im Schlafzustand auch in unseren Astralkörper, um uns ausbilden zu lassen und um Anweisungen und Einweihungen zu erhalten. Seien Sie nicht überrascht, wenn Sie während der Arbeit mit diesem Buch anfangen, solche Träume zu haben! Schreiben Sie sich all diese Erfahrungen in Ihrem Tagebuch auf und nehmen Sie sich Zeit, um darüber nachzudenken, was Ihnen Ihre Abenteuer auf der astralen Ebene sagen wollen.

Die mentalen Körper

Der nächste nachweisbare Frequenzbereich wird als mentale Ebene bezeichnet. Auf dieser Frequenz, die sich jenseits der astralen Ebene befindet, verarbeiten die Mentalkörper eine große Bandbreite mentaler Energien, einschließlich kreativer und intuitiver Gedanken. Wer die

Energien der Mentalkörper wahrnehmen kann, entdeckt, daß sie über den Astralkörper hinausreichen.

Der Körper der Seele

Letztendlich befindet sich auch die Seele selbst in einem Gefährt oder Körper, um die ganze Bandbreite der menschlichen Erfahrungen machen zu können. Dieser Körper schwingt auf viel höheren Frequenzen als die, die wir bereits erwähnt haben. Die Erfahrungen aller Ebenen werden durch das Bewußtseinsnetzwerk an die Seele – Ihr wahres Selbst – weitergeleitet.

Das menschliche Energiefeld – die Aura[1]

Sie haben jetzt vielleicht die Idee, so etwas wie ein Satz »russischer Puppen« zu sein: Körper in Körper in Körpern. Das entspricht nicht ganz der Realität: Der wesentliche Unterschied besteht darin, daß sich die Körper aufgrund ihrer individuellen Schwingungsfrequenzen eher gegenseitig durchdringen, als nur ineinandergeschachtelt zu sein. Sie haben eine gewisse Anzahl von Körpern, doch nehmen Sie sie nur dann wahr, wenn Sie sich der speziellen Erfahrungsebene des jeweiligen Körpers bewußt sind. Jeder Körper hat eine spezielle energetische Struktur, die Energie ausstrahlt, die den Strahlen des elektrischen Lichtes ähnelt. Die Ausstrahlung eines jeden einzelnen Körpers ergibt in der Summe einen leuchtenden Glanz, dessen Intensität von Mensch zu Mensch unterschiedlich ist. Für diejenigen, deren Wahrnehmungsvermögen erweitert ist, wirkt das Zusammenspiel aller sich durchdringenden Körper wie eine vielfarbige Lichtaura,

[1] Von lat. »Luft«, »Schimmer«; Anm. d. Ü.

die den physischen Körper umgibt. Das ist das menschliche Energiefeld oder die Aura (siehe Abb. 12).

Die Interpretation der Aura

In der Literatur gibt es voneinander abweichende Deutungen der Aura. Das beruht zum einen auf der unterschiedlichen Erfahrung der Menschen, die diese Bücher über die Aura geschrieben haben, zum anderen darauf, daß sie unterschiedlich viel über die Aura wissen. Sie werden sehen, daß es nützlich ist, sich soweit wie möglich nach der eigenen Erfahrung zu richten und auf ihr aufzubauen. Was Sie sehen und fühlen können, hängt von Ihrer eigenen spirituellen Reife ab sowie davon, wie weit Ihre Wahrnehmungsfähigkeiten entwickelt sind.

Die energetische Struktur der Aura enthält Informationen über den gegenwärtigen Zustand des Körpers eines Menschen, über seinen Verstand, seine Gefühle und seine spirituelle Entwicklung. Sie enthält auch Aufzeichnungen aller Erfahrungen, die die Seele je gemacht hat. Darum ist die Aura für das Heilen so wichtig.

Ein Skeptiker könnte meinen, es sei unmöglich, dieses ganze Energiefeld wahrzunehmen, die verschiedenen Ebenen auseinanderzuhalten und das Material zu deuten, das in ihnen enthalten ist. Es gibt jedoch viele aktive Heiler, für die das ein ganz gewöhnlicher Aspekt ihrer Arbeit ist. Diese Bewußtheit ist allen Menschen durch Übung, fortgeschrittene persönliche Entwicklung und erhöhte Sensibilität zugänglich.

Welche Ebene die Seele auch immer erfahren haben mag, sie wird in der Aura energetisch gegenwärtig sein. Da die einzelnen Seelen in ihrer Erfahrung und bezüglich ihres Entwicklungsstandes unterschiedlich sind, ist jedes menschliche Wesen einzigartig. Obwohl die Seele in der Lage ist, einige Ebenen ohne Gefährt (oder Körper) zu

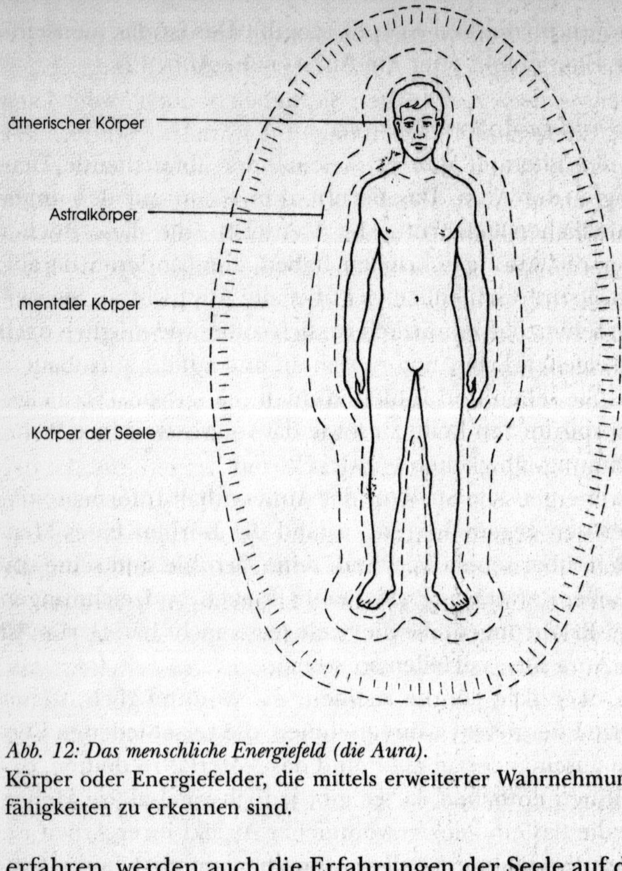

Abb. 12: Das menschliche Energiefeld (die Aura).
Körper oder Energiefelder, die mittels erweiterter Wahrnehmungsfähigkeiten zu erkennen sind.

erfahren, werden auch die Erfahrungen der Seele auf diesen Ebenen im Energiefeld eines Menschen aufgezeichnet sein. Die meisten Menschen, die heutzutage auf diesem Planeten leben, werden die energetischen Schwingungsfrequenzen ausstrahlen, die in Abbildung 12 zu sehen sind. Gewisse Menschen auf der Erde strahlen jedoch eine Aura aus, die Energien enthält, die nicht allein auf körperliche Daseinsformen beschränkt sind. Es gibt hochentwickelte Kinder, die solche Phänomene aufweisen.

Mit etwas Übung werden Sie feststellen, daß Sie die Energien der physischen Aura wahrnehmen können. Nach einer gewissen Zeit werden Sie vielleicht auch in der Lage sein, die feineren Schwingungen der ätherischen und der astralen Ebenen zu erfahren und sie auch voneinander unterscheiden zu können. Diese Schwingungen werden vom Gehirn dann als Farben oder andere Eindrücke interpretiert. Wenn Sie feststellen, daß Sie in der Lage sind, ein Energiefeld mehr als Wissen denn als Eindruck *zu erfahren,* ist das ein Zeichen dafür, daß Sie auf einer spirituellen Ebene wahrnehmen.

Die Ausstrahlung der Seele oder des inneren Selbst bildet zwar den größten Teil der Aura, wird jedoch nur selten von anderen wahrgenommen. Das Selbst ist ein Abbild der Quelle allen Seins, und die Reichweite der Ausstrahlung der Seele ist ein Indikator dafür, wie weit ein Wesen entwickelt ist. So wie sich das entwickelnde Selbst ständig durch die von ihm gemachten Erfahrungen verändert, so verändert sich auch seine Entwicklungsstufe, wenn es Lektionen gelernt hat und sich sein Bewußtsein erweitert. Alle diese Veränderungen werden in der Aura als Veränderungen des Energieflusses und der energetischen Qualität registriert. Die Aura ist also eine energetische Aufzeichnung unseres ganzen Wesens zu einem gegebenen Zeitpunkt.

Die Aura als Diagnoseinstrument

Maureen hatte, als sie zu einer Heilsitzung kam, offensichtlich Angst. Sie war es nicht gewohnt, viel über ihre Probleme zu sprechen, daher begannen wir gleich mit der Sitzung. Nachdem ich mich auf Maureen eingestimmt hatte, begann ich ihre Aura abzutasten. Sie ragte auf der einen Seite ihres Körpers weiter hinaus als auf der anderen, wo sie sich auch recht schwach anfühlte. Um den Kopf herum war eine graue Wolke, und diese graue Farbe tauchte auch nochmals im Bereich ihres Solarplexus auf.

Als ich die Heilung durch Auflegen meiner Hände abgeschlossen hatte, erzählte ich Maureen, was mir an ihrer Aura aufgefallen war. Ich sagte ihr, daß ich vermutete, daß sie sich viele Sorgen machte und sich wegen eines bestimmten Menschen unwohl fühlte. Dieser andere Mensch schien ihr nahezustehen, was dazu führte, daß ihre Aura ein solches ungleiches Ausmaß hatte. Sie war so überrascht, daß sie anfing, über ihren Mann zu sprechen, der schon seit einiger Zeit krank war. Sie sagte, daß sie sich ständig Sorgen mache und dies ihr wohl angeboren sei. Sie erklärte mir auch, daß sie auch besorgt sei, selbst krank zu werden. Trotz ihrer anfänglichen Entscheidung, bestimmte Gefühle zu unterdrücken, konnte sie sie zum Ausdruck bringen.

Ich hatte also durch das Abtasten von Maureens Aura nicht nur ihren emotionalen Zustand in Erfahrung bringen können, sondern auch den eigentlichen Grund für die Situation, in der sie sich befand. Die Heilung trug dazu bei, sie ausgeglichener zu machen, und es bereitete ihr Spaß, sich im langsamen und sanften Atmen zu üben, um ihren Verstand zur Ruhe zu bringen. In der nächsten Sitzung merkte ich beim Abtasten der Aura, daß ihr System selbst bereits wieder begonnen hatte, sich ins Lot zu bringen. Die graue Wolke um ihren Kopf herum war verschwunden, und ihre Aura hatte eine gleichmäßige Form angenommen.

Die Arbeit mit der Aura

Erfahrungen wie die eben beschriebene erweitern und vertiefen die Informationen, die ein Patient entweder bereitwillig gegeben oder nicht gegeben hat. Sie werden durch Übung eigene Methoden entwickeln, um durch die Aura eines anderen Menschen Informationen zu bekommen. Dadurch nehmen Sie den anderen Menschen umfassender wahr und haben bei Menschen wie Maureen einen wertvollen Ansatzpunkt, um ihnen zu helfen, ihre Gefühle zum Ausdruck zu bringen.

Es folgen nun zwei wichtige Übungen, die Ihnen helfen werden, mit der Arbeit an der Aura zu beginnen. Sie werden wahrscheinlich sehr viel Freude daran haben, daß Ihnen Ihre eigene Sensibilität bewußt wird. Sie brauchen für diese Übungen einen Partner. Denken Sie immer daran, daß das, was Sie wahrnehmen, das Licht eines anderen Menschen ist, und würdigen Sie dies als ein spezielles Geschenk des jeweiligen Menschen an Sie.

Übung 14: Das Wahrnehmen der Aura

- Bitten Sie Ihren Partner, sich mit leicht gespreizten Füßen hinzustellen (siehe Abb. 13a), sich zu entspannen und normal zu atmen.
- Stellen Sie sich vor Ihren Partner hin, und halten Sie Ihre Handflächen etwa im Abstand einer Körperbreite vom Kopf Ihres Partners entfernt. Bewegen Sie Ihre Hände langsam auf seinen oder ihren Kopf zu, bis Sie eine Veränderung der Energie zwischen Ihrer Hand und dem Kopf Ihres Partners fühlen (wenn Ihre Sensibilität weit genug entwickelt ist, werden Sie die Energie fühlen können, die vom Kopf Ihres Partners ausgeht, indem Sie Ihre Hände leicht von diesem Feld abfedern lassen).
- Bewegen Sie Ihre Hände nun langsam am Körper nach unten, wobei Sie weiterhin den Konturen des Energiefeldes um den Körper herum folgen. Achten Sie darauf, wie weit das Energiefeld vom Körper ausstrahlt. Sie sollten darauf vorbereitet sein, daß sich dieser Abstand verändern kann. Fühlen Sie irgendwelche Aus- oder Einbuchtungen?
- Wiederholen Sie den Vorgang sowohl an der Vorder- als

auch an der Rückseite des Körpers Ihres Partners. Wie weit erstreckt sich die Aura über seinem Kopf?
– Um herauszufinden, ob sich die Aura auch an den Füßen nach außen erstreckt, bitten Sie Ihren Partner nun, sich hinzulegen. Finden Sie heraus, wie sich die Ausstrahlungen der Füße anfühlen.

Sie haben jetzt eine Vorstellung vom gesamten Energiefeld, das Ihren Partner umgibt. Möglicherweise nehmen Sie bei dieser Übung auch Farben, ungewöhnliche Formen oder unterschiedliche Temperaturen wahr. Das gehört alles zu Ihrer Deutung des Energiefeldes Ihres Partners. Finden Sie heraus, ob Ihr Partner einen Bezug zu dem herstellen kann, was Sie entdeckt haben.
Diese Übung sollte von Zeit zu Zeit wiederholt werden. Es ist unmöglich, durch einen einzigen Versuch, die Aura eines anderen Menschen wahrzunehmen, alles zu lernen, was es zu lernen gibt. Versuchen Sie festzustellen, ob Sie verschiedene »Schichten« in der Aura ertasten können. Achten Sie darauf, wodurch Sie sich dieser Schichten bewußt wurden. Einige Menschen erfahren die Energien einer Aura als Hitze oder Kälte. Wenn das bei Ihnen so ist, was könnte Ihnen das über die Gesundheit Ihres Partners oder sein allgemeines energetisches Gleichgewicht sagen? Sprechen Sie mit Ihrem Partner über Ihre Wahrnehmungen.

Übung 15: Zeichnen Sie Ihre Wahrnehmungen auf

– Versuchen Sie jetzt, Ihre Eindrücke in einem Bild wiederzugeben. Verwenden Sie Farben, wo es nötig ist, und zeigen Sie Ihrem Partner das Bild. Ist Ihr Partner in der Lage, das Bild zu deuten?

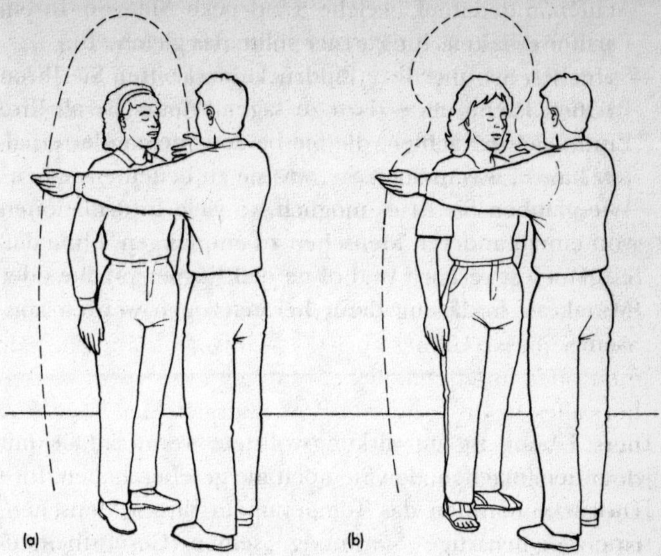

Abb. 13a: Das Abtasten eines menschlichen Energiefeldes (Aura).
Abb. 13b: Ein ungleichmäßiges Feld.

Übung 16: Eindrücke aus der Aura Ihres Partners

– Setzen Sie sich einem neuen Partner gegenüber hin. Schließen Sie Ihre Augen. Entspannen Sie sich soweit wie möglich, und lassen Sie zu, daß Ihr Atem langsam und rhythmisch wird.
– Lassen Sie zu, daß Ihre Aufmerksamkeit zum Energiefeld Ihres Partners wandert. Ihr Partner sollte sich gleichzeitig auf Ihr Energiefeld konzentrieren. Warten Sie geduldig darauf, daß Eindrücke in Ihr Bewußtsein kommen.
– Versuchen Sie, nichts zu beurteilen oder zu analysieren, sondern vielmehr genau das zu akzeptieren, was kommt.

Achten Sie darauf, welche Eindrücke Sie von Ihrem Partner erhalten. Ihr Partner sollte das gleiche tun.

– Sprechen Sie über Ihre Eindrücke und bitten Sie Ihren Partner, Ihnen etwas dazu zu sagen. Wenn Sie all Ihre Eindrücke betrachten, die Sie beide voneinander erhalten haben, was meinen Sie, was sie zu bedeuten haben? Wie glauben Sie ist es möglich, so viele Informationen von einem anderen Menschen zu empfangen, ohne daß ein Wort gewechselt und ohne daß Körpersprache oder Mimik als Erklärung dafür herangezogen werden können?

Diese Übung ist am wirkungsvollsten, wenn Sie sie mit jemandem machen, den Sie noch nie gesehen haben. Ihre Eindrücke könnten das Temperament dieses Menschen, seine gegenwärtige Stimmung, seinen Gesundheitszustand, Dinge, die ihm geschehen sind, Menschen aus seinem Leben und so weiter mit einschließen. Sie können Eindrücke auch in Form von Symbolen, Farben, Gefühlen und Gedanken empfangen. Es könnte Anzeichen für ein Problem oder Sorgen geben.

Während eines kürzlich von mir abgehaltenen Workshops, in dem Menschen gebeten wurden, die Aura anderer wahrzunehmen, entdeckte eine Frau, daß sich die Aura im Bereich des Unterkiefers ihres Partners plötzlich nach innen bewegte (siehe Abb. 13b). Als sie ihren Partner dazu befragte, sagte er, daß er vor kurzem unter sehr starken Zahnschmerzen gelitten hatte.
Während des gleichen Workshops war ein Mann erstaunt, daß er die Energie seines Partners als Wärme wahrnahm. Es erstaunte ihn ebenfalls, daß die Wärme nachließ, als er die Aura auf Kniehöhe abtastete. Unterhalb der Knie

fühlte sich die Aura für ihn sehr kalt an. Sein Partner war überrascht, daß durch das Abtasten ans Licht gekommen war, daß seine Unterschenkel sehr schlecht durchblutet waren und er dort Krampfadern hatte.
Sie könnten in beiden Fällen die gleichen Beschwerden auf andere Art und Weise wahrgenommen haben. Halten Sie sich an Ihre eigenen Eindrücke, und seien Sie bereit, ihnen zu vertrauen, denn auf diese Weise können Sie durch die ausschließliche Arbeit mit der Aura wichtige Informationen erhalten.

»Ihr denkt, wir seien freudvolle Lichtwesen, was wir auch sind – doch bedenkt Ihr nur selten, daß Ihr selbst Lichtwesen seid – was genauso wahr ist.«

Dorothy Maclean, *Der Engel von Fennel*

3 Ihr Weg als Seele

Ich habe durch die Arbeit mit meinen Patienten gelernt, daß sich jeder auf einem Weg befindet. Der Weg, auf dem sich ein Wesen befindet, ist einzigartig. Einige reisen schnell, einige langsam, einige haben wenig Gepäck, andere viel, und doch streben wir alle zum gleichen Ziel. Mein Weg könnte anders aussehen als Ihrer, aber wir werden uns bestimmt irgendwann treffen.
Sie haben eine Aura, die die Summe der Ausstrahlungen all ihres feinstofflichen Körper ist, weil Sie sich als Seele auf eine Reise begeben haben – eine Reise durch Sphären von Licht. Indem wir uns kurz anschauen, was auf diesem Weg geschieht, werden Sie erkennen können, warum Sie nicht nur einen physischen, sondern auch feinstoffliche Körper besitzen und warum geistiges Heilen all diese Aspekte Ihres Daseins anspricht und nicht nur den physischen Aspekt.

Involution und Evolution

Von der Quelle all dessen was ist – die von vielen Menschen auch als Gott bezeichnet wird – wurden Energien nach außen projiziert. Durch die Interaktion dieser Energien entstanden die Materie, die verschiedenen Erfahrungsebenen mit all ihren Universen. In diese Schöpfung wurde die menschliche Seele oder der göttliche Funke hineinprojiziert und auf einen Weg der Erfahrung, des Lernens und des Selbstausdrucks gebracht. Während der ersten Phase der Reise haben wir uns durch Ebenen des

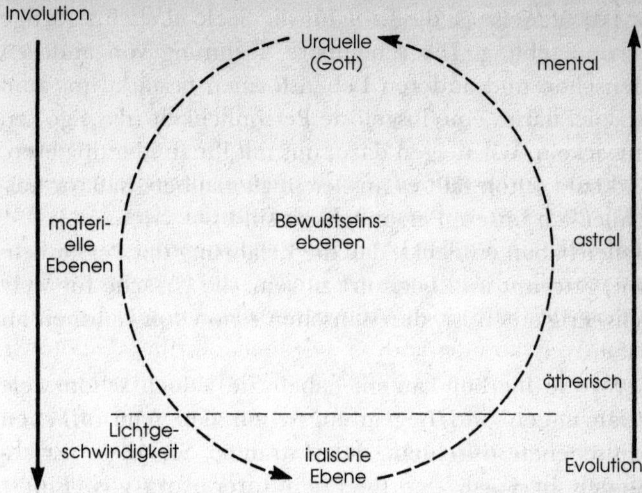

Abb. 14: Der Weg der Seele.

Seins nach unten auf die physische oder irdische Ebene bewegt. Dies ist der Pfad der Involution. Von dieser Ebene aus begeben wir uns auf den Rückweg – den Pfad der Evolution (siehe Abb. 14). Durch das Bewußtseinsnetzwerk ist jede Erfahrung, die wir machen, im selben Augenblick der Quelle allen Seins bekannt.

Dieses Bild zeigt Ihre Reise in groben Zügen auf. In Wirklichkeit dreht sich die ganze Geschichte um die Abenteuer, die Sie auf Ihrem Weg erlebt haben und noch erleben werden. Ihre Abenteuer begannen, als Sie Ihr Zuhause, die Quelle allen Seins, verließen. Hier auf der Erde könnten Sie das Gefühl haben, sehr weit von Zuhause weg zu sein und vielleicht Ihre bislang größte Herausforderung zu erleben.

Sobald die Seele in die physische Ebene eintritt, wird sie sich des Gefühls der Trennung bewußt, welches durch die Begrenztheit des physischen Körpers noch verstärkt wird.

Auf diese Weise ist die Erde für die Seele eine einzigartige Lernumgebung. Die scheinbare Trennung von anderen Menschen und anderen Lebensformen bestärkt uns zum Beispiel darin, eine losgelöste Persönlichkeit (das Ego) zu entwickeln. Wir neigen dazu, uns mit ihr zu identifizieren, und bald schon fällt es uns leicht zu glauben, daß wir ausschließlich unsere Persönlichkeit sind.
Heiler haben entdeckt, daß die Erfahrung der Persönlichkeit, getrennt und begrenzt zu sein, die Ursache für viele Schwierigkeiten ist, die Menschen schon von Kindheit an haben.
Bevor Sie hierher kamen, haben Sie jedoch schon viele Erfahrungen und Begegnungen auf den feinstofflichen Seinsebenen durchlebt. Jetzt strahlen Sie diese Erfahrungen in Form der Energien Ihrer Aura aus. Einige Menschen können die wunderschönen Farben der Aura, andere die in ihr enthaltenen Bilder sehen, wieder andere nehmen diese auf eine Art und Weise wahr, die schwer zu beschreiben ist. Mit diesem gesamten spirituellen Dasein arbeitet Heilung. Heiler sprechen davon, daß sie dem Körper, dem Geist und der Seele heilende Energien zuführen. Und wenn sie von der Seele »Spirit« sprechen, meinen sie die Seele auf ihrer Reise.

Über die Grenzen unserer Konditionierung hinaus

In der Vergangenheit gehörten die feinstofflichen Ebenen (jene außerhalb des Physischen) in den Bereich der esoterischen Geheimnisse. Quantenphysik und Mathematik haben Entdeckungen gemacht, die der Wissenschaft den Weg geebnet haben, über die Bedeutung dessen nachzudenken, was viele Hellsichtige und Heiler wissen und

erfahren. Seit Einstein die Newtonschen Vorstellungen vom Wesen der Materie über den Haufen geworfen hat, kann man sagen, daß die Physik wieder eine Brücke zur Metaphysik geschlagen hat und nun darauf wartet, daß die Religion nachzieht.
Vor Einsteins Formulierung der Relativitätstheorie konnten sich die Physiker nichts vorstellen, das schneller als Lichtgeschwindigkeit ist. Moderne Wissenschaftler wie zum Beispiel William Tiller haben Einsteins Theorien so erweitert, daß diese Idee denkbar ist. Es scheint so zu sein, daß man bei zunehmender Beschleunigung der Materie an einen Punkt gelangt, an dem die Energie ins Unendliche anwächst. Spirituelle Heiler würden sagen, daß dies die gleiche Quelle unendlicher Energie ist, die von Mystikern beschrieben wird und der man seitens der Religion unterschiedliche Namen gegeben hat (in diesem Buch nennen wir sie die Quelle allen Seins).
Sich diesem Thema zu stellen, fällt vielen Menschen schwer, da wir gründlich konditioniert wurden, das Leben ausschließlich aus der physischen Perspektive zu betrachten. Wenn Sie mit diesem Buch arbeiten, können Sie beginnen, die Begrenztheit Ihrer Prägungen in Frage zu stellen und Ihr Leben von einem umfassenderen und freieren Gesichtspunkt aus zu betrachten. Die Übungen werden Ihnen helfen, erweiterte Wahrnehmungsfähigkeiten zu entwickeln, damit Sie sich Ihrer selbst als ganzes Wesen bewußter werden und die Strukturen, die Sie als menschliches Wesen haben, besser würdigen können. Diese Lichtstrukturen, mit all ihren verschiedenen energetischen Mustern, sind Sie. Mit der Zeit wird Ihr erhöhtes Selbst-Bewußtsein dazu führen, daß Sie andere Menschen ebenfalls als einzigartige Lichtmuster wahrnehmen können.
In den nun folgenden Übungen geht es – wie in Übung 1: *Achten Sie auf das Licht, das einen Menschen umgibt,* Kapitel 1

– darum, sich an die Idee zu gewöhnen, ein Energiemuster zu sein, ein lebendiges Muster aus Licht. Um die Übungen möglichst effektiv machen zu können, sollten Sie so entspannt wie möglich sein und Ihrem Bewußtsein sowie Ihren Gefühlen vertrauen.

Übung 17: Finden Sie Ihr inneres Licht

– Setzen Sie sich so hin, daß Ihre Füße flach auf dem Boden ruhen, Ihre Hände auf Ihren Oberschenkeln liegen und Ihre Ellenbogen entspannt sind. Atmen Sie dreimal tief ein und aus, und atmen Sie anschließend normal weiter.
– Schauen Sie jetzt auf Ihre Hände. Sie machen einen festen, undurchlässigen Eindruck. Machen Sie sich bewußt, daß dies die Art und Weise ist, wie Sie die Energie Ihrer Hände wahrnehmen und interpretieren. Stellen Sie sich nun vor, daß die Haut Ihrer Hände leuchtendes Licht umschließt.
– Während sich Ihr Körper entspannt, schauen Sie langsam an Ihren Arm hoch und anschließend Ihren ganzen Körper nach und nach an. Visualisieren Sie dabei immer das Licht unter Ihrer Haut. Wie fühlen Sie sich dabei? Merken Sie sich dieses Gefühl, und achten Sie auf alles andere, was Ihnen auffällt.

Übung 18: Atmen Sie Licht ein

– Atmen Sie ganz normal durch die Nase ein und aus, und achten Sie dabei auf Ihren Atem. Seien Sie sich dabei besonders Ihrer Nase und Ihrer Lungen bewußt.

- Schließen Sie nun Ihre Augen und stellen Sie sich vor, daß Sie völlig von weißem Licht umgeben sind. Richten Sie Ihre Aufmerksamkeit auf das Licht vor Ihnen.
- Stellen Sie sich beim Einatmen vor, daß Sie dieses Licht in Ihr Gesicht einatmen können. Atmen Sie es als nächstes in Ihre Brust und Arme, dann in Ihren Bauch, dann in Ihre Hüften und Ihre Beine hinein.
- Schreiben Sie sich wieder alles auf, was Ihnen dabei ins Bewußtsein gekommen ist.

Übung 19: Lichtsein

- Stellen Sie sich eine Woche lang täglich vor, daß Sie von weißem Licht erfüllt sind. Sie sind ein einzigartiges Lichtmuster, welches sich unter anderen Lichtmustern befindet.
- Wie hat sich diese Übung auf Ihre Selbstwahrnehmung ausgewirkt? Wie hat sie sich auf Ihre Wahrnehmung anderer Menschen ausgewirkt? Wie haben die anderen Menschen auf Sie reagiert? Hatte die Übung eine Wirkung darauf, wie bewußt Sie sich Ihrer Umwelt waren?
- Schreiben Sie diese und andere Auswirkungen der Übung auf.

Da Sie bei der Durchführung dieser Übungen jedesmal andere Erfahrungen machen werden, lohnt es sich, sie öfters zu wiederholen. Mit etwas Übung werden Sie sich der Energie bewußter werden, die sowohl in Ihnen als auch in anderen Menschen ist und von der wir alle umgeben sind. Diese Energie, die von der Quelle allen Seins stammt, ist es, die uns alle mit allem, was ist, verbindet. Das Leben ist der unendliche Ausdruck dieser Einheit.

Erforschen Sie die verschiedenen Ebenen des Bewußtseins

Die Seele inkarniert sich, um die verschiedenen Ebenen des Seins zu erfahren. In diesem Buch wird die verkörperte Seele als das Selbst oder das höhere Selbst bezeichnet. Sie sind das höhere Selbst, es ist Ihr wahres Ich. Sie brauchen – wie bereits in Kapitel 2 erläutert wurde – auf gewissen Ebenen einen mit der Umgebung kompatiblen Körper, das heißt einen Körper, der auf der gleichen Frequenz wie seine Umgebung schwingt.

Stellen Sie sich der Anschaulichkeit halber vor, daß Sie aus feinstofflichen Energien bestehen, so daß Sie auf einer gewissen Ebene durch gröbere Energien, zum Beispiel denen einer Wand oder einer Tür, einfach hindurchgehen können. Wenn Sie sich jedoch mit einem Körper umhüllen, der etwa auf der gleichen Frequenz schwingt, wie die Wand oder die Tür, können Sie nicht länger durch sie hindurchgehen. Wenn dieser Körper ein Bewußtsein besitzt, mit dem Sie in Kontakt treten können, können Sie herausfinden, was es bedeutet, sich auf dieser Ebene aufzuhalten. Bei den Ebenen des Seins handelt es sich also um Bewußtseinsebenen.

So nehmen Sie – die Seele auf ihrem Weg – all die Körper an, die Sie benötigen, um auf den Ebenen zu reisen, die Sie erforschen möchten. Die Schichten oder Körper, die Sie unter Umständen in der Aura eines Menschen entdecken, sind in Wirklichkeit die energetischen Aufzeichnungen der Erfahrung dieses Menschen auf diesen verschiedenen Ebenen.

Auf Ihrem Weg zur irdischen Ebene werden Sie verschiedene spirituelle und mentale Zustände erfahren haben, bevor Sie die astralen Ebenen erreichten. Auf den astralen Ebenen haben Sie noch immer eine große Bewegungsfreiheit, und Sie erfahren hier die verschiedenen Zustände im Bereich des Fühlens und der Emotion, von bedingungsloser Liebe bis hin zur Angst.

Die ätherische Vorlage für Ihr körperliches Dasein

Da Sie sich entschieden haben, auf Ihrem Weg auch auf die irdische Ebene zu kommen, haben Sie auch einen ätherischen Körper angenommen. Diese vorbereitende Ebene ist deshalb so wichtig, weil es dramatische Unterschiede zwischen der astralen und der physischen Ebene gibt. Es ist etwas ganz anderes, ein astrales Wesen zu sein, als ein Wesen der Raum-Zeit-Dimensionen auf der irdischen Ebene. Die ätherische Ebene ist daher eine Brücke zwischen den beiden, ein Ort, an dem sich die Seele auf die Wesensveränderung vorbereiten kann, die ihr bevorsteht. Auf der ätherischen Ebene findet die Gestaltung und Schöpfung des physischen Körpers statt.

Hier wird die Vorlage oder die Blaupause geschaffen, aus der die Struktur des physischen Körpers hervorgehen wird. Die spezielle ätherische Matrix eines jeden Kindes ist wiederum eine Abwandlung der allgemeinen Matrix.

Es gibt viele Untersuchungen, die zeigen, daß die Entwicklung der ätherischen Matrix der Entwicklung der tatsächlichen physischen Form vorausgeht. Geoffrey Hodsons erklärte in seinem Buch *The Miracle of Birth: A Clairvoyant Study of the Human Embryo* zum Beispiel, daß schon bald nach der Empfängnis eine ätherische Form in Erscheinung tritt, die einem Babykörper ähnelt, der aus von Kraftlinien zusammengeführter ätherischer Materie besteht. Er konnte beobachten, daß die Projektion der Kraftlinien die Struktur des physischen Körpers des Babys beeinflußte.

Auf der physischen Ebene unterliegt der Aufbau der physischen Form natürlich auch genetischen sowie anderen physischen Faktoren und untersteht der Kontrolle der Mutter des Kindes (die Rolle des Heilers während der Geburt und dem Eintritt einer neuen Seele in die irdische Ebene wird detailliert in Kapitel 14 besprochen).

Der Weg Ihrer Seele und das Heilen

Während Ihres ganzen Lebens absorbieren, generieren und interagieren Sie mit den Energien auf all den verschiedenen Erfahrungsebenen, mit denen Sie in Verbindung stehen. Meistens sind Sie sich jedoch nur der physischen Erfahrungen bewußt. Dies stellt eine Art Sicherheitsventil dar, das gewährleistet, daß Sie nicht durch den Umgang mit den psychologischen Inhalten mehrerer Ebenen gleichzeitig zu sehr beunruhigt oder verwirrt werden. Der Vorgang beginnt auf den feinstofflicheren Ebenen, und die Energien werden durch eine ganze Reihe von Körpern weitergegeben, bis sie auf der ätherischen Ebene ankommen. Jegliche emotionalen oder mentalen Beeinträchtigungen, die Sie in Ihrem Leben erfahren haben, werden sich als Blockaden auf den Energiefluß auswirken, da sie in Ihrem ätherischen Körper aufgezeichnet sind. Dies wiederum wird einen Einfluß auf Ihre körperlichen Energien haben und sich direkt auf Ihre Gesundheit auswirken.

Die wichtigste Bedeutung des eben beschriebenen Vorgangs liegt darin, daß die Dinge bereits auf feinstofflicheren Ebenen schiefgelaufen sein müssen, bevor Sie überhaupt auf der physischen Ebene Beschwerden bemerken. Daher zielt eine Heilung zuerst auf diese Bereiche ab.

Jede Seele ist einmalig, und jeder von uns kommt mit einer bestimmten Aufgabe auf die Erde, die er erfüllen soll. Ein

Heiler arbeitet nicht nur mit gesundheitlichen Problemen und Störungen im Gleichgewicht des Gesamtsystems, sondern er arbeitet auch daran, Menschen zu helfen, ihre Aufgaben zu erfüllen und die Wünsche der Persönlichkeit mit den Bedürfnissen des höheren Selbst in Einklang zu bringen. Das bedeutet, daß sich der Heiler unabhängig von den Beschwerden, die ihm beschrieben werden, sowohl mit den spirituellen Aspekten eines Patienten als auch mit dessen Persönlichkeit befaßt. Da wir es mit Seelen zu tun haben, wird beim Heilen eine Verbindung zum höheren Selbst des Menschen hergestellt, wobei wir darauf vertrauen, daß das höhere Selbst wissen wird, wie es die Energien am besten für die beschriebenen Beschwerden sowie für die nicht beschriebenen Aspekte der jeweiligen Situation verwenden kann.

Einige Menschen müssen herausfinden, inwieweit ihr Zustand sie auf ihrem Weg weiterbringt oder sie vielleicht auf diesem bremst beziehungsweise in die Irre führt. Spirituelles Heilen bringt jenen Menschen Klarheit, die mit solchen oder ähnlichen Problematiken zu kämpfen haben. Gleichzeitig ist das spirituelle oder geistige Heilen eine sanfte, aber kraftvolle Methode, um Einstellungen zu verändern, Erkenntnisse hervorzubringen, die Kraft und den Frieden herbeizuführen, die mit Akzeptanz einhergehen, sowie die körperlichen Beschwerden zu lindern.

Jede Seele hat auf jeder beliebigen Ebene drei Ziele. Sie möchte diese Ebene erfahren, lernen und sich selbst zum Ausdruck bringen. Auf ihrem Weg suchen die Menschen auch Heilung, und in den Beschwerden, mit denen ein Mensch zu Ihnen kommt, werden sich einer oder mehrere dieser Aspekte widerspiegeln. Die Krankheit könnte also eine notwendige Erfahrung für einen Menschen sein, eine Lektion oder gar für seinen Selbstausdruck wichtig sein. Manche Menschen müssen auch erkennen, daß Gesundheit ein notwendiger Teil ihrer Erfahrung sein sollte und nicht die Krankheit, die sie sich antun. All dies dient den Zwecken der Seele, auch wenn es der Persönlichkeit schwerfallen könnte, das zu akzeptieren.

4 Die Chakren

Stan hielt sich krampfhaft am Rande des Eisenkäfigs fest. Außerhalb der Schachtöffnung rasselten und klirrten die Maschinen, die Motoren dröhnten und dampften. Er hielt seinen Atem solange an, wie er konnte, doch die kalte, feuchte und staubbeladene Luft schien nichtsdestoweniger in seine Lungen zu sickern und einen Film auf seiner Haut zu bilden. Die Männer lachten und machten Witze. Er konnte sie riechen, und er konnte seine eigene Angst riechen. Am liebsten wäre er krank geworden. Plötzlich schaute ihn ein alter Bergarbeiter an und berührte seinen Arm. »Du schaffst das schon, Kleiner.« Stan unterdrückte seine Tränen. Es war seine erste Schicht. Er war 14 Jahre alt.

Seither waren mehr als 50 Jahre vergangen. Nun rief sich Stan diese Szene während einer Heilsitzung zurück. Er war sein ganzes Leben lang Bergarbeiter gewesen, bis er wegen Invalidität frühzeitig aus der Kohlengrube entlassen wurde. Er hatte seinen Beruf nie gemocht, doch hatte es in seinem Dorf keine andere Arbeit gegeben. Er hatte sich Diabetes zugezogen, der später drohte, sich als Gangrän in seinen Beinen zu manifestieren.

Während der Heilsitzungen entdeckten wir eine starke Blockade in Stans Solarplexuschakra. Diese Blockade konnte auf seine ersten Tage in der Kohlengrube zurückverfolgt werden. Er fürchtete sich vor jeder Schicht, und der Inhalt seines Magens kam ihm jedesmal hoch, wenn der Grubenkäfig nach unten fuhr, um ihn zu seiner Arbeitsstelle an der Kohlewand zu bringen. Obwohl er tapfer durch all die Tage gekommen war, war er seine Angst und seine Befürchtungen nie losgeworden. Nur durch die Freundschaft seiner Arbeitskollegen und die Unterstützung der Menschen in seiner Gemeinde hatte er die Situation überstehen können.

Stan brauchte Hilfe, um die energetische Blockade aufzulösen und zu heilen und sich mit seinen wirklichen und eingebildeten Ängsten auszusöhnen. Ihm wurde angeraten, Übungen zu machen, die die Heilung durch Entspannung und Streßlösung unterstützten. Ein Nutzen, den Stan aus der Behandlung zog, war, daß er lernte, mit seinen Gefühlen in Berührung zu kommen und sie seiner Frau und seinen Freunden gegenüber zum Ausdruck zu bringen.

Wie sich negative Energie in den Chakren aufstaut

Stans energetisches System war wahrscheinlich nie im Gleichgewicht gewesen. Sein Fall zeigt, daß wir Energie nicht nur in den schwächsten Teilen des physischen Körpers, wie z.B. in der Hüfte, speichern, sondern auch in den Chakren – den Hauptenergiezentren des ätherischen Körpers. Hier kann sich die Energie noch destruktiver auswirken, da sie nicht nur Probleme in den umliegenden Organen schafft, sondern auch den Energiefluß behindert, der für unser gesamtes Wohlergehen so wichtig ist. Wie Stans Fall demonstriert, kommt das daher, weil uns Dinge im Leben zustoßen, die den Fluß der feinstofflichen Energien fördern oder behindern können. Wenn wir mit unangenehmen oder beunruhigenden Situationen konfrontiert werden, versuchen wir uns der Auseinandersetzung mit diesen Situationen zu entziehen, um auf diese Weise ihre Auswirkung auf uns zu minimieren. Das bedeutet, daß wir die betreffenden Energien nicht vollständig verarbeiten, sondern sie vielmehr in den feinstofflichen Körpern und dort besonders in den Chakren speichern müssen.
So hat alles, was auf der emotionalen und der mentalen Ebene geschieht, einen energetischen Einfluß auf den

ätherischen Körper. Dieser wiederum wirkt sich auf den physischen Körper aus. Die meisten von uns sind sich nur der körperlichen Veränderung bewußt und kommen gar nicht auf die Idee, daß dies nur ein Symptom einer Ursache innerhalb der feinstofflichen Körper sein könnte.

Wenn man dem Prozeß der Speicherung negativer Energien in einem Chakra keine Aufmerksamkeit schenkt, akkumuliert die Energie sich immer mehr, und die Funktion des Chakras wird beeinträchtigt. Letztlich kann das Chakra völlig blockiert werden und faktisch aufhören zu funktionieren. Dies führt zu einer zunehmenden Beeinträchtigung des ganzen Systems, wobei die anderen Chakren versuchen, das inaktive oder blockierte Zentrum zu kompensieren. Dadurch entsteht wiederum an anderer Stelle des Systems eine Überbelastung.

Diese Wirkungen können sich sowohl als emotionale oder mentale Probleme als auch als körperliche Leiden manifestieren. Da das Gesamtsystem immer bestrebt ist, in sich ein Gleichgewicht herzustellen, um uns in einen harmonischen Zustand zu versetzen, schickt es uns Signale, die unsere Aufmerksamkeit auf das Problem lenken sollen. Auf der physischen Ebene nehmen diese Signale normalerweise die Form von Schmerz an, oder sie manifestieren sich als Vorboten irgendeiner Art von Krankheit.

Die Chakren sind Brennpunkte für die Energien der feinstofflichen Körper, über die man Zugang zu den gespeicherten Energiemustern bekommen kann. Darum ist es für Heiler so wichtig, den ätherischen Körper zu studieren, denn die Chakren sind der Schlüssel zur Wiederherstellung des Gleichgewichts.

Tore zum ätherischen Körper

Es ist hilfreich, sich die Chakren als Tore zum ätherischen Körper vorzustellen. Es gibt etwa 360 dieser Tore, die sich an strategischen Punkten befinden, die in Beziehung mit den energetischen Funktionen des ätherischen und des physischen Körpers stehen. Was ihre Größe und ihr Aufgabengebiet anbelangt, sind die wichtigsten dieser Chakren die sieben Hauptchakren entlang der Wirbelsäule. Dann folgen die beiden Handchakren, die Fußchakren, die hinter den Knien, an den Ellbogen und zuletzt die vielen kleineren, die über den ganzen Körper verteilt sind.

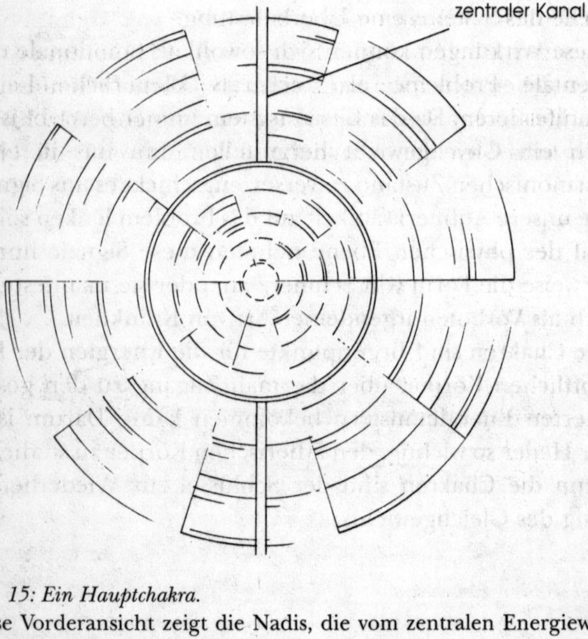

Abb. 15: Ein Hauptchakra.
Diese Vorderansicht zeigt die Nadis, die vom zentralen Energiewirbel ausstrahlen.

Das Sanskritwort *chakra,* welches heutzutage allgemein verwendet wird, entstammt der altindischen Tradition. Heiler und Lehrer mit hochentwickelten Wahrnehmungsfähigkeiten hatten sie einst im ätherischen Körper als wirbelnde Energietrichter identifiziert.

Für die alten Inder sahen die Chakren aus wie Wagenräder. Dieser Eindruck entsteht durch die kleineren Kanäle *(nadis),* die von der Mitte jedes Chakras ausgehen. Daher heißen diese Energiezentren *Chakren,* »Räder« (siehe Abb. 15).

Es existieren zwar viele Beschreibungen der Chakren, am wichtigsten ist jedoch, wie Sie sie selbst erfahren. Lernen Sie herauszufinden, wo sich die Chakren befinden und was sie gerade tun. Gewöhnlich stellt man sie sich auch trichterähnlich in Form einer Windenblüte vor. Wenn ich mit Klienten arbeite, kann ich die Struktur bestimmter Chakren sehen. Ich habe auch einmal zuschauen können, wie ein Halschakra wiederaufgebaut wurde (siehe Abb. 16).

Die Linien in der Abbildung sollte man sich als blasse

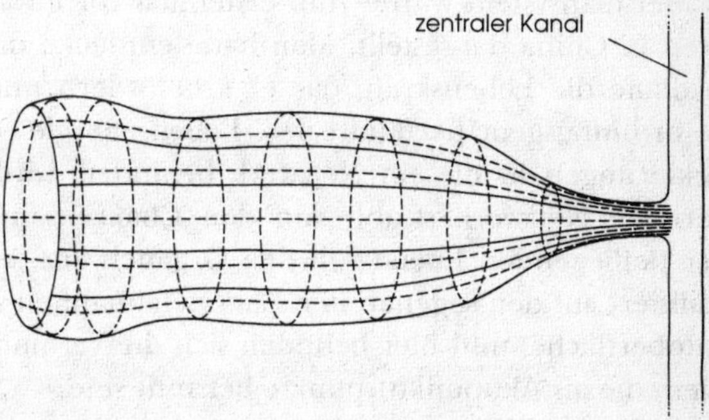

Abb. 16: Ein Halschakra.
Wiederaufbau, wie es der Autor wahrgenommen hat.

blaue Lichtstrahlen vorstellen. Beim Wiederaufbau des Chakras wurde zunächst ein gitterartiges Gerüst geformt, das dem Chakra seine grundlegende trichterähnliche Form gab. Dann wurden wie mit einem Faden um das Gerüst herum feinere Strahlen gezogen, und anschließend wurden die Zwischenräume gefüllt. Die vollständige Form machte einen leuchtenden, kraftvollen und doch feinen Eindruck. Ich beschreibe diesen Vorgang hier so genau, damit Sie meine Beschreibung mit Ihren eigenen Wahrnehmungen vergleichen können.

Die Meridiane

Die Chakren sind miteinander über ein System feiner ätherischer Kanäle verbunden, die eng mit dem nervalen und vaskulären System des physischen Körpers verbunden sind. Dieses feine ätherische Netzwerk ist die Grundlage des Meridiansystems, das aus der Akupunktur bekannt ist.

Das Meridiansystem wurde zum erstenmal vor etwa 4000 Jahren in China dargestellt. Man hatte entdeckt, daß die Meridiane die Lebenskraft, das *Ch'i,* befördern und daß der ordnungsgemäße Fluß der Lebensenergie durch Blockierungen in diesem Netzwerk behindert wird. Das ätherische Netzwerk strahlt von den Chakren und auf einer tiefliegenden Ebene von den Organen aus, kommt kanalisiert auf den sogenannten Energieleitbahnen an die Hautoberfläche, und hier befinden sich die Verbindungsstellen, die als Akupunkturpunkte bekannt sind.

In modernen Untersuchungen hat sich gezeigt, daß die Akupunkturpunkte einen für sie typischen niedrigen elektrischen Widerstand besitzen. Das beweist, daß diese Punkte im ätherischen Netzwerk Stellen sind, wo die Ener-

gie sich aufgrund des Zusammentreffens von zwei oder mehreren feinen Kanälen konzentriert.
In den sechziger Jahren wurde die Existenz dieses Netzwerkes auf interessante Art und Weise erst von koreanischen Forschern und anschließend von französischen Wissenschaftlern bestätigt[1]. Man fand heraus, daß die feinen ätherischen Kanäle organische Nährstoffe in gelöstem Zustand wie auf einem Fließband befördern, die dann direkt von den Körperzellen aufgenommen werden. Sie sind die physikalischen Bahnen, entlang derer die Lebenskraft, die ursprünglich über die Atmung und den Blutkreislauf in den Körper gelangt, gelöst zu jeder Zelle des Körpers transportiert werden kann, wo sie zum Zellkern weitergeleitet wird. Die Lebenskraft regt den Zellkern dazu an, die Aktivitäten der Zelle voranzutreiben und zu überwachen. Wenn die Lebenskraft den Nukleus nicht erreicht, stellt die Zelle ihre Aktivitäten ein, und es kommt im Körper zu Auflösungserscheinungen.

Die mannigfaltigen Funktionen der Chakren

Eine der wichtigen Funktionen des Chakrennetzwerkes ist der Transport der Lebenskraft zu jeder Zelle und damit zu jedem Nukleus des Körpers. Jedes einzelne Chakra fördert auch den Fluß und den Austausch der Energien von den feinstofflichen Ebenen, indem es sie heruntertransformiert, damit sie vom physischen Körper verwendet werden können. Auf ähnliche Weise kann die Frequenz der Energien auch herauftransformiert werden, damit sie auf den feinstofflichen Ebenen genutzt werden können. Die Cha-

[1] Vgl. auch deutsche Forschungsergebnisse, anschaulich dargestellt bei: Elke Müller-Mees/Claudia Cleef-Menne, Lebendige Psychosomatik, Knaur 1994; Anm. d. Ü.

kren berücksichtigen auch den Eintritt und Austritt von Energien *durch* die Zentren.
Die sieben Hauptchakren sind Punkte, an denen Energie in die verschiedenen Bewußtseinsebenen hinein und aus ihnen herausströmen kann. Außerdem verbinden sie die Bewußtseinsebenen miteinander.

Vier andere Chakren, die für das Heilen wichtig sind

Zwei Chakrenpaare sollten noch erwähnt werden: die an den Handflächen und den Fußsohlen. Wie alle Chakren nehmen Sie Energie auf und leiten sie weiter.
Die Chakren an den *Handflächen* sind in der Lage, Heilenergien weiterzugeben. Homöopathische Mittel, Blüten- und Steinessenzen sollten nie in den Händen gehalten werden, weil ihr energetisches Muster augenblicklich vom Chakra der Handfläche absorbiert wird.
Die Chakren an den *Fußsohlen* absorbieren Energie von unserem Planeten, der Erde, auf der wir stehen. Sie spielen eine Rolle bei der Erdung bestimmter Körperenergien und tragen dazu bei, daß ein vollständiger Kreislauf von Heilenergien entsteht. Aus diesem Grund müssen sich sowohl der Heiler als auch der Patient zu Beginn einer Heilsitzung dieser Verbindung bewußt sein. Diese Verbindung sollte auch zu Beginn einer Meditation oder jeder anderen spirituellen Übung hervorgehoben werden.

Die Chakren sind universell

In alten Zeiten zogen es die Inder vor, ein einziges Wort für diese multifunktionalen Strukturen zu verwenden, statt

eine ganze Reihe von Ausdrücken, die sie auf begrenztere Art und Weise definieren würden.
In den Bezeichnungen der Chakren spiegeln sich ihre relativen Positionen im Körper wider. Trotzdem ist es empfehlenswert, sich mit den alten Konzepten der Chakren auseinanderzusetzen, da dies Ihr Wissen über sie erweitern wird. Die Chakren waren nicht nur im Osten bekannt, wie viele Menschen glauben, und sind sicherlich kein Bestandteil eines speziellen Glaubenssystems oder einer speziellen Religion. Sie waren auch vielen anderen alten Kulturen bekannt.
So ist sehr interessant, daß die indianischen Völker in Amerika Schmuck und Ornamente verwendet haben, um spezielle Energiezentren zu schützen oder zu stimulieren.
Im Westen, wo ein Großteil des esoterischen Wissens unterdrückt wurde, haben kodierte Bezüge auf die Chakren überdauert, wie zum Beispiel in der *Offenbarung des heiligen Johannes* im *Neuen Testament* in der *Bibel.* Einige Gelehrte glauben, daß die »sieben Kirchen von Asien«, von denen hauptsächlich in den ersten Abschnitten die Rede ist, sich auf die sieben Chakren beziehen.

Die sieben Hauptchakren

Wir werden jetzt die gleiche Richtung einschlagen wie die evolutionäre Kraft der Energie der Chakren und uns die sieben Hauptchakren etwas genauer anschauen. Die Informationen, die ich Ihnen an dieser Stelle gebe, beruhen auf meinen eigenen Forschungen, und die Daten treffen auf all meine Patienten und Workshopteilnehmer zu. Sie sollten die Informationen als Ausgangspunkt für Ihre eigene Erfahrung und Bewußtwerdung verwenden.

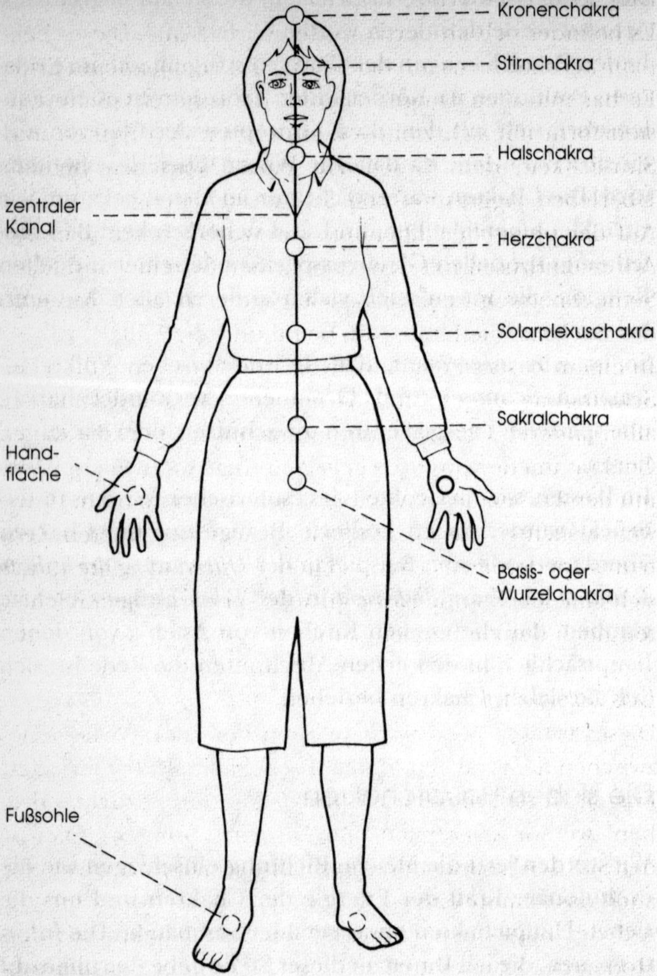

Abb. 17: Die sieben Hauptchakren.
Ihre relativen Positionen – und die vier mit dem Heilen zusammenhängenden Nebenchakren.

Das Basis- oder Wurzelchakra

Es befindet sich an der Basis der Wirbelsäule. Dieses Zentrum verbindet uns mit der Natur und dem Planeten Erde. Es hat mit allen Dingen zu tun, die eine physische Existenzform mit sich zieht – dem Körper, den Sinnen und Sinnlichkeit, dem Geschlecht eines Menschen, seinem Überleben, Aggression und Selbstverteidigung.

Auf der physischen Ebene ist das Wurzelchakra über die Adrenalindrüsen mit dem endokrinen System verbunden. Seine Energien beeinflussen auch die unteren Bereiche des Beckens, die Hüfte, die Beine und die Füße.

In einem Zustand der Ausgewogenheit korrespondiert die Schwingung dieses Chakras mit der Farbe Rot. Wie bei allen anderen Chakrafarben, nehmen wir die Farbe dieses Chakras mit dem inneren geistigen Auge wahr. Sie ist nicht mit den Farben des physischen Spektrums identisch. Wenn wir versuchen, das Gleichgewicht eines bestimmten Zentrums wiederherzustellen, sollten wir darauf achten, daß sich eine leuchtende Farbe einstellt, in der es weder Schatten noch dunkle Bereiche gibt.

Das Sakralchakra

Dieses Chakra liegt vor dem Kreuzbein der Wirbelsäule, zwischen dem Nabel und dem Basischakra. Es hat mit allen Fragen zu tun, die sich um Kreativität und Sexualität drehen (wie wir uns sexuell zum Ausdruck bringen). Dies ist der Sitz der Freude, und hier befindet sich normalerweise auch das »innere Kind«.

Auf der physischen Ebene ist das Sakralchakra mit den Hoden des Mannes und den Eierstöcken der Frau verbunden. Seine Energien wirken sich auch auf die urogenitalen Organe, die Gebärmutter, die Nieren, die unteren Verdauungsorgane und den unteren Rücken aus. Wenn es sich in einem Gleichgewichtszustand befindet, schwingt das Sakralchakra auf einer Frequenz, die wir als die Farbe Orange wahrnehmen.

Das Solarplexuschakra

Es befindet sich vor dem Solarplexus, an der Stelle, wo wir manchmal die »Schmetterlinge im Bauch« spüren. Über dieses Chakra bringen sich der Verstand und der persönliche Wille zum Ausdruck. Die »niederen« Emotionen, die auf Angst beruhen – Furcht, Unsicherheit, Eifersucht und Ärger –, werden auch von diesem Chakra hervorgebracht, wodurch die wichtige Verbindung zwischen Verstand und Emotionen hergestellt wird. Alles, was wir denken, sei dies negativ oder positiv, hat eine große Wirkung auf unsere Emotionen und Empfindungen. Im Solarplexuschakra werden die negativen Energien verarbeitet, die mit Gedanken und Gefühlen verbunden sind.

Hier befindet sich auch das »verwundete Kind«, obwohl man es auch im Basis- oder Sakralchakra finden kann, je nachdem, auf welcher Ebene sich das Trauma befindet, welches das emotionale Heranreifen verhindert hat.

Auf der physischen Ebene steht dieses Chakra mit den Langerhans-Inseln in der Bauchspeicheldrüse in Verbindung. Seine Energien wirken sich auch auf den Solarplexus und das Nervengeflecht der Milz aus, ebenso auf den Verdaungstrakt, die Bauchspeicheldrüse, die Leber, die Gallenblase, das Zwerchfell (und somit auf die Atmung) und den mittleren Teil des Rückens.

Wenn sich dieses Chakra in einem Gleichgewichtszustand befindet, schwingt es so, daß wir die Farbe Gelb wahrnehmen. Dabei handelt es sich um ein helles Goldgelb.

Das Herzchakra

Es befindet sich in der Mitte der Brust. Dies ist der Sitz der Seele, unserer inneren Führung. Das Herzchakra ist auch der Sitz der »höheren« Emotionen, die auf bedingungsloser Liebe beruhen, wie Mitgefühl, Mitempfinden, wahre Liebe, Freundschaft, Schwester- und Bruderschaft. Auf dieser Ebene wird das Gefühl nicht vom Denken eingeschränkt. Das Herzchakra hat mit allen Dingen zu tun, die sich um Liebe und Zuneigung drehen – vom Augenblick der Empfängnis an.

Auf der körperlichen Ebene steht es mit der Thymusdrüse in Verbindung. Seine Energien beeinflussen auch die Nervenzentren des Herzens und der Lunge, das Herz, die Lungen, die Bronchien, die Brust, den oberen Rücken und die Arme.

Wenn es sich in einem Gleichgewichtszustand befindet, schwingt das Herzchakra in der Farbe Grün.

Das Halschakra

Das Halschakra hat mit allen Formen der Kommunikation und des Ausdruckes zu tun, sei dies durch Sprache, Kunst, Tanz, Musik oder andere Formen. Dieses Chakra befaßt sich auch mit dem Thema Wahrheit und dem wahren Ausdruck der Seele.

Auf der physischen Ebene steht es mit der Schilddrüse und den Nebenschilddrüsen in Verbindung. Seine Energien beeinflussen auch die Nerven der Rachenhöhle, die Organe im Hals, den Nacken, die Nase, den Mund, die Zähne und die Ohren. Es ist sozusagen das Chakra der Ohren, der Nase und des Halses. Wenn es sich in einem Zustand des Gleichgewichts befindet, nehmen wir die Schwingungen des Halschakras als die Farbe Himmelblau wahr.

Das Stirnchakra

Es befindet sich in der Mitte der Stirn (im Schädel). Das Stirnchakra ist der Ort der Intuition und des Wissens der Seele. Es überwacht die Aktivitäten der unter ihm befindlichen Chakren. Es stellt ein Gleichgewicht zwischen der Macht der Gedanken und der Vernunft her. Es hat mit der Entwicklung von Intuition in unserem Leben zu tun und damit, dieser Intuition auch zu vertrauen, das Wissen der Seele durchzulassen und ein erweitertes Wahrnehmungsvermögen zu entwickeln und im Leben anzuwenden. Auf der körperlichen Ebene ist das Stirnchakra mit dem Hypothalamus und der Hypophyse verbunden. Seine Energien beeinflussen auch die Kopfnerven, das Gehirn, die Augen und das Gesicht.

Wenn es sich in einem Gleichgewichtszustand befindet, schwingt dieses Chakra auf einer Frequenz, die wir als die Farbe Indigo oder Königsblau wahrnehmen.

Das Kronenchakra

Das Kronenchakra befindet sich oben auf dem Kopf. An dieser Stelle gelangen spirituelle Energien in unser System. Das Kronenchakra fungiert als Direktverbindung zur Quelle allen Seins und befaßt sich mit allen spirituellen Belangen.

Auf der physischen Ebene steht es mit der Zirbeldrüse in Verbindung (dem Lichtdetektor). Seine Energien wirken sich sowohl auf das Gehirn als auch auf den Rest des Körpers aus.

Wenn es sich in einem Gleichgewichtszustand befindet, schwingt es so, daß wir die Farbe Violett wahrnehmen.

Nehmen Sie die Chakren wahr

Jetzt können Sie Ihre zunehmende Sensibilität einsetzen, um sich der Chakren bewußt zu werden. Da die sieben Hauptchakren bei jeder Art von Heilung eine zentrale Rolle spielen, ist es für Sie äußerst wichtig herauszufinden, wo sie sich befinden. Gesunde Chakren strahlen Energie aus, daher sollten Sie diese mit Ihren Händen wahrnehmen können. Wenn sie aufgeladen werden müssen, könnten Sie in Ihren Händen spüren, daß Energie aus Ihrer Handfläche zum Chakra *hinströmt.* Experimentieren Sie mit beiden Handflächen, um herauszufinden, welche am empfindsamsten ist. Diese Handfläche werden Sie dann wahrscheinlich bei den Wahrnehmungsübungen verwenden wollen.

Übung 20: Wie Sie wahrnehmen können, wo sich die Chakren befinden

- Ihr Partner sollte bequem auf einem Stuhl sitzen, seine Füße flach auf dem Boden und die Hände auf den Oberschenkeln haben, wobei seine Ellbogen entspannt sein sollten.
- Stehen Sie neben ihm, und halten Sie Ihre rechte Hand – mit der Handfläche zu seinem Körper gedreht – etwa 8 bis 10 cm auf der Höhe des Wurzelchakras (am unteren Ende der Wirbelsäule) vor seinen Körper.
- Bewegen Sie Ihre Handfläche nun auf seinen Körper zu, bis Sie die Energie fühlen können, die im Bereich des Basischakras fließt. Ihre Hand sollte sich dabei immer noch ein paar Zentimeter vor seinem Körper befinden, und auf keinen Fall sollten Sie ihn dabei berühren. Machen Sie sich keine Sorgen, wenn Sie das Chakra bei

Ihrem ersten Versuch nicht lokalisieren können, mit etwas Übung wird es Ihnen gelingen. Fragen Sie Ihren Partner, ob er *Ihre* Energien im Bereich des Wurzelchakras spüren kann. Wie fühlt sich das an?

- Bewegen Sie Ihre Hand nun behutsam nach oben, bis sie sich auf der Höhe des Sakralchakras (auf der Höhe des Kreuzbeines), etwas unterhalb des Nabels, befindet. Versuchen Sie, die Energie des Sakralchakras zu lokalisieren. Achten Sie darauf, ob sich die einzelnen Chakren für Sie unterschiedlich anfühlen.
- Bewegen Sie Ihre Hand wieder behutsam aufwärts, bis sich Ihre Handfläche auf der Höhe des Solarplexuschakras, etwas oberhalb des Nabels, befindet. Was nehmen Sie diesmal wahr?
- Machen Sie jetzt eine Pause, und sprechen Sie mit Ihrem Partner darüber, was Sie beide wahrgenommen haben. Ihr Partner sollte dabei in der gleichen Position sitzen bleiben und bereit sein, mit der Übung fortzufahren, wenn Sie beide wieder fokussiert sind.
- Halten Sie Ihre Handfläche nun etwa 8 bis 10 cm vor die Mitte seiner Brust, um das Herzchakra zu spüren. (Es befindet sich nicht an der gleichen Stelle wie das physische Herz.)
- Bewegen Sie Ihre Hand nun behutsam zum Hals, zur Stirn, und halten Sie sie schließlich ein paar Zentimeter über das Kronenchakra Ihres Partners (siehe Abb. 18).
- Nehmen Sie sich anschließend Zeit, um miteinander über Ihre Erfahrungen zu sprechen, bevor Sie die Rollen tauschen. So machen Sie beide die Erfahrung, wie es ist, behutsam mit dem ätherischen Energiesystem des anderen zu arbeiten.

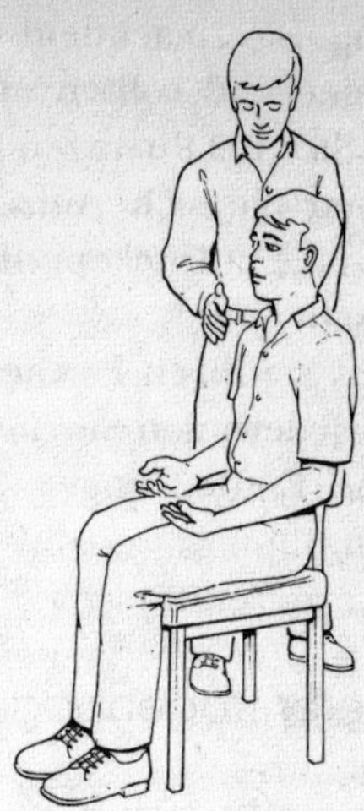

Abb. 18: Das Wahrnehmen der Chakren.
Hier wird die empfindsamere Hand vor das Halschakra gehalten.

In welche Richtungen zeigen die Chakren, oder zeigen Sie in alle Richtungen? Die folgende Übung wird Ihnen dabei helfen, eine Antwort auf diese Frage zu finden.

Übung 21: Wie man die Chakren auf der Rückseite des Körpers wahrnimmt

- Lassen Sie Ihren Partner sich seitwärts auf einen Stuhl setzen, damit sein Rücken frei zugänglich ist.
- Halten Sie Ihre Handfläche nun ca. 8 bis 10 cm vor den Rücken Ihres Partners. Beginnen Sie unten beim Wurzelchakra, und versuchen Sie wahrzunehmen, ob Energie in diese Richtung strömt. Bewegen Sie Ihre Hand wie bei der vorangegangenen Übung langsam und behutsam (mit einer hastigen Bewegung auf dieser Konzentrationsebene würden Sie Energie von einem Chakra zum anderen streichen, was nicht der Zweck dieser

Übung ist). Nachdem Sie beim Kronenchakra angekommen sind, sollten Sie sich Zeit nehmen, miteinander über Ihre Erfahrungen zu sprechen.

– Machen Sie sich Aufzeichnungen von visuellen oder anderen Eindrücken, die Sie oder Ihr Partner erhalten haben.
– Lassen Sie Ihren Partner sich wieder normal hinsetzen, und wiederholen Sie die Übung. Schreiben Sie sich auf, welche Entdeckungen Sie bei dieser Übung gemacht haben.

Ihr innerer Regenbogen

Auf Ihrem Weg durch die Chakren nehmen die Energien des ätherischen Systems alle sieben Farben des sichtbaren Spektrums an. Sie sollten nicht vergessen, daß die Chakrenfarben auf einer ätherischen Ebene existieren und tendenziell eine sehr viel höhere Schwingungsfrequenz haben als die Farben, die Sie mit Ihrem physischen Auge erkennen können. Diese Bewegung der Energien steht auch symbolisch für Ihren eigenen Weg durch die Erfahrungen eines jeden Chakras oder jeder Ebene des Bewußtseins. Während Sie sich mit den Themen der jeweiligen Zentren beschäftigen, sind Sie in Wahrheit auf einer Reise zum Licht – durch den menschlichen Regenbogen hindurch. In der nächsten Übung werden Sie sich Ihren inneren Regenbogen anschauen. Die Farben, die Sie wahrnehmen, ihre Qualität sowie ihre Quantität, werden Ihnen viel über das Gleichgewicht in Ihrem eigenen Energiesystem sagen und wie dies vielleicht mit Ihrem gegenwärtigen Gesundheitszustand zusammenhängt. Sie können diese Übung ohne Partner durchführen.

Übung 22: Wie man die Farben in den Chakren wahrnehmen kann

- Setzen oder legen Sie sich bequem hin. Entspannen Sie sich, und atmen Sie langsam und normal.
- Lassen Sie Ihre Aufmerksamkeit zum Basischakra wandern. Wenn Ihre Aufmerksamkeit auf diesem Chakra ruht, erlauben Sie sich zu »sehen«, was auf Ihrem inneren »Bildschirm« auftaucht.
  Sie sollten nicht davon ausgehen, daß die Farbe Rot auftaucht, es könnte auch jede andere Farbe sein. Die Farbe könnte dunkel, wolkig oder blaß sein. Am Rand könnte Ihr Bildschirm fleckig oder ungleichmäßig aussehen. Schreiben Sie auf, was Sie wirklich auf Ihrem inneren Bildschirm wahrnehmen oder sehen.
- Löschen Sie den Inhalt Ihres Bildschirmes wieder, und richten Sie Ihre Aufmerksamkeit nun auf das Sakralchakra. Schreiben Sie sich auf, was Sie in diesem Chakra wahrnehmen beziehungsweise sehen.
- Löschen Sie den Bildschirm wieder, und gehen Sie auf diese Weise von einem Chakra zum nächsten, bis Sie beim Kronenchakra angelangt sind.
- Jetzt haben Sie einen Überblick darüber, was wirklich in Ihren Energiezentren vor sich geht. Wenn Sie sich die Farben vor Augen führen, die sich in jedem ausgewogenen Chakra befinden, sowie die Reihenfolge, in der diese Farben erscheinen, sagt Ihnen jede Abweichung davon etwas über den Zustand Ihres Systems. Und das wiederum sagt etwas über Sie aus.
- Entscheiden Sie, was die verschiedenen Farben in Ihren Chakren zu bedeuten haben. Wenn die Farbe Orange zum Beispiel in Ihrem Solarplexuschakra auftaucht, bedeutet dies, daß Kreativität oder Sexualität für Sie

zu einem emotionalen Thema geworden sind? Die Farbe Grün im Halschakra könnte bedeuten, daß in einer Liebesangelegenheit etwas zum Ausdruck gebracht werden muß und so weiter. Während Sie Ihre Entdeckungen so ergründen, werden Sie erkennen, daß die Farben für Sie als Heiler wichtige Botschaften enthalten.

– Welche Zusammenhänge bestehen zwischen dem, was Sie in Ihren Chakren wahrgenommen haben, und dem, was augenblicklich in Ihrem Leben vor sich geht, Ihren Gefühlen, Ihrem Geistes- und Gesundheitszustand und so weiter? Machen Sie die gleiche Übung anschließend mit einem Partner.

Übung 23: Wie man die Farben in den Chakren seines Partners wahrnehmen kann

Bei dieser Übung gehen Sie ähnlich vor wie bei der letzten, nur arbeiten Sie jetzt mit einem Partner.

– Lassen Sie Ihren Partner sich bequem hinsetzen. Diesmal wird Ihnen Ihr Partner sagen, was er oder sie wahrnimmt, während Sie beide Ihre Aufmerksamkeit von einem Chakra zum nächsten wandern lassen.
– Um Ihrem Partner zu helfen, seine Aufmerksamkeit auf ein Chakra zu richten, können Sie Ihre empfindsamere Hand ein paar Zentimeter vor das jeweilige Chakra halten. Beginnen Sie mit dem Wurzelchakra. Sie können Ihre andere Handfläche in die Nähe des Nackens halten (gegenüber vom Halschakra), um die Fähigkeit Ihres Partners zu fördern, seine Eindrücke zum Ausdruck zu bringen und Ihnen mitzuteilen (siehe Abb. 19).

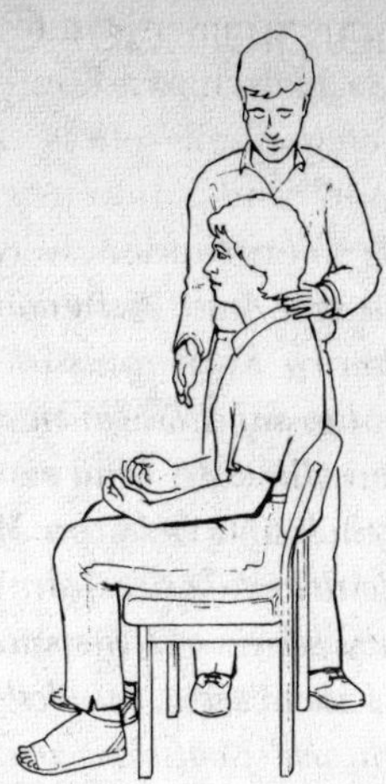

Abb. 19: Das Wahrnehmen der Farben in den Chakren. Die Aufmerksamkeit liegt hier auf dem Herzchakra.

– Bewegen Sie sich langsam und behutsam durch das System, wobei Sie jeweils darauf achten, was Ihr Partner wahrnimmt. Sprechen Sie anschließend über Ihre Erfahrungen.

Durch die Arbeit mit einem Partner sehen Sie, wie Sie diese Übung als Heiler verwenden können, um sich anzuschauen, wie ausgewogen die Farben im energetischen System Ihres Patienten sind. Die Übung demonstriert auch sehr gut, wie Sie als Heiler Ihrem Patienten helfen können, mit seinen eigenen inneren Botschaften in Kontakt zu kommen.
Sie befinden sich auf Ihrem Weg durch die Farben der Chakren. Möglicherweise verbringen Sie mehr Zeit mit einer Farbe als mit anderen, weil es für Sie wichtig ist. Und am Ende dieses wundervollen Regenbogens liegt das Licht, Ihr wirkliches Selbst.

5 Die Energien der Chakren

Jennifer machte ihre Arbeit gut und hatte eine berufliche Position mit ausgezeichneten Karriereaussichten. Ihr Partner machte sich gerade selbständig, daher bot ihnen ihr Einkommen die Sicherheit, die sie brauchten. Ihr erstes Kind war im Kindergarten. Außerdem hatte sie noch ein kleines Baby, ein Mädchen. Nach fünf Monaten Erziehungsurlaub konnte sie wieder in ihren Beruf zurückkehren, da sie das Baby bei einer Tagesmutter untergebracht hatte. Alles in Jennifers Leben wäre wunderbar gewesen, wenn sie nur ihre unerträglichen Kopfschmerzen, ihre Ohrenschmerzen und ihr ständiges Schluckbedürfnis hätte loswerden können. Ihr Arzt hatte zugeschwollene Nebenhöhlen diagnostiziert, hatte sie jedoch nicht freimachen können. Sie hatte homöopathische Mittel ausprobiert, die sie eine Zeitlang von den Symptomen befreiten, doch kehrte der Schmerz immer wieder – mit zunehmender Intensität. Schließlich konnte sie nicht mehr zur Arbeit gehen.

Ihnen könnte jemand wie Jennifer begegnen. Wenn ein solcher Mensch sich entschließt, einen Heiler aufzusuchen, wird er natürlich den Wunsch haben, die Schmerzen im Kopf und in den Ohren loszuwerden, auf einer anderen Ebene signalisiert sein energetisches System jedoch, daß dieser Mensch etwas tun muß. Was glauben Sie, welches Chakra hier betroffen ist? Die Antwort erhalten Sie später. In der Zwischenzeit, während Sie darüber nachdenken, wie Sie Jennifer helfen könnten, werden wir uns einige der Energien anschauen, die Ihre Chakren sonst noch verarbeiten und die über diejenigen hinausgehen, die wir in Kapitel 4 beschrieben haben.

Die Kraft der Evolution

Während wir uns unseren Weg durchs Leben bahnen, konfrontieren uns die Chakren mit den Angelegenheiten, die sie betreffen. Jede neue Erfahrung bietet uns die Gelegenheit, etwas zu lernen und zum Ausdruck zu bringen, und je mehr wir diese Vorgänge zulassen, um so klarer vernehmen wir den Ruf des Kronenchakras. Dieser Ruf ist eine spirituelle Kraft, die die Energien aufwärts zieht, als ob all unsere Erfahrungen in der Einheit mit dem höheren Selbst enden sollten.

Um diesen Prozeß zu unterstützen, existiert in noch unerwecktem Zustand ein Speicher spiritueller Energie im Wurzelchakra. Diese Energie besitzt ein ungeheures Potential und wird normalerweise durch spirituelle Übungen und Bewußtsein erweckt. Sie besitzt die Macht, die Erfahrungsebenen miteinander zu verbinden, so daß der Auftrag der Seele erfüllt werden kann. Diese Kraft ist unter dem Sanskritwort *Kundalini* bekannt. Ein Bild für den gleichen Begriff ist das des Schlangenfeuers. Die zusammengerollte Schlange stellt das natürliche Potential dieser Kraft dar, und ihr Feuer ist die Macht, die sie besitzt, jegliche aufgestaute Energie in den Chakren zu verbrennen. Obwohl das Bild als Ganzes wohlwollend ist, ist es gut, der großen Macht dieser Energie mit dem nötigen Respekt zu begegnen.

Wenn die Kundalini angeregt wird, im zentralen ätherischen Kanal aufzusteigen, hilft sie, die Chakren zu öffnen, so daß Informationen aus anderen Ebenen ins Bewußtsein treten können. Wenn die Chakren auf systematische Weise entwickelt worden sind, Hand in Hand mit einem spirituellen Wachstum, gibt es keine Probleme bei der Interpretation und im Umgang mit den neuen Energien. Dies wäre jedoch nicht der Fall, wenn die Zentren nur mittels Übungen geöffnet worden sind (was durchaus möglich ist), denn die Persönlichkeit wäre nicht hinreichend entwickelt, um mit dem Ansturm des unbekannten psychologischen Materials umzugehen. Dieser Fall kann nicht eintreten, wenn die Übungen in diesem Buch sorgsam und richtig befolgt werden.

Wenn wir uns erst einmal im Zustand des *Gleichgewichts* befinden und der Weg zum Kronenchakra frei ist, kann die Kundalini in einem energetischen Ausbruch die Wirbelsäule emporsteigen. Dabei entstehen die verschiedensten Empfindungen, angefangen mit einem Gefühl der Leichtigkeit im Kopf bis hin zu einem Zustand der All-Einheit oder des Entzückens.

Abgesehen von seiner Aufgabe, als Gefäß für die evolutionäre Kraft der Kundalini zu dienen, hat das Wurzelchakra noch eine weitere wichtige Aufgabe. Es absorbiert und verarbeitet die Energien des Planeten, die auch durch die Nebenchakren an den Fußsohlen in das System gelangen.

Durch das Wurzelchakra können wir mit dem planetarischen Wissen, der Weisheit der Erde, und der großen Lehrmeisterin, der Natur, in Kontakt treten. Mittels der Fußchakren und des Wurzelchakras können wir die Kreisläufe erden, die während des Heilens, der Meditation oder anderer spiritueller Übungen erzeugt werden. Wenn Sie solche Aktivitäten durchgeführt haben und wieder zur alltäglichen Routine zurückkehren wollen, können Sie durch eine einfache mentale »Rückverbindung« – zum Beispiel sich Ihrer Füße und Zehen bewußt werden – sicherstellen, daß Sie nicht mit Ihrem Kopf »in den Wolken« weitermachen.

Die Energien des Planeten sind, verglichen mit anderen Energien in uns, relativ grob. Sie werden aufwärts transportiert, damit sie in jedem Chakra weitere Verfeinerung erfahren können.

Die Lebenskraft

Vitale Energien aus dem Kosmos gelangen in das Sakralchakra und vermengen sich mit den planetarischen Energien. Die vitalen Energien sind essentiell für das Leben, und ihre spezifische Aufgabe im Sakralchakra ist es, unsere Sexualität und Kreativität energetisch aufzuladen. Sie geben auch dem kindlichen Aspekt des höheren Selbst zusätzlichen Antrieb, um Leichtigkeit in unser Herz und Spaß und Freude in unser Leben zu bringen. Alle Energien, die hier verarbeitet werden, werden anschließend zum Solarplexuschakra hochgezogen, um dort noch weiter verfeinert zu werden.

Hier im Solarplexuschakra treffen die Energien mit einer zweiten und feineren Form der Lebensenergie zusammen. Das kann außergewöhnlich energetisierend auf den physischen Körper wirken sowie den Gefühlen Macht und den Gedanken Kraft verleihen, damit mentale Energien projiziert werden können. Bevor sie sich aufwärts zum Herzchakra bewegen, werden die Energien der unteren drei Chakren an dieser Stelle verarbeitet.

Die harmonisierende Kraft

Das Herzchakra ist unter den sieben Hauptchakren das harmonisierende Zentrum, denn es verarbeitet auch die spirituellen Energien, die sich von den drei über ihm befindlichen Chakren nach unten bewegen. Die sich nach oben bewegende Energie muß verfeinert und im Herzchakra verarbeitet werden, bevor sie weiter in Richtung Kronenchakra fließt. Nur dann kann sie von den oberen Zentren effektiv genutzt werden. Auf ähnliche Weise muß auch die sich im System abwärts bewegende Energie vom

Herzchakra verarbeitet werden, damit sie von den unteren Zentren effektiv genutzt werden kann.
Bezeichnenderweise schwingt das Herzchakra in der Farbe Grün, der Farbe des Gleichgewichts. Es ist uns bewußt, daß alle Themen des Herzzentrums, wie bereits erwähnt, gegenwärtig für die Entwicklung der Menschheit ausschlaggebend sind. Wir wissen, daß unsere Probleme nur von den Energien und der Weisheit des Herzens gelöst werden können. Die menschliche Rasse hat versucht, strittige Fragen mit dem Solarplexus zu lösen, unter der beschränkten Führung des Verstandes. Dies bedeutete, sich auf Willenskraft, Macht und Gewalt zu verlassen, die allesamt auf Angst und einem Gefühl des Getrenntseins beruhen. Diese Methoden haben immer wieder versagt. Um Fortschritte zu machen, müssen wir uns zur Lösung unserer Probleme weiter nach oben, zum Herzchakra, bewegen und uns der Macht der Liebe, des Verstehens und des Mitgefühls öffnen.
Im Herzzentrum liegt die Antwort, denn hier ist der Sitz der Seele. Hier haben wir Zugang zur Weisheit des höheren Selbst. Wenn sich die Antwort in unserem Verstand befinden würde, hätten wir sie schon gefunden. Zuerst müssen wir jedoch etwas über die Begrenztheit des Verstandes lernen. Der Verstand ist konditioniert und kann Wissen nicht mit Liebe anwenden – dies kann nur das Herz. Ob und wie wir einander lieben, uns um andere kümmern, ob unser Lebensstil oder unser Zusammenleben auf Angst beruhen oder auf Vertrauen und Liebe – diesen Fragen begegnen wir überall. Das sind einige der Themen, mit denen die Menschen heutzutage zu Heilern kommen. Nur allzuoft wurzelt ein spezielles Problem in den Fragen, ob ein Mensch sich selbst lieben kann, fähig ist, Liebe zu geben oder Liebe zu empfangen. In allen Bereichen unseres Lebens stehen wir vor der Wahl, von

Angst oder von Liebe motiviert zu leben. Die Entscheidung, die wir fällen, muß zum Ausdruck kommen, und das geschieht durch das Halschakra.

Die Kraft des Selbstausdrucks

Das Halschakra hat die Aufgabe, uns zu ermutigen, all die Energien zu kommunizieren und zum Ausdruck zu bringen, die sich von den Chakren unter ihm aufwärts bewegen, sowie die, die sich vom Stirn- und Kronenchakra abwärts bewegen. Das Halschakra fordert uns heraus, mit uns selbst aufrichtig zu sein und das zum Ausdruck zu bringen, wer und was wir wirklich sind. Wenn wir das nicht tun oder die Energie in diesem Zentrum nicht frei fließen kann, wird sich eine energetische Blockade entwickeln.

Jennifer wollte ihre Kopfschmerzen, ihre Ohrenschmerzen, ihre zugeschwollenen Nebenhöhlen und ihre verstopfte Nase geheilt haben. Sie gab zu Anfang der Heilungssitzung zu verstehen, daß sie eine tiefsitzende Ursache vermutete, die sie nicht identifizieren konnte. Beim Durchsehen der Chakren wurde deutlich, daß aus ihrem Halszentrum gar keine Energie mehr strömte – es war vollkommen blockiert.

Sie sagte, sie habe kein Problem, sich bei der Arbeit zum Ausdruck zu bringen oder zu kommunizieren. Das konnte sie gut. Gab es im häuslichen Bereich ein Problem? Als ihr diese Frage in den Sinn kam, begann ihr Halschakra Heilenergien von meiner Hand aufzunehmen, wodurch signalisiert wurde, daß die Blockade im häuslichen Bereich angesiedelt war.

Im Verlauf der Heilung war Jennifer dann in der Lage, zum Ausdruck zu bringen, wie zerrissen sie sich fühlte zwischen

ihrer Arbeit, ihrer Karriere und den Kindern. Während sie sprach, nahm ihr Halschakra immer mehr Energie auf. Nach der ersten Sitzung begannen Jennifers Symptome nachzulassen. Die Heilung zeigte ihr, daß ihre Persönlichkeit zwar wollte, daß sie weiterarbeitete, ihr inneres Selbst jedoch wollte, daß sie bei den Kindern war. Die Heilung ermöglichte es ihr unter anderem, zum Ausdruck zu bringen, was sie wirklich wollte, und eine diesbezügliche Entscheidung zu fällen.
Sie arbeitete mit ihrem Mann einen zufriedenstellenden Kompromiß aus und arbeitet jetzt nur noch halbtags. Ihre schrecklichen Kopfschmerzen haben nachgelassen, und die Situation mit ihren Nebenhöhlen ist fast geklärt. Jennifer erkannte, daß Ihr Körper ihr durch die mit den Nebenhöhlen zusammenhängenden Beschwerden mitzuteilen versuchte, daß sie sich nicht zum Ausdruck brachte (als sie ihr Halschakra blockierte).

Die Kraft der Intuition

Wie weit sind Sie mit der Deutung von Jennifers Beschwerden gekommen? Haben Sie sich von Ihrer Intuition leiten lassen, oder haben Sie versucht, über Ihren Verstand zu einer Lösung zu kommen? Bei der Kraft der Intuition handelt es sich um das Wissen unserer Seele, das vom Stirnchakra verarbeitet wird. Das Stirnchakra beeindruckt durch intuitive Informationen, die außerhalb des normal gespeicherten Verstandeswissens liegen. Darum empfinden wir intuitives Wissen auch häufig als seltsam, ungewohnt oder gar unglaublich.
Manchmal handeln wir nach unseren »Eingebungen«, doch nur allzuoft kommt uns unser analysierender Verstand in den Weg. Dadurch, daß wir die Intuition in unserem Le-

ben eine positivere Rolle spielen lassen, können wir dieses Problem mit der Zeit überwinden. Je mehr sich Heiler entwickeln, um so mehr öffnen sich ihre Chakren. Im Falle des Stirnchakras bedeutet dies, daß mit der Entwicklung erweiterter Wahrnehmung auch die Fähigkeit zunimmt, feinere Schwingungen wahrzunehmen. Hellsichtigkeit ist zum Beispiel ein typisches Nebenprodukt der Öffnung des Stirnchakras. Darum war das Stirnchakra in der Vergangenheit und in vielen Kulturen als das »dritte Auge« bekannt.

Die Kraft der Seele

In dem Maße, wie wir auf den Ruf der Seele antworten und unsere Berufung (der Grund, warum wir hier sind) erkennen, öffnet sich das Kronenchakra, um mehr spirituelle Energie aufzunehmen. Sie wird das ganze System auf eine höhere Stufe heben und die potentielle Kraft der Kundalini aus dem Wurzelchakra aufsteigen lassen, damit dieser Prozeß zusätzliche Unterstützung erfährt.

Energetische Blockaden und ihre Auswirkungen

Jedes Chakra ist eine Vorratskammer für Weisheit, die mit seinen vielfältigen Funktionen zu tun hat. Wenn man mit der Weisheit der Zentren in Kontakt kommt, eröffnen sich dadurch neue Möglichkeiten der Selbstheilung und neue Möglichkeiten, andere wieder ins Gleichgewicht und in einen Zustand der Harmonie zu bringen. Unsere Fähigkeit, mit diesen Möglichkeiten zu arbeiten, kann jedoch auf vielen Ebenen blockiert sein. Oftmals sind diese Blockaden energetischer Natur.

Eine energetische Blockade in einem Chakra kann weitreichende Auswirkungen haben. Auf den feinstofflichen Ebenen kann sich eine solche Blockade nachteilig auf die Bereiche und die Fragen auswirken, die mit diesem Chakra zusammenhängen. Ein Mensch könnte Schwierigkeiten haben, kreativ zu sein oder mit seinen kreativen Fähigkeiten in Berührung zu kommen, weil sein Sakralchakra, sein Solarplexus, sein Herz oder alle drei blockiert sind.

Auf einer physischen Ebene könnte sich diese Blockade auf bestimmte Bereiche des Körpers auswirken, da über die endokrinen Drüsen eine Verbindung zu den umliegenden Geweben und Organen besteht.

Stan, der im Kapitel 4 erwähnt wurde, hatte eine Blockade im Solarplexuschakra, die sich so auf seine Bauchspeicheldrüse auswirkte, daß sie nicht mehr in der Lage war, in normalem Umfang Insulin herzustellen. In Jennifers Fall beeinträchtigte ihr blockiertes Halschakra die Nasennebenhöhlen, die Ohren, die Nase und den Hals.

Wir sind selbst für unsere energetischen Blockaden verantwortlich, da wir sie selbst herbeigeführt haben. Die Aufgabe eines Heilers besteht zum einen darin, den Patienten zu zeigen, wie sie ihr eigenes System blockiert haben, damit sie verstehen können, wie ihr Zustand zustande gekommen ist. Im weiteren Verlauf dieses Buches werden wir darauf zurückkommen, wie das Heilen Menschen helfen kann, ihre energetischen Blockaden loszulassen.

In der folgenden Übung werden die Chakren in einen Zustand des Gleichgewichts gebracht, auch wenn die Wirkung nur vorübergehend ist. Man sollte sie erst durchführen, nachdem man daran gearbeitet hat *herauszufinden*, wo sich energetische Blockaden befinden. Machen Sie die Übung mit einem Partner.

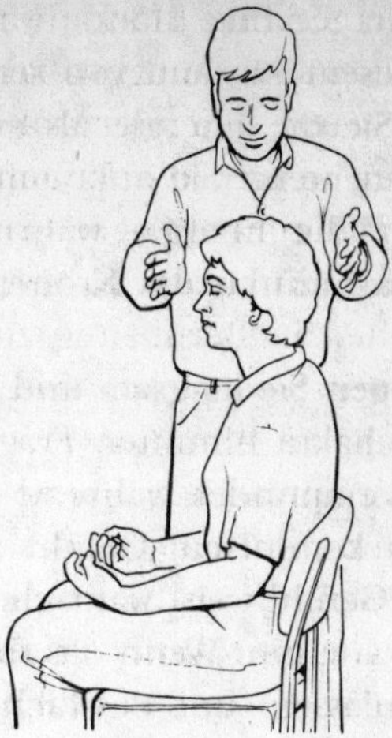

Abb. 20: »Das Licht wird hinabgeleitet«, um das Chakrensystem ins Gleichgewicht zu bringen.

Übung 24: Wie man die Chakren ins Gleichgewicht bringt

- Bitten Sie Ihren Partner, sich bequem hinzusetzen, sich zu entspannen und normal zu atmen. Sie werden reines, weißes Licht vom Kronenchakra Ihres Partners aus behutsam durch die restlichen Hauptchakren abwärts leiten, um sein System in einen Zustand des Gleichgewichts zu bringen.
- Stellen Sie sich auf eine Seite Ihres Partners, und halten Sie Ihre Hände über den Kopf Ihres Partners. Die Handflächen sollten etwa eine Schulterbreite auseinander sein und nach innen zeigen. Bitten Sie darum, daß das reine Licht spiritueller Energie sich auf Ihren Partner herabsenkt (siehe Abb. 20).
- Bewegen Sie Ihre Hände langsam aufeinander zu, bis Sie nur noch zwei bis drei Zentimeter vom Kopf Ihres Partners entfernt sind, den Kopf jedoch nicht berühren.

Halten Sie Ihre Hände während der gesamten Übung in diesem Abstand von seinem Körper. Vielleicht können Sie die Energie als ein Kribbeln in den Händen spüren, wenn Sie ankommt. Fragen Sie Ihren Partner, ob er die Energie wahrnehmen kann, während sie langsam durch das Kronenchakra nach unten gelenkt wird.

- Bewegen Sie langsam und behutsam beide Hände zum Stirnchakra hinunter. Fragen Sie Ihren Partner, ob er etwas empfindet, während das Licht hindurchgeht. Vielleicht kommt ein Gefühl von Widerstand auf. Ein solches Gefühl weist wahrscheinlich auf eine energetische Blockade hin. Wenn das so ist, bitten Sie Ihren Partner »loszulassen« und das Licht hindurchzulassen. Drängen Sie Ihren Partner dabei nicht.
- Bewegen Sie Ihre Hände sowohl vor als auch hinter dem Körper Ihres Partners abwärts, während Sie sich vorstellen, daß das weiße Licht durch ein Chakra nach dem anderen fließt.
- Stellen Sie jedesmal sicher, daß kein Widerstand da ist. Wenn Widerstand vorhanden ist, bitten Sie Ihren Partner, in diesem Bereich loszulassen und das Licht hindurchzulassen.
- Ziehen Sie zum Schluß das Licht am Wurzelchakra wieder heraus. Das energetische System befindet sich jetzt in einem Gleichgewichtszustand.

Diese Übung sollte nicht durchgeführt werden, wenn Sie sehen wollen, wie es um das Gleichgewicht im energetischen System Ihres Patienten bestellt ist wie in Übung 22: *Wie man die Farben in den Chakren wahrnehmen kann*, Kapitel 4, doch kann es sehr nützlich sein, sie anschließend zu machen.

Wie man eine Blockade löst

Wenn wir das Chakrensystem im Sinne unseres eigenen Fortschritts betrachten, sehen wir, daß jede Blockade im System sich selbst ans Licht bringen wird, wenn wir entweder an unserer persönlichen Entwicklung oder an der Entfaltung unseres Heilpotentials arbeiten. Durch das Herzchakra eines Heilers muß zum Beispiel die Energie bedingungsloser Liebe frei fließen können. Wenn Sie emotionale Traumata erfahren haben, durch die im Solarplexus eine Blockade entstanden ist, und die Energie somit nicht zum Herzchakra fließen kann, muß diese Blockade geheilt werden.

Immer wenn eine energetische Blockade lokalisiert worden ist, kann sie eine Reihe von Auswirkungen haben. Eine Blockade *zwischen* den Chakren kann den freien Fluß der Energie in den feinstofflichen Kanälen behindern, was wiederum das Wachstum der Persönlichkeit hemmen kann. Eine Blockade zwischen dem Wurzel- und dem Sakralchakra könnte zum Beispiel den Zeitpunkt der sexuellen Reife sowie den vollen Ausdruck der Körperlichkeit hinauszögern.

Wenn wir diesen Aspekt des Chakrensystems verstanden haben, können wir anfangen, mit unseren eigenen energetischen Blockaden zu arbeiten und Schritte unternehmen, um zu verhindern, daß solche Blockaden entstehen. Die folgende Übung, die täglich durchgeführt werden kann, hilft, die Chakren zu reinigen und sie ins Gleichgewicht zu bringen. Sie gibt Ihnen auch Hinweise darüber, welche Chakren auf irgendeine Weise in Mitleidenschaft gezogen worden sind oder um welche Themen Sie sich kümmern sollten.

Übung 25: Wie Sie Ihr eigenes Chakrensystem ins Gleichgewicht bringen können

- Stellen Sie sich zunächst über Ihrem Kopf eine Säule aus reinem, weißen Licht vor.
- Ziehen Sie dieses Licht, während Sie einatmen, zu sich herunter, bis es über Ihrem Kronenchakra »schwebt«.
- Lassen Sie das Licht, wenn Sie das nächste Mal einatmen, durch das Kronenchakra hereinströmen und geradewegs im zentralen Kanal Chakra für Chakra nach unten fließen. Machen Sie dies langsam und behutsam, und koordinieren Sie den Vorgang mit Ihrer Atmung.
- Wenn Sie irgendeine Art von Widerstand spüren, sollten Sie eine Pause einlegen und warten, bis Sie in der Lage sind, weiterzumachen. Sie können entweder versuchen »loszulassen« oder mit der Energie des Widerstands Kontakt aufnehmen. Letzteres bedeutet, die Aufmerksamkeit auf den Bereich des Widerstandes zu legen.
- Entspannen Sie sich, und achten Sie darauf, ob irgend etwas auf Ihrem inneren Bildschirm auftaucht. Dies kann Ihnen einen Hinweis darauf geben, worum es bei der Energieblockade geht. Der Hinweis wird Ihnen verdeutlichen, wen oder was Sie loslassen sollten.

Die nächste Übung wird Sie erfrischen. Alle Schwingungen im System, die nicht mit Ihren eigenen vereinbar sind, werden eliminiert, wobei ein energetischer Regulationsprozeß in Gang gesetzt wird, der im System ein Gleichgewicht hervorbringt. Sie stellen dabei Ihre Chakren durch die Methode des Farbatmens genau ein. Diese Übung koordiniert Atem mit Farbvisualisation, um auf diese Weise das gesamte energetische System zu reinigen und zu regulieren.

Übung 26: Wie Sie Ihre Chakren neu einstellen können

- Setzen oder legen Sie sich bequem hin. Entspannen Sie sich, und atmen Sie sanft und normal.
- Lassen Sie zu, daß Ihre Aufmerksamkeit langsam zum Wurzelchakra hinuntersinkt, und schauen Sie auf Ihren internen »Bildschirm«.
  Versuchen Sie die Farbe Rot mit einem Hauch leuchtendem Rosa wahrzunehmen.
- Wenn Sie etwas sehen, was von der beschriebenen Farbe abweicht, sagt Ihnen das etwas darüber, was auf dieser Ebene vor sich geht. Alle dunklen Stellen sind zum Beispiel ein Hinweis auf aufgestaute Energien, die verarbeitet werden müssen, während eine Blässe auf einen Energiemangel in diesem Chakra hinweist.
- Verbinden Sie Ihre Atmung jetzt mit der Farbe. Atmen Sie rotes Licht ein, bis das Wurzelchakra in einer leuchtenden, klaren Farbe schwingt. Achten Sie auf jede Schwierigkeit, die Sie dabei haben, eine kraftvolle Farbe hereinzubringen, sowie auf Abweichungen, die sich in diesem Zentrum befanden, bevor Sie anfingen, den Zustand des Zentrums zu verändern.
- Löschen Sie Ihren Bildschirm, und lassen Sie Ihre Aufmerksamkeit jetzt aufwärts zum Sakralchakra wandern. Visualisieren Sie ein leuchtendes, orangefarbenes Licht. Atmen Sie wieder so lange Orange ein, bis Ihr Sakralzentrum in dieser Farbe leuchtet. Achten Sie wieder auf jede Schwierigkeit, die Sie möglicherweise dabei haben, diese Farbe hervorzurufen.
- Löschen Sie wieder den Bildschirm, und richten Sie Ihre Aufmerksamkeit auf das Solarplexuschakra. Atmen Sie ein goldgelbes Licht ein.
- Machen Sie mit dem Herzchakra auf die gleiche Art und

Weise weiter, und atmen Sie ein frisches, grünes Licht ein.
- Atmen Sie im Halschakra ein klares Himmelblau ein (achten Sie dabei auf Wolken!).
- Lassen Sie Ihre Aufmerksamkeit nun zum Stirnchakra wandern, und atmen Sie die Farbe Indigo ein (die Farbe sollte sehr lebendig und nicht dunkel sein).
- Atmen Sie im Kronenchakra ein violettes Licht ein.
- Gehen Sie jetzt noch einmal die ganze Übung durch. In welchen Bereichen hatten Sie Schwierigkeiten? Sie können die Übung so lange wiederholen, bis die Farben schön klar geworden sind. Sie wirkt regulierend auf die Energien, indem sie auf deren tatsächlichen Fluß und Schwingungsfrequenz einwirkt.

Durch die nächste Übung bereiten Sie sich darauf vor, Ihren Patienten zu helfen, ihre Energiesysteme auf die gleiche Art und Weise neu einzustellen. Der Vorgang ist der gleiche wie bei der vorangegangenen Übung, nur arbeiten Sie mit einem Partner.

Übung 27: Wie Sie Ihre Chakren zusammen mit einem Partner neu einstellen können

- Ihr Partner sollte sich bequem hinsetzen und zweimal tief ein- und ausatmen, während er seinen Körper entspannt.
- Halten Sie Ihre empfindsamste Hand vor das Wurzelchakra Ihres Partners, um ihn zu unterstützen, die Energie zu verarbeiten.
  Berühren Sie den Körper Ihres Partners während dieser Übung nicht mit Ihrer Hand.

- Wie in der vorangegangenen Übung atmet Ihr Partner rotes Licht ein, während er sich auf das Wurzelchakra konzentriert.
- Wenn soviel Farbe wie möglich in das Chakra hineingeatmet wurde, sollten Sie zum nächsten Chakra übergehen. Bewegen Sie sich auf diese Weise langsam und behutsam im Chakrensystem aufwärts.
- Fragen Sie Ihren Partner, ob er Schwierigkeiten dabei hat, die jeweiligen Farben hervorzurufen. Schreiben Sie sich die Veränderungen auf, die Sie möglicherweise in Ihren Handflächen gespürt haben: a) während sich Ihr Partner auf das Chakra konzentrierte und b) während die Energie verändert wurde.

Achtung: Das Farbatmen wird am besten bei Tageslicht durchgeführt, da das System nachts »ruht«. Das Farbatmen würde die Chakren sonst wieder stimulieren.

Das Schließen von Chakren

Durch die Chakren nehmen wir vitale Lebensenergien auf, daher sind sie nie wirklich geschlossen. Ihre Aufnahmefähigkeit (ihre Öffnung) wird normalerweise zum Beispiel durch spirituelle Übungen, Meditation, Heilung, Gebete und jede Form von Farbatmung (wie in der obigen Übung) erhöht. Die Farbatmung ist somit sehr nützlich, weil durch sie die Aktivität der Chakren gesteigert wird, d. h. deren energetische Aufnahmefähigkeit. Wenn Sie mit diesen Aktivitäten jedoch aufhören, ist es sinnvoll, das System wieder »herunterzufahren«, um die Aufnahmefähigkeit und die Aktivität der Chakren wieder zu reduzieren und auf ein normales Maß zu beschränken. Das bedeutet nicht, daß die

Chakren jemals völlig ausgeschlossen werden sollten, da sich dies gesundheitsschädigend auswirkt.
Wie dies aussieht, wurde mir einmal sehr drastisch von einem Patienten vor Augen geführt, der zu mir gekommen war, um von einer Reihe von nervösen Beschwerden geheilt zu werden. Seine Symptome waren chronischer Energieverlust, Gewichtsabnahme und von Zeit zu Zeit auch ernsthafte Kopfschmerzen. Er war 35 Jahre alt, sah jedoch aus wie 55. Er hatte keinerlei Vorstellung davon, was die Ursache für diesen Zustand sein könnte, und obwohl sein Arzt sein Bestes gegeben hatte, die einzelnen Symptome zu kurieren, hatte er nichts erreicht.
In der ersten Heilsitzung entdeckten wir fünf blockierte Chakren und Unterfunktion in den beiden übrigen. Es war mir völlig rätselhaft, und ich fragte den Patienten, was da eigentlich vor sich ging.
»Das ist es doch: Ich weiß es nicht. Ich habe früher regelmäßig Yoga praktiziert, aber jetzt habe ich damit aufgehört. Ich denke jedoch immer daran, meine Chakren täglich zu schließen, bevor ich zur Arbeit fahre.«
Ich fragte ihn, wie dieses »schließen« aussähe und warum er es praktiziere.
»Ich stelle mir vor, daß meine Zentren fest verschlossen sind. Das schützt mich tagsüber davor, Lebensenergie zu verlieren.«
Das war der Schlüssel zu dem negativen Zustand, in dem sich mein Patient befand. Er hatte die Übung, wie man Chakren schließt, von einem Freund gelernt und hatte sich ganz bewußt daran gemacht, jedes seiner Chakren so fest wie möglich zu verschließen, um »sich zu schützen«. Dies hatte er länger als ein Jahr gemacht, wodurch er seine Aufnahme von Lebensenergie sehr drastisch eingeschränkt hatte. Das Ergebnis war eine allmähliche Verschlechterung seiner körperlichen Gesundheit und seines seelischen Wohlergehens.

Ich erklärte ihm, welche Wirkungen es hatte, daß er seine Chakren über einen so langen Zeitraum verschlossen hatte und schlug ihm Übungen vor, um sie zu »öffnen«, und ein Farbatmungsprogramm, um ihr Energieniveau zu erhöhen. Innerhalb einer Woche fühlte er sich schon wohler, und innerhalb von zwei Monaten hatte sich sein früherer guter Gesundheitszustand wieder eingestellt.

Die folgende Übung ist eine sichere Methode, um die Aktivität des Systems zu reduzieren, statt die Chakren zu schließen. Sie sollten sie von jetzt an immer dann durchführen, wenn Sie Übungen aus diesem Buch gemacht haben und sich anschließend wieder dem normalen Alltag zuwenden wollen. Dies ist ein Teil der Verantwortung, die Sie für sich selbst und in bezug auf die Energien, mit denen Sie umgehen, tragen. Wenn Sie das Heilen berufsmäßig ausüben wollen, ist es unbedingt nötig, sich jederzeit Ihrer Verantwortung bewußt zu sein.

Übung 28: Drosseln der Chakrenaktivität

Stellen Sie sich für diese Übung vor, daß Ihre Chakren Blüten sind, deren Blütenblätter sich nachts schließen, jedoch nicht völlig. Nachdem Sie Ihre Arbeit oder Ihre Übungen beendet haben, stellen Sie sich vor, wie sich die »Blüten« eines jeden Chakras vorsichtig ein wenig schließen. Sie können die Übung stehend oder sitzend durchführen.

- Beginnen Sie mit dem Kronenchakra und schließen Sie es etwas.
- Machen Sie das gleiche mit dem Stirnchakra.
- Bewegen Sie sich langsam im System abwärts, bis Sie beim Wurzelchakra angekommen sind.

Mit etwas Praxis können Sie diese Übung in ein bis zwei Minuten durchführen.

Sie können die Aktivität Ihres Chakrensystems auch etwas drosseln, indem Sie entweder im Geiste oder laut ein Dankgebet sprechen. Denken Sie daran, daß Ihre Chakren wieder geöffnet sein könnten und Sie diese Übung wiederholen müssen, wenn Sie eine weitere Übung machen, heilen oder auch nur ein spirituelles Buch lesen.

Das Auflösen von unverträglichen Energien

Der Regenbogenatem ist eine Atemübung, die die Aura reinigt, unverträgliche Energien auflöst und einen direkten, wohltuenden Effekt auf die feinstofflichen Körper hat. Im Anschluß an spirituelle Arbeit oder am Ende des Tages tut diese Übung sehr gut.

Übung 29: Der Regenbogenatem

- Stellen Sie sich mit etwa schulterbreit gespreizten Füßen und locker an den Seiten herabhängenden Armen hin.
- Atmen Sie dreimal, wie in der Übung 9: *Vollständige Atmung,* Kapitel 1, beschrieben, tief ein und aus. Lassen Sie Ihre Schultern los und entspannen Sie Ihren Körper. Lassen Sie beim Ausatmen sämtliche Ängste und Sorgen los. Schicken Sie Ihrem Körper die Botschaft, daß die nun folgende Behandlung Ihrem gesamten System zugute kommen wird.
- Visualisieren Sie anschließend, daß Sie sich selbst auf folgende Weise mit sieben Sphären farbigen Lichts umhüllen können. Atmen Sie langsam und tief. Während Sie so

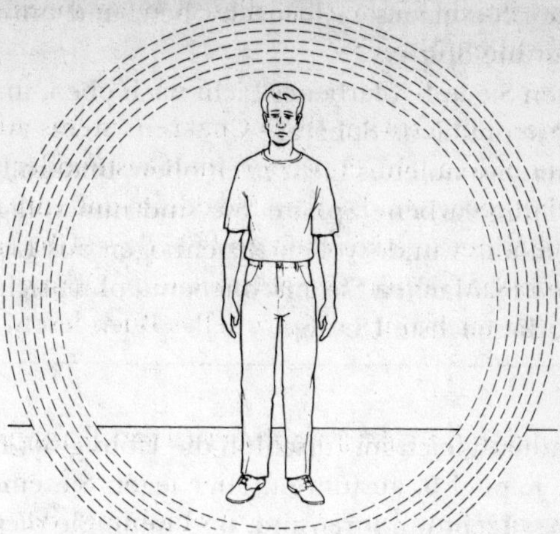

Abb. 21: Der Regenbogenatem.
Umgeben Sie sich selbst mit sieben Lichtsphären, um die Aura zu reinigen und zu harmonisieren.

atmen, stellen Sie sich vor, daß rotes Licht von Ihren Fersen aufsteigt, Ihre Beine hochwandert, bis über Ihren Kopf hinaus.

– Sehen Sie beim Ausatmen, wie das rote Licht sich vorne an Ihrem Körper entlang nach unten bewegt, bis es sich nun unter Ihren Füßen befindet. Sie sind jetzt von einer Sphäre roten Lichts umhüllt.
– Atmen Sie jetzt orangefarbenes Licht nach oben, und umhüllen Sie Ihre rote Sphäre auf die gleiche Art und Weise. Stellen Sie dabei sicher, daß es die rote Sphäre völlig umhüllt und sich um diese herum eine orangefarbene Sphäre bildet.
– Atmen Sie gelbes Licht nach oben, und umhüllen Sie die orangefarbene Sphäre.
– Atmen Sie grünes Licht nach oben, und umhüllen Sie die gelbe Sphäre.

- Atmen Sie blaues Licht nach oben, und umhüllen Sie die grüne Sphäre.
- Atmen Sie indigofarbenes Licht nach oben, und umhüllen Sie die blaue Sphäre.
- Atmen Sie violettes Licht nach oben, und umhüllen Sie die indigofarbene Sphäre. Sie sind nun völlig umhüllt von einem wundervollen Regenbogen aus Licht (siehe Abb. 21). Machen Sie anschließend, ohne sich zu bewegen, die nächste Übung.

Sie können gleich im Anschluß die Übung 30: *Die Schutzsphäre,* Kapitel 5, ausführen. Hier legen Sie eine Schicht goldenes Licht um ihre Aura, und wenn Sie diese Übung mit der Übung 29: *Der Regenbogenatem,* Kapitel 5, verbinden, ist sie die äußerste Sphäre.

Übung 30: Die Schutzsphäre

- Ziehen Sie beim Einatmen leuchtendes, goldenes Licht nach oben, und umhüllen Sie sich beim Ausatmen mit einer Sphäre goldenen Lichtes. Diese Energie ist kraftvoll und schützt. Sie läßt positive Schwingun gen in Ihre Aura, weist negative jedoch ab (siehe Abb. 22).

Machen Sie diese Übung abends oder immer dann, wenn Sie sich schützen möchten. Die Übung ist auch gut nach einem Selbstentwicklungsworkshop oder einer Meditation, wenn Sie anschließend wieder in den Alltag zurück müssen.
Die Übung *Die Schutzsphäre* kann auch losgelöst von anderen Übungen gemacht werden, wenn Sie das Bedürfnis ha-

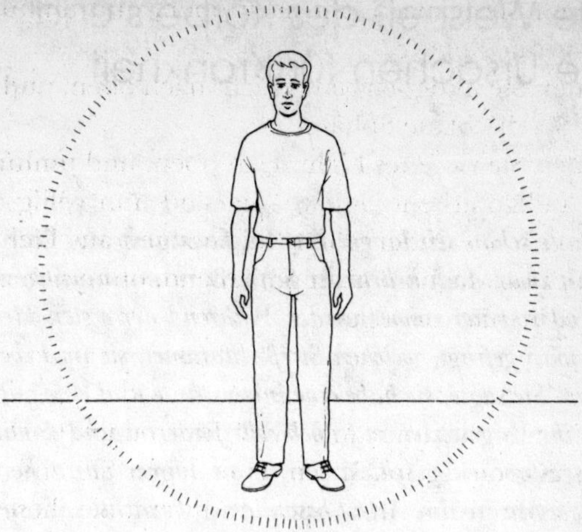

Abb. 22: Die Schutzsphäre.
Sie umgeben sich völlig mit goldenem Licht.

ben, sich zu schützen, oder abends routinemäßig zusammen mit der Übung 28: *Drosseln der Chakrenaktivität,* Kapitel 5, bzw. der Übung 29: *Der Regenbogenatem,* Kapitel 5, durchgeführt werden, um den Tag abzurunden. Mit etwas Praxis können Sie sie innerhalb weniger Sekunden durchführen.

Beim *Regenbogenatem* müssen Sie keine Farben einatmen, daher können Sie ihn bedenkenlos auch während der dunklen Tageszeit durchführen.

Nachdem Sie jetzt mit Energien gearbeitet haben und sich Grundlagenwissen über das Energiemuster angeeignet haben, das Sie sind, sind Sie nun so weit, daß Sie lernen können, wie Sie mit diesen Energien zu arbeiten vermögen, um Ihr Leben zu heilen und positive Veränderungen herbeizuführen.

6 Die Weisheit des Körpers und die Ursachen für Krankheit

Joan hatte schon seit langer Zeit Rückenschmerzen. Osteopathologie[1] *half zwar, doch kehrte der Schmerz in ihrem unteren Rücken früher oder später immer wieder. Während der ersten Heilsitzung wurde Joan gefragt, welchen Streßsituationen sie im Leben ausgesetzt war. Sie sagte, sie habe eine interessante und eine gut bezahlte Arbeit, ihr Vorgesetzter sei jedoch sehr fordernd und dominant. Er sei ausgesprochen geschickt darin, sie immer dann herunterzuputzen, wenn sie ihre Arbeit besonders gut machte. Als sie darüber nachdachte, fiel ihr auf, daß sich ihr Rücken immer ein oder zwei Tage nach einer dieser verbalen Herabsetzungen verkrampfte. Der Heiler ermutigte sie, einen Kontakt zu ihrem unteren Rücken herzustellen, um zu sehen, ob er ihr mehr über ihr Problem erzählen konnte. Während sie sich entspannte, lenkte der Heiler Heilenergien in ihren Rücken.*

Joan fiel eine Szene der Demütigung nach der anderen ein. Sie hatte ihren Ärger und ihren Kummer nicht zum Ausdruck gebracht, sondern in ihrem Rücken gestaut. Da sie keine Möglichkeit gefunden hatte, die Energien freizusetzen, wirkten sie nun auf einen der schwächsten Teile ihres Körpers ein, den unteren Rückenbereich. So war es ihrem Körper gelungen, sie davon abzuhalten, zur Arbeit zu gehen und weiterhin so behandelt zu werden. Ihr Körper versuchte, ihre Aufmerksamkeit auf ein Problem, das gelöst werden mußte, zu lenken. Joan konnte die Schmerzen, durch die sie gegangen war, jetzt von einer anderen Perspektive aus betrachten. Anschließend wurde sie ermutigt herauszufinden, warum sie ihr

[1] Im englischen Sprachraum üblicher Begriff für ein alternatives Heilverfahren; Anm. d. Ü.

Recht, so zu sein, wie sie ist, nicht durchsetzen konnte und warum sie ihrem Boß erlaubte, sie wiederholt zu demütigen. Mit Hilfe der Heilung war sie in der Lage, damit anzufangen, sich selbst mehr zu lieben und wertzuschätzen. Durch ihre neue Einstellung war auch ihr Vorgesetzter gezwungen, sich mit seinem unangemessenen Verhalten auseinanderzusetzen.

Symptome sind Botschaften

Krankheit hat die Funktion, unsere Aufmerksamkeit auf jede Art von Ungleichgewicht zu lenken. Wir brauchen die Botschaften unseres Körpers, um auf die Situation aufmerksam zu werden. Wenn wir darauf bestehen, Symptome zu vertuschen, die in Wirklichkeit Botschaften unseres Körpers sind, wird er auf andere Weise versuchen, Alarm zu schlagen. Das tut er, weil er ein Teil von uns ist. Er ist unser Freund, und wir können uns auf ihn verlassen. Die letztendliche Botschaft, die er uns übermitteln könnte, ist, daß wir von unserem höheren Selbst abgeschnitten sind.

Der Unterschied zwischen allopathischer Medizin und spirituellem Heilen spiegelt sich in der Art und Weise wider, wie diese beiden Disziplinen an den Körper eines Menschen herangehen, ihn wahrzunehmen und behandeln. Die traditionelle Medizin arbeitet mit den Symptomen eines Zustandes und versucht, sie zu beseitigen. Beim Heilen wird der ganze Mensch betrachtet. Man sieht ihn als geistiges Wesen, mit einem Verstand, Gefühlen und einem Körper – in dieser Reihenfolge – und arbeitet sowohl mit den Ursachen und der Bedeutung der Krankheit als auch mit der Krankheit selbst. Man geht dabei auch vertrauensvoll von dem Standpunkt aus, daß jeder Mensch selbst den Schlüssel zu seiner eigenen Heilung besitzt. Zur Rolle des

Heilers gehört daher auch, Menschen zu helfen, mit der Weisheit ihres Körpers in Kontakt zu kommen, um ihr eigenes Heilungspotential zu aktivieren. Viele Menschen werden auf diese Weise die Form, in der sie sich selbst normalerweise wahrnehmen, radikal verändern müssen.
Manchmal weisen wir bestimmte Freunde von uns, nur um die Freundschaft zu einem späteren Zeitpunkt wieder zu erneuern.
Vielleicht müssen Sie mit Ihrem Körper ebenso umgehen. Ihr Körper ist Ihr Verbündeter – niemals Ihr Feind. Die folgenden Übungen werden Ihnen helfen, Ihren Freund ein bißchen besser kennenzulernen und zu erkennen, daß Ihr Körper ein Freund ist, den Sie respektieren sollten und dem Sie vertrauen können. Unwohlsein und Schmerzen sind häufig ein körperliches Zeichen für ein energetisches Ungleichgewicht auf einer anderen Ebene. Die Botschaften Ihres Körpers können Ihnen Erkenntnisse vermitteln, die Ihnen helfen, das Gleichgewicht wiederherzustellen.

Übung 31: Umgang mit Schmerzen

- Setzen oder legen Sie sich bequem hin.
- Beginnen Sie bei Ihren Füßen und schauen Sie durch Ihren Körper, ob Sie irgendwo ein Gefühl des Unbehagens haben.
- Wenn Sie eine solche Stelle gefunden haben, lassen Sie zu, daß sich Ihre Aufmerksamkeit dort hinein entspannt. Lassen Sie sich Zeit, das Gefühl des Unbehagens völlig zu empfinden, während Sie so entspannt wie möglich bleiben.
- Sagen Sie sich, daß Sie die Ursache für das Unbehagen verstehen möchten und über das Offensichtliche hinaus

in das Problem vordringen möchten. Sie sprechen mit den Zellen dieses Bereiches Ihres Körpers, warten Sie daher geduldig auf deren Antwort. Achten Sie auf alle Eindrücke, die Sie erhalten, wie seltsam Sie Ihnen auch erscheinen mögen.

- Gehen Sie zum nächsten Bereich, in dem Sie Unbehagen empfinden, und gehen Sie dort auf die gleiche Weise vor.
- Wenn Sie Ihren ganzen Körper durchgegangen sind, bedanken Sie sich bei ihm.
- Fassen Sie zum Schluß alle Ihre Eindrücke und Informationen zusammen. Vielleicht erkennen Sie darin ein Muster. Vielleicht haben Sie eine Erkenntnis bezüglich des gegenwärtigen Zustandes Ihres Körpers gewonnen, die Ihnen helfen wird, ihm die beste Art von Behandlung angedeihen zu lassen.

Vielleicht hat Ihnen Ihr Körper auch gezeigt, daß das Problem seine Ursache eigentlich auf einer anderen Ebene hat.

Möglicherweise haben Sie sich von irgend etwas beunruhigen oder unter Druck setzen lassen, wodurch die mentalen und emotionalen Aspekte Ihres Wesens nun schlecht ausgerichtet sind. Wenn Sie mit der Selbstheilung beginnen, sollten Sie zuerst daran denken.

Wie in Joans Fall ist unsere Antwort auf die Herausforderungen des Lebens nicht immer so positiv, wie wir es gerne hätten. Dafür gibt es viele Gründe. Sie können die folgende Übung immer dann durchführen, wenn Sie mit einem Problem konfrontiert sind und Schwierigkeiten haben, mit ihm zurechtzukommen. Der Körper ist ein großer Speicher von Weisheit. Durch das Bewußtseinsnetzwerk hat er auch einen Zugang zu den anderen Ebenen Ihres Seins, von denen Sie vielleicht abgeschnitten sind. Sie können diese wertvolle Quelle der inneren Führung anzapfen, indem Sie eine Verbindung zum Körperbewußtsein herstellen.

Übung 32: Wie man die Weisheit des Körpers zum Lösen von Problemen einsetzen kann

- Setzen oder legen Sie sich bequem hin. Atmen Sie langsam und behutsam ein und aus, und entspannen Sie dabei Ihren Körper.
- Achten Sie darauf, wo Sie in Ihrem Körper Spannungen spüren.
  Halten Sie Ihre Aufmerksamkeit auf diese Bereiche gerichtet, während Sie loslassen und die Spannung in ihnen lösen.
- Bitten Sie Ihren Körper darum, Ihnen dabei zu helfen, mit Ihrem besonderen Problem zurechtzukommen. Sagen Sie ihm, ob Sie bestimmte Einsichten brauchen oder lieber irgendeine Form von Lösung finden würden.
- Lassen Sie das Problem nun aus Ihrem Verstand in Ihren Körper fließen. Lassen Sie das Problem in Ihrem Körper hinwandern, wohin es möchte, bis es irgendwo zur Ruhe kommt.
- Entspannen Sie Ihre Aufmerksamkeit in diesen Bereich Ihres Körpers hinein, wo die Energien Ihres Problems nun versammelt sind. Warten Sie geduldig darauf, daß die leise innere Stimme in Ihnen zu sprechen beginnt. Die Antwort, die Sie erhalten, muß keine verbale sein. Seien Sie auf das Unerwartete gefaßt, und akzeptieren Sie bereitwillig die Antwort Ihres Körpers.
- Danken Sie Ihrem Körper, und schreiben Sie die Antwort, die Sie erhalten haben, auf.

- Sehen Sie nun, wie das Problem zu einem energetischen Ball wird.

  Atmen Sie Frieden ein. Lassen Sie die Energien des Problems los, und atmen Sie sie aus.
- Atmen Sie auf diese Weise weiter, bis Sie das Gefühl haben, daß Ihr Körper völlig von dem Problem gereinigt ist.

Wie man mit Streß klarkommt

Durch eine gewisse Menge an Streß bleiben wir mit dem Leben in Kontakt. Unsere Evolution als menschliche Wesen hat uns mit der Fähigkeit ausgestattet, mit einer bestimmten Menge an Streß umgehen zu können, so daß Streß auch in der Lage ist, unsere Lebensfreude zu steigern. Der Körper ist dafür sehr gut ausgerüstet. Die Weisheit des Körpers wird versuchen, uns auf Situationen aufmerksam zu machen, die seine Fähigkeit, mit Streß klarzukommen, unter Umständen übersteigen könnten.

Manchmal ignorieren wir die frühen Warnsignale unseres Körpers, zum Beispiel kleine Wehwehchen oder Schmerzen, und warten so lange, bis wir vom Streß krank geworden sind. Dann erst entscheiden wir, zu handeln und die notwendigen Veränderungen herbeizuführen.

Die raschen Veränderungen in unserer modernen Umwelt und unsere Art zu leben und zu arbeiten haben neue Streßfaktoren geschaffen, die nicht mehr dazu beitragen, daß wir auf produktive Weise mit den Situationen des Lebens umgehen – sie bedrohen vielmehr unser Leben. Übermäßig empfundener Streß kann das Gleichgewicht unserer Energien ernsthaft beeinträchtigen und uns krank machen. Wir müssen uns also die Streßfaktoren in unserem Leben genau anschauen und entscheiden, welche wir beseitigen oder verändern und welche positive Bewältigungsstrategien wir für die ersinnen können, die wir nicht zu ändern vermögen.

Wir müssen lernen, mit Streß klarzukommen, denn unsere Reaktion auf Streß und unsere Fähigkeit, uns zu verändern, werden ausschlaggebend dafür sein, wieviel Streß wir erfahren. Streß hat für verschiedene Menschen ganz unterschiedliche Bedeutung, und wir unterscheiden uns auch in unseren angeborenen Fähigkeiten, mit Streß umgehen zu können. Wenn wir mit Situationen in unserem Leben konfrontiert sind, die wichtig oder schmerzlich für uns sind, müssen wir uns anstrengen, um uns auf sie einzustellen. Wie sehr wir uns anstrengen müssen, spielt ebenfalls eine Rolle dabei, wieviel Streß wir erfahren.

Ein Mensch, der zum Beispiel das Konzept von der Reise der Seele versteht, wird eher in der Lage sein, einen geliebten Menschen bei dessen Tod loszulassen und die damit zusammenhängenden Streßfaktoren, Verlust und Trauer, besser bewältigen. Ein Mensch, der den Tod jedoch als endgültig betrachtet und nicht leicht loslassen kann, wird durch die Art und Weise, wie der Tod auf ihn wirkt, wahrscheinlich mehr Streß erfahren und den Trauerzustand verlängern. In so einem Fall kann der länger andauernde Zustand des Ungleichgewichts den gesundheitlichen Zustand des Menschen negativ beeinflussen.

Für unser Wachstum und unsere Entwicklung ist Veränderung entscheidend, denn nur durch Veränderung können wir lernen. Angst vor Veränderung kann uns jedoch davon abhalten, uns erfolgreich anzupassen. Eine Ursache für viele Formen von Streß ist unser Versagen, positiv auf Streß zu reagieren beziehungsweise eine positive Bewältigungsstrategie zu entwickeln.

Streß kann sich auf zweierlei Art und Weise auswirken. Welche der beiden Wirkungen wir erfahren, wird in unserer Reaktion auf Veränderung sichtbar. Einerseits können wir uns zwar unter Streß fühlen, doch hilft uns der plötzliche Schub von Energie und Enthusiasmus, der durch das zusätzliche Adrenalin im System verursacht wird, in Fahrt zu kommen und Dinge zu bewältigen.
Andererseits können die Anforderungen, die an uns gestellt werden, unsere Fähigkeit, uns anzupassen oder uns die Reaktion auf den Streß zunutze zu machen, übersteigen. Dann wird Streß destruktiv und oft als Schmerz auf der körperlichen, mentalen oder emotionalen Ebene oder auf mehreren dieser Ebenen erfahren.

Was ist Streß?

Auf der physischen Ebene begegnet uns Streß von außen in Form von Umweltverschmutzung, schlechten Wohnverhältnissen, schlechter Ernährung, anderen Umweltfaktoren oder einem streßerfüllten Lebensstil. Der emotionale Druck von Partnern, Freunde, Familie, unser Liebesleben und Umweltfaktoren, die uns auf dieser Ebene beeinflussen, können sich zu den physischen Streßfaktoren gesellen, die wir bereits zu bewältigen haben. Auch der Verstand kann in dem Versuch, mit den oben beschriebenen Streßfaktoren umzugehen, unter unerträglichen Druck geraten. Viele solcher Streßfaktoren werden relativ schnell internalisiert, so daß sie sich wiederum zu innerlichen Streßfaktoren entwickeln. Da dies zu Störungen im energetischen Gleichgewicht führt, können wir körperlich, seelisch oder geistig krank werden.
Wir können das Streßniveau und das innere Ungleichgewicht durch unser Verhalten noch erhöhen. Wenn wir

uns selbst gegenüber negativ oder destruktiv verhalten, mißbrauchen wir dadurch unseren Körper, unsere Gefühle oder unseren Geist.

Wir können unseren Körper durch falsche Ernährung, Rauchen, Drogen, mangelnde Bewegung und ähnliches mißbrauchen. Falschen Gebrauch von unseren Emotionen machen wir, wenn wir ständig negative Gefühle in uns erzeugen oder unsere Emotionen auf destruktive Art und Weise einsetzen. Ängste, Phobien, innere Unruhe und Sorgen stammen aus der mentalen Ebene und sind das Resultat negativen Denkens. Da sowohl der Verstand als auch die niederen Emotionen durch das Solarplexuschakra wirken, erzeugen sie gemeinsam intensive negative Kräfte, die weitreichende und destruktive Wirkungen auf den ätherischen und auf den physischen Körper haben können.

Negatives Denken ist ein Mißbrauch unseres Verstandes. Dieser Art des Mißbrauchs haben wir einen Großteil des Schreckens und des Leidens im Leben des Menschen in unserer Zeit zu verdanken. Wir dürfen nicht vergessen, daß negative Gedanken sich gegenseitig anziehen. Wenn sie genügend Kraft gewonnen haben, beginnen sie sich auf der physischen Ebene auszuwirken und bringen die negativen Resultate hervor, die wir in unserem Leben erfahren. Der Mißbrauch des Verstandes und unseres Kraftzentrums, des Solarplexuschakras, ruft Streßwirkungen und Störungen im Gleichgewicht hervor, denen man nur mit viel Disziplin entgegenwirken kann. Der Verstand ist so mächtig und hat eine so große Wirkung, daß wir uns im wörtlichen Sinn in eine Krankheit hineindenken können. Doch können wir diese Macht auf der anderen Seite auch dazu verwenden, uns aus einer Krankheit *hinaus* und wieder gesund zu denken.

Wie wir unsere persönlichen Streßfaktoren ausfindig machen können

Es ist für Heiler wichtig, in der Lage zu sein, Menschen zu helfen, ihre Streßfaktoren ausfindig zu machen und in Worte zu fassen. Ihr Körper kann Ihnen dabei helfen. In der folgenden Übung werden Sie Ihren Körper zu sich sprechen lassen, um Ihnen dabei zu helfen. Sie sollten die Übung voller Vertrauen, Respekt und voller Erwartung durchführen.

Übung 33: Wodurch fühlen Sie sich unter Streß gesetzt?

- Setzen Sie sich bequem hin, und schließen Sie die Augen.
- Rufen Sie sich eine Situation zurück, die Ihnen unangenehm war und mit der Sie auch nicht besonders gut klargekommen sind.
- Erlauben Sie Ihrem Körper, Sie daran zu erinnern, wie Sie sich fühlten, und Ihnen zu zeigen, wie Sie reagiert haben. Versuchen Sie sich diese Erfahrung mit einer gewissen inneren Losgelöstheit zurückzurufen, damit Sie Ihre Reaktionen noch aufschreiben können. Haben Sie körperlich, emotional, mental oder auf mehreren dieser Ebenen reagiert? Vielleicht haben Sie körperlich oder geistig Schmerzen empfunden. Vielleicht waren Sie aufgebracht, fühlten sich unter Druck gesetzt, unfähig, mit der Situation umzugehen und so weiter. Schreiben Sie soviel wie möglich auf.
- Danken Sie sich anschließend dafür, daß Sie sich selbst diese streßerfüllte Situation noch einmal vor Augen geführt haben.
- Konzentrieren Sie sich wieder auf Ihre Atmung. Legen

Sie eine Hand auf das Solarplexuschakra (etwas über dem Nabel), und atmen Sie langsam und tief ein und aus.
- Atmen Sie Liebe ein. Atmen Sie diese Situation aus. Atmen Sie auf diese Weise weiter, bis Sie das Gefühl haben, daß Ihr Körper von dieser Situation gereinigt ist.

Übung 34: Wie wirkt sich Streß auf Sie aus?

- Gehen Sie – wie in der vorangegangenen Übung – in eine Streßsituation. Lassen Sie wieder Ihren Körper zu sich sprechen, doch gehen Sie diesmal einen Schritt weiter.
- Bitten Sie Ihren Körper darum, Ihnen zu zeigen, welche Wirkungen Ihre Erfahrung aus energetischer Sicht auf Sie beziehungsweise auf Ihr System hatte.
- Bitten Sie Ihren Körper anschließend darum, Ihnen zu zeigen, was sich möglicherweise auf lange Sicht gesehen aus diesen Wirkungen für Sie ergeben kann. Dadurch werden Sie erkennen können, wie Ihr Körper wahrscheinlich mit den Energien umgehen wird.
- Gehen Sie dann dazu über, die Situation wie in der vorherigen Übung loszulassen.

Die Funktion von Streß

Wenn wir erkennen, daß eine Situation unserer sofortigen Aufmerksamkeit bedarf, geht unser Körper durch eine Reihe von Reaktionen, die darauf abzielen, dieser Notwendigkeit gerecht zu werden. Extremer Streß könnte bedeuten, daß wir angegriffen werden oder uns aufgrund der Signale, die unser Gehirn verarbeitet, ernsthaft unter Druck gesetzt fühlen.

Der Hypothalamus stimuliert die Hypophyse zur Ausschüttung von Hormonen, welche wiederum die Adrenalindrüsen aktivieren. Wenn der Adrenalinspiegel im Blut ansteigt, steigen sowohl die Herzfrequenz als auch die Menge an Blut, mit dem das Gehirn und die Muskeln versorgt werden. Wir atmen schneller, und es gelangen zusätzliche Kohlenhydrate in den Blutkreislauf, um zusätzlich Energie bereitzustellen. Diese und andere Vorgänge bereiten den Körper auf eine »Kampf oder Flucht«-Reaktion vor. Wir befinden uns auf einem Erregungshöhepunkt.

Diese Erregungsebene könnte unangenehm sein, zum Beispiel, wenn wir uns fühlen, als hätten wir »Schmetterlinge im Bauch«, doch ist sie sehr wertvoll, wenn wir handeln müssen. Jemand, der gleich einen Auftritt hat, braucht diese körperlichen Reaktionen zum Beispiel, um sein Bestes geben zu können. Ein Teil der Kunst der Darbietung besteht daraus, zu lernen, wie man den körperlichen Bereitschaftszustand nutzen kann, statt der Angst oder Unruhe (die im Solarplexus wahrgenommen werden) zu erlauben, lähmend oder deaktivierend zu wirken.

Obwohl wir manchmal bereit sind zu handeln, gibt es Situationen, in denen wir es nicht können oder uns dazu unfähig fühlen. Jemand, der in einem langen Stau steht, würde ihn liebend gerne hinter sich lassen. Wenn wir uns dieses Problem anschauen, haben wir die Möglichkeit, uns für eine positive Bewältigungsstrategie zu entscheiden, wie zum Beispiel Radio zu hören oder die vorbeifahrenden Menschen zu studieren, oder eine negative Bewältigungsstrategie zu wählen. Letzteres könnte bedeuten, die Situation als Streß zu empfinden, uns Sorgen darüber zu machen, zu spät zu kommen, ein Treffen zu verpassen oder uns verschiedene negative Folgen am Ziel unserer Reise vorzustellen. Diese Sorgen und Ängste aktivieren das Hormonsystem zwar, etwas zu unternehmen, doch kann das »Opfer« noch immer nicht handeln. Dadurch nimmt der Streß noch mehr zu, und die negative Bewältigungsstrategie fordert ihren Tribut.

Wie man mit Störungen im Gleichgewicht umgeht, die mit Streß zusammenhängen

Wenn ein Mensch durch seinen Lebensstil gezwungen ist, ständig Höchstleistungen zu erbringen, und der Versuch auf verschiedene Weise vereitelt wird, muß der Körper versuchen damit klarzukommen, indem er die Prozesse wieder zurückschraubt, die er in Gang gesetzt hat. Der Streß, den der Mensch empfindet, hat zu weiteren Störungen des Gleichgewichts auf der ätherischen, der emotionalen und der mentalen Ebene geführt.

Das Opfer, das der Körper bringen muß, ist vielleicht einfacher zu verstehen. Der ständig erhöhte Herzschlag, zum Beispiel, bei dem der Blutstrom mit Stoffen beladen wird, die nicht verbraucht werden, könnte Herz- und Kreislaufprobleme und unter Umständen Folgeerscheinungen auf der emotionalen und der mentalen Ebene nach sich ziehen.

Auf der ätherischen Ebene baut sich im Solarplexuschakra Energie auf, die zu einer Energieblockade führen kann, wenn dies immer wieder vorkommt. Emotionale und mentale Unruhe schaffen weitere Störungen im Gleichgewicht, die unsere Gedanken- und Gefühlsstrukturen beeinträchtigen, während die Energien gefiltert und auf die ätherische Ebene hinuntergeleitet werden. Über die Chakren und Meridiane erreichen diese negativen Botschaften bald jede einzelne Zelle unseres Körpers.

Das ist unproduktiver Streß, und seine Wirkungen auf uns werden sich über kurz oder lang auch in destruktiver Weise auf uns auswirken. Daher sollten wir vor unseren negativen

Bewältigungsstrategien einen gesunden Respekt haben und bedenken, was Streß, der kein Ventil findet, uns antun kann. Die Symptome sind zahlreich und reichen von Störungen des Verdauungssystems, des Kreislaufs, des Atmungstrakts, des endokrinen Systems, des Nervensystems und des Immunsystems bis hin zu Symptomen wie nervöse Zuckungen, schlechte Angewohnheiten, Apathie und Reizbarkeit. Streß, der kein Ventil findet, kann auch Beschwerden, wie zum Beispiel Asthma, Hautprobleme, Depressionen und Krebs, hervorrufen oder verschlimmern.

Sie können durch Streß herbeigeführte Krankheiten vermeiden, indem Sie sich gut kennenlernen und Ihre Ängste ablegen, so daß Sie Strategien entwickeln können, die vorteilhaft für Sie sind. Wenn Sie mit anderen Menschen arbeiten, müssen Sie einen Weg finden, ihnen zu helfen, ihre eigenen Reaktionen zu verstehen und anzuerkennen, damit Sie gemeinsam positive Resultate erzielen können.

Streß und Persönlichkeit

Wenn man sich anschaut, wie Streß energetische Störungen im Gleichgewicht erzeugt, ist es wichtig zu wissen, daß wir uns alle bezüglich unserer Verletzlichkeit und unserer Reaktion auf Streß unterscheiden. Es gibt Faktoren in unserer Persönlichkeit und in unserer Prägung, die bei unserer Art auf Streß zu reagieren eine wichtige Rolle spielen. Hippokrates[1] (geb. um 460 v. Chr.) war einer der ersten großen Therapeuten, der den Persönlichkeitstyp mit Gesundheit und allgemeinem Wohlergehen in Verbindung brachte.

[1] Hippokrates von Kos, † um 377 v. Chr., Vater der wissenschaftlichen Heilkunde der Griechen; Anm. d. Ü.

Diese Verbindung ist ein Schlüssel zum modernen Verständnis von Streßmanagement und Streßsteuerung. Man geht davon aus, daß unsere Empfindlichkeit gegenüber Streß in der Persönlichkeit begründet ist, die ihrerseits sowohl durch genetische Faktoren als auch Faktoren unserer Entwicklung bedingt ist.

Mit dieser Gesamtpersönlichkeit arbeiten die Wissenschaftler, wenn sie die Reaktionen der Menschen auf Streß untersuchen. Die Untersuchungen von Friedman und Rosenman[1] in den frühen sechziger Jahren haben zwei wesentliche Verhaltensmuster zutage gebracht, nach denen die Menschen in Typ-A- und Typ-B-Persönlichkeiten eingeteilt werden (siehe Literaturhinweise).

Menschen vom Typ A weisen in großer Zahl koronare Herzkrankheiten auf. Sie neigen dazu, sich dem Wettbewerb zu verschreiben, aggressiv, ehrgeizig, ungeduldig und ruhelos zu sein. Sie sprechen schnell, unterbrechen oft und finden es schwer, anderen zuzuhören. Sie befinden sich meist in einem angespannten körperlichen Zustand und stehen ebenso häufig unter Zeitdruck. Menschen vom Typ A betrachten andere Menschen vom Typ A als Herausforderung. Ihre Feindseligkeit ist nur oberflächlich kaschiert. Sie können nicht spielen, ohne das »Spiel« als Wettkampf zu betrachten. Wenn Sie Zeit übrig haben, fühlen sie sich des »Nichtstuns« schuldig.

Menschen vom Typ B neigen kaum zu koronaren Herzkrankheiten. Sie sind entspannter, können sich auch mal zurücklehnen und besser zuhören. Sie haben keine besondere Neigung, ständig in Eile zu sein oder sich unter Termindruck zu stellen. Menschen vom Typ B sind frei von den Eigenarten des Typs A. Sie stauen keine feindseligen Gefühle in sich auf, können sich entspannen und Spaß

[1] In den USA; Anm. d. Ü.

haben, ohne irgendeine Form von Leistung zur Schau stellen zu müssen.

Gehören Sie zu Typ A oder zu Typ B, oder sind Sie vielleicht eine Mischung aus beiden? Zu welchem Typ Sie auch immer gehören mögen, den Forschungsergebnissen gemäß sollten Sie sich die Charakterzüge von Typ B anschauen und versuchen, die Eigenschaften dieses Typs mehr in Ihr Leben zu integrieren.

Sie müssen sich Ihre Arbeit, Ihren Arbeitsplatz, Ihren Lebensstil und die Dinge, mit denen Sie sich befassen müssen, dahingehend anschauen, wie sehr sie Sie *Ihrem Gefühl nach* unter Streß setzen. Einige Streßbewältigungsstrategien mögen angeboren sein, die meisten können jedoch erlernt werden. Negative Strategien, angefangen mit Alkohol und Drogen bis hin zu Depressionen und zwanghaftem Verhalten, vergrößern das Problem nur. Die schlimmste Form der Bewältigungsstrategie besteht darin, die Situation zu leugnen, denn dadurch verbaut man sich die Möglichkeit, eine positive Veränderung herbeizuführen, völlig.

Es gibt viele positive Bewältigungsstrategien. Die beste ist die, sich spirituell heilen zu lassen, denn dadurch werden sämtliche Ebenen angesprochen, deren Gleichgewicht gestört ist. Atemübungen, Entspannung, Meditation und Visualisation, wie sie in diesem Buch beschrieben werden, werden Ihnen eine Grundlage schaffen, mit Streß positiver umzugehen.

Achten Sie darauf, wie Sie sich in bezug auf sich selbst fühlen, und versuchen Sie, sich selbst mit mehr Wohlwollen zu betrachten, wenn Sie überhaupt urteilen müssen. Sie müssen über Streß sprechen können und ein freundliches Ohr haben, dem Sie mitteilen können, wie Sie sich fühlen. Und schließlich müssen Sie vielleicht Ihr Leben neu organisieren, sich Zeit nehmen für Pausen, Hobbys und Dinge, die Ihnen Spaß machen.

Wenn Sie jetzt schon sagen, daß das zu viel verlangt ist, ist die Wahrscheinlichkeit groß, daß Sie zu den Menschen vom Typ A gehören! Wir sind selbst für unsere Gesundheit und unser Wohlergehen verantwortlich, also liegt es an uns, die notwendigen Schritte zu unternehmen, um die schädlichen Einflüsse von Streß in unserem Leben zu beseitigen.

Wenn Sie mit der Weisheit des Körpers arbeiten, wie es in den Übungen in diesem Buch beschrieben wird, werden Sie in der Lage sein, einen positiven Lebensplan zu entwickeln, der Ihnen gleichzeitig auch den Weg weisen wird, um sich selbst zu heilen.

7 Veränderung, der Verstand und die Emotionen

Rachel fing an zu husten. Sie unterbrach ihre erste Heilungssitzung, um nach einem Glas Wasser zu fragen. »Vielleicht sollte ich ein anderes Mal wiederkommen?«
Meine Hand befand sich vor ihrem Solarplexuschakra, in den ich gerade heilende Energien leitete. Ich beruhigte sie, da ich erkannte, daß Rachel auf diese Weise einer Fortsetzung der Heilung aus dem Wege gehen wollte. Ich schlug ihr vor, auszutrinken und zu schauen, ob sie anschließend mit der Sitzung weitermachen könnte. »Ich huste immer, wenn ich nervös bin«, sagte sie. »Ich huste, wenn ich unter Menschen bin. Dann kann ich den Raum verlassen, um mir etwas zu trinken zu holen und so der Situation entkommen.«
»Das ist interessant, weil Du durch das Husten auch die Aufmerksamkeit der Menschen auf Dich ziehst. Also ist der Husten für Dich sowohl eine Möglichkeit, Aufmerksamkeit auf Dich zu lenken, als auch eine Möglichkeit, einer Situation zu entkommen. Fühlst Du Dich jetzt auch nervös?«
»Nein, ich fühle mich nur unwohl. Das setzt meinen Husten in Gang.«
Rachel wollte von einer unerklärlichen Nervosität geheilt werden, die starke negative Auswirkungen auf ihr persönliches und berufliches Leben hatte. Die Ursache ihrer Nervosität schien tief in ihrem Solarplexuschakra zu liegen. Sobald Heilungsenergien dorthin geleitet wurden, begann sie zu husten. Sie war dabei, mit den Wurzeln ihres Problems in Berührung zu kommen.
Rachels Nervosität machte sich gegenwärtig daran fest, daß sie vor kurzem den Arbeitsplatz gewechselt hatte. Sie fühlte sich in neuen sozialen Situationen unsicher und war nervös, weil sie nicht

wußte, ob sie sie bewältigen würde. Durch die Heilung entdeckte sie, daß ihre Nervosität in Wirklichkeit die Angst war, die Kontrolle zu verlieren. Ihr Husten verriet ihr etwas darüber, wie sie mit Veränderung umging und auf den Verlust von Kontrolle reagierte. Sie fand auch heraus, daß sie auf sämtliche Veränderungen in ihrem Leben auf die gleiche Art und Weise reagierte. Die Ursache für Rachels Husten lag im mentalen und emotionalen Bereich. Immer wenn ihr Verstand registrierte, daß eine Veränderung unmittelbar bevorstand, rief er Angstgefühle hervor. Diese wiederum setzten ihren Husten in Gang. In den darauffolgenden Heilungssitzungen war sie in der Lage zu verstehen, daß die Wurzeln ihrer Angst in ihrer Kindheit lagen, und ihr wurde geholfen, über die Angst hinauszuwachsen.

Angst ist überlebensnotwendig

Wenn wir die Natur betrachten, sehen wir, daß das Leben Veränderung bedeutet, daß nichts gleichbleibt. Wie bereits im 6. Kapitel erwähnt, ist Veränderung einfach eine Tatsache des Lebens, doch verursachen Veränderungen auch häufig Streß. Vom Moment unserer Geburt an brauchen wir Nahrung, Fürsorge, Aufmerksamkeit und Liebe. Wenn wir aus irgendeinem Grund nicht ausreichend mit diesen lebenswichtigen, uns erhaltenden Energien versorgt werden, bekommen wir Angst. Angst treibt uns also dazu, zu versuchen, das zu bekommen, was wir zum Überleben brauchen.

Diese überlebensnotwendige Funktion der Angst beginnt sich jedoch bald auf alle Aspekte unseres Lebens auszuweiten, da uns immer bewußter wird, daß es offensichtlich für nichts im Leben eine nie versiegende Quelle gibt. Ängstliche Eltern und Betreuer bringen uns bei, uns im Leben nach der Angst vor Mangel und Verlust zu richten;

wir tun es ihnen gleich und schneiden uns damit von der Quelle all dessen ab, was wir brauchen. So entsteht unsere Angst vor Veränderung und der Widerstand, den wir Veränderungen entgegensetzen, und darin wurzeln auch viele Störungen in unserem energetischen Gleichgewicht.

Die Macht der Gedanken und der Emotionen

Wir müssen alle lernen, mit Veränderung positiv umzugehen, wobei unsere Fähigkeit, uns zu verändern, von unseren Gedanken und Gefühlen beeinflußt wird. Wir haben bereits gesehen, welch eine wichtige Rolle der Verstand dabei spielt, den Ursachen von Streß auf die Schliche zu kommen. Wir wissen auch, daß er bestehenden Streß noch verstärken kann. Da der Verstand im Solarplexuschakra sehr eng mit unseren Emotionen verbunden ist, übt er einen starken Einfluß darauf aus, wie wir uns emotional zum Ausdruck bringen. Der Verstand bringt entweder positive oder negative Gedanken hervor. Wir haben immer die Wahl, wie wir denken möchten, auch wenn wir dazu neigen, uns aufgrund unserer Prägungen eher positiv oder negativ zu entscheiden (wenn wir uns nicht aktiv mit diesen Prägungen auseinandersetzen). Sie schauen zum Beispiel aus dem Fenster und sehen, daß es regnet. Sie schauen sich die grauen Wolken an und denken: »Was für ein schreckliches Wetter. Eigentlich wollte ich spazierengehen, aber das kann ich jetzt wohl vergessen.« Sie können aber auch denken: »Wir brauchen Wasser. Die Pflanzen brauchen Wasser, um wachsen zu können. Ich lasse mir vom Regen den Tag nicht verderben. Ich ziehe mir einen Regenmantel über und genieße das Gefühl der Regentropfen auf meinem Gesicht.« Betrachten Sie die Situation von einem losgelösteren Standpunkt aus, könnten Sie ein-

fach den Regen und die Veränderungen am Himmel wahrnehmen, sich entscheiden, ob Sie spazierengehen wollen oder nicht, und sich dabei dennoch völlig ausgeglichen fühlen.
Diese drei möglichen Standpunkte zeigen auf, wie sich unsere Gedanken auf unsere Stimmungen und Einstellungen auswirken können. Wir können uns jederzeit entscheiden, positiv oder negativ zu denken. Wir dürfen nicht vergessen, daß Gleiches Gleiches hervorbringt: Positive Einstellungen erzeugen positive Gefühle, aus denen positive Handlungen hervorgehen werden. Auf diese Weise beeinflußt der Verstand unsere Entscheidungen bezüglich unseres Verhaltens.
Nehmen wir zum Beispiel einmal an, Sie fahren Auto. Jemand drängt sich unachtsam vor Ihnen in den Verkehr, so daß Sie bremsen müssen, um einen Unfall zu vermeiden. Sie drücken auf die Hupe. Der andere Fahrer hupt zurück und macht eine unhöfliche Geste. Wenn Sie ein schlagfertiger Mensch sind, haben Sie schon im gleichen Stil geantwortet. Wenn nicht, ist jetzt die Zeit gekommen, sich zu entscheiden, wie Sie reagieren möchten. Sie können ärgerlich werden und alle möglichen negativen Gedanken denken, die Sie zu dem anderen Autofahrer hinüberschleudern. Wenn Sie Streß aufkommen lassen, wird es wenig geben, was Sie dagegen tun können. Auch wenn Sie schreien und fluchen, könnten Sie möglicherweise trotzdem auf Ihrem frustrierten Gefühl sitzenbleiben – möglicherweise fühlen Sie sich dadurch sogar noch gestreßter.
Das sind armselige Bewältigungsstrategien, da sie die Situation weder verbessern noch irgend jemandem helfen. Mit etwas Übung könnte Ihre Wahl auf ein konstruktiveres Verhalten fallen. Sie könnten das schlechte Benehmen des Fahrers zur Kenntnis nehmen, im gleichen Moment jedoch erkennen, daß weitere negative Energien Ihrerseits

die Situation nur verschlimmern würden. Sie könnten sein Verhalten ignorieren oder sich entscheiden, positiv darauf zu reagieren. Sie könnten einmal tief ein- und ausatmen und sich in kontrollierter Atmung üben. Hüllen Sie den anderen Autofahrer anschließend in rosafarbenes Licht (der Farbe der Liebe) ein, und denken Sie dabei, daß er geheilt werden muß, um den Streß loszuwerden, der in seinem Verhalten deutlich wahrnehmbar ist. Er bedarf auch einer Heilung, um sich der Bedürfnisse und Gefühle anderer bewußter zu werden.

Sie werden durch das kontrollierte Atmen und das Denken positiver Gedanken ruhiger werden und sehr konstruktive Energien in die Situation einbringen. Das wird sich bezahlt machen, denn Gleiches bringt Gleiches hervor.

Man könnte diese Darstellung noch erweitern und auf viele alltägliche Situationen übertragen, die so häufig mit Frust und Trübsal enden. Dies ist eine Heilungsstrategie, bei der Sie über das bloße Bewältigen der Situation hinausgehen, denn Sie bleiben die ganze Zeit über im Zentrum Ihrer Kraft. Das versetzt Sie in die Lage, eine Situation zu verbessern.

Gleiches zieht Gleiches an

Der Verstand hat eine sehr starke Wirkung auf die Aura. Da Gleiches Gleiches anzieht, wird der Zustand Ihres Energiefeldes Menschen und Ereignisse anziehen, die ähnlicher Qualität sind.

Wenn Sie also einen fröhlichen Tag erleben möchten, werden Sie fröhliche Gedanken denken müssen. Sie haben die Wahl.

Auf den feinstofflichen Ebenen verdichten sich die Energien zu Gedankenformen. Es gibt mentale Massen, deren

Inhalt aus allen möglichen Ängsten, Sorgen, Minderwertigkeitsgefühlen, Selbstabwertung, Haß, Eifersucht, Ärger und so weiter besteht. Es gibt auch Gedankenformen, die sich um Freude, Liebe, Mitgefühl, Freundschaft, Respekt und Bewunderung drehen.

Wenn ein Gedankenmuster erst einmal im Verstand entstanden ist, wird es ähnliche Gedankenformen anziehen. Wie oft haben Sie schon über einige Ihrer Schwächen gebrütet und sich ihretwegen schlecht gefühlt? Ehe man es sich versieht, sind einem die negativen Gedankenformen bedrohlich nahe gekommen. Und man fühlt sich noch schlechter. Während der Verstand die negativen Gedankenformen aufnimmt, rutscht man immer tiefer in einen depressiven Zustand. Was vielleicht als Bewertung irgendeiner Handlung ihrerseits begann, könnte mit dem Gefühl enden, daß Sie bei all dem Guten, das Sie bewerkstelligen, vielleicht lieber doch nicht auf diesem Planeten sein sollten. Das ist der heimtückische Effekt des negativen Denkens.

Sie haben diese Kettenreaktion schon erlebt, ohne sich jedoch der destruktiven Rolle bewußt zu sein, die Gedankenmuster in Ihrer Erfahrung spielten. Denken Sie an das letzte Mal zurück, als so etwas passierte, und fassen Sie den Beschluß, von nun an diesem Vorgang gegenüber wachsam zu sein. Wenn Sie rechtzeitig erkennen, daß er einsetzt, können Sie die Kettenreaktion negativen Denkens anhalten, und die Gedankenformen ziehen sich zurück. Wenn nicht, treten Sie immer weiter in die Aura ein, bis diese völlig mit Negativität durchtränkt ist.

Sie können die Gesetzmäßigkeiten, die hinter diesem Vorgang stehen, jedoch auch einsetzen, um positive Resultate zu erzielen. Positive Gedanken ziehen weitere positive Gedankenformen an. Schon eine kleine Anstrengung, eine Situation oder uns selbst in einem positiven Licht zu

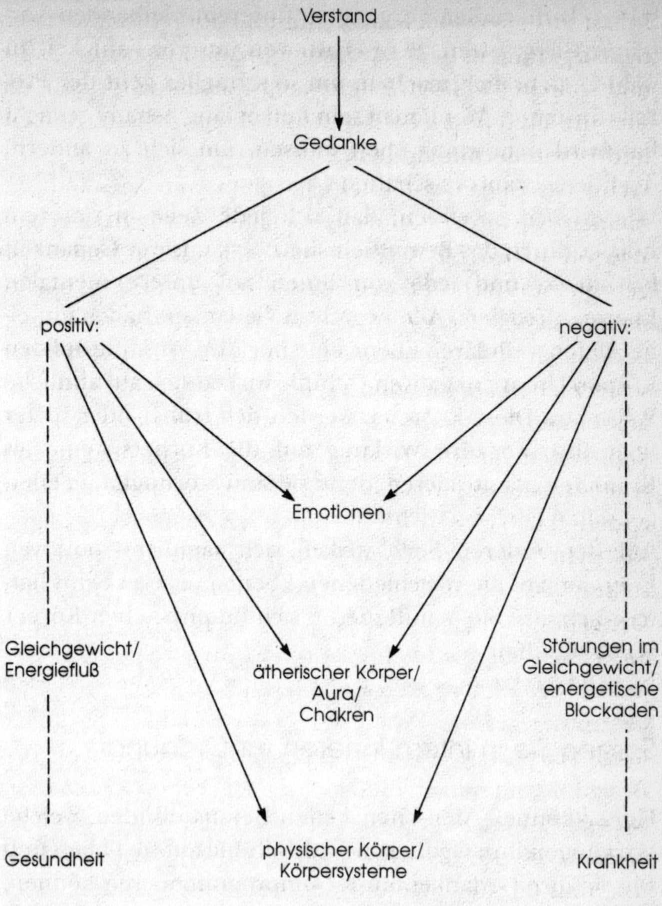

Abb. 23: Der Verstand, die Emotionen und Gesundheit. Die direkten und indirekten Auswirkungen von Gedanken.

Die Energie, die auf der ätherischen Ebene in die Chakren eintritt, wird über die endokrinen Drüsen, den Blutkreislauf und das Nervensystem zur physischen Ebene weitergeleitet. Alle Systeme und Ebenen streben zu einem Gleichgewichtszustand und werden Kompensationsleistungen erbringen, um dieses Gleichgewicht herzustellen.

sehen, kann diesen Vorgang zu unserem bleibenden Vorteil in Gang setzen. Je öfter wir von unserer Fähigkeit zu wählen Gebrauch machen, um so schneller geht der Prozeß vonstatten. Wenn man sein Leben lang negativ gedacht hat, wird man etwas üben müssen, um sich zu ändern, doch jeder kann es schaffen.

Wir müssen erkennen, daß sich jede Zelle in unserem Körper durch das Bewußtseinsnetzwerk unserer Gedanken bewußt ist und jede von ihnen auf unsere mentalen Energien reagiert. Alle negativen Gedanken haben auf einer tiefen, zellulären Ebene eine negative Wirkung auf den Körper. Unsere negativen Gefühle wirken sich auf ähnliche Weise aus. Diese Energien werden sich früher oder später über ihre negative Wirkung auf die Körpersysteme als Krankheit manifestieren, denn sie sind Störungen im energetischen Gleichgewicht.

Auf der anderen Seite wirken sich sämtliche positiven Energien auf die verschiedenen Ebenen unseres Seins harmonisch aus. Sie manifestieren sich im physischen Körper als Gesundheit.

Sorgen Sie in Ihrem Inneren für Ordnung

Heiler können Menschen helfen herauszufinden, welche Wirkungen ihre Gedanken und Gefühle auf sie haben und wie sie ihre Gedankenmuster umprogrammieren können, wenn es notwendig ist. Zunächst einmal müssen Sie jedoch in Ihrem eigenen Inneren für Ordnung sorgen. Wie gut wissen Sie über Ihre eigenen Gedankenstrukturen Bescheid? Die nächste Übung wird Ihnen helfen, sich Ihre Gedanken bewußtzumachen.

Übung 35: Entdecken Sie Ihre Gedankenmuster

- Nehmen Sie sich Zeit und Raum, sich anzuschauen, was Sie über vier verschiedene Probleme denken, die starke Gefühle der Wut, der Erregung oder der Verwirrung in Ihnen auslösen.
- Schreiben Sie sich diese vier Probleme so genau wie möglich auf.
- Nehmen Sie sich ein Problem nach dem anderen vor. Was denken Sie über dieses Problem? Schreiben Sie so viele Ihrer Gedanken wie möglich auf, ohne sie zu analysieren. Sie werden zum Schluß vier Listen von Gedanken haben.
- Schauen Sie sich Ihre vier Listen sorgfältig an. Sind Sie mit sich selbst ehrlich gewesen? Wenn nicht, wiederholen Sie die Übung. Fassen Sie Ihre vier Gedankenlisten zusammen. Läßt sich ein bestimmtes Gedankenmuster erkennen, und wenn ja, was sagt Ihnen dieses Muster? Wie könnten Ihre Gedankenmuster Ihr Verhalten und Ihre Gesundheit beeinflussen?
- Wenn Sie das Gefühl haben, daß Sie diese Fragen so gut wie möglich beantwortet haben, entscheiden Sie sich, ob Ihnen das gefällt, was Sie herausgefunden haben. Wenn nicht, überlegen Sie sich, was Sie verändern können, und entscheiden Sie sich, es auch zu tun.
- Probieren Sie die Übung mit einem Partner aus und vergleichen Sie Ihre Notizen.

Vielleicht denken Sie jetzt darüber nach, ob Ihre Emotionen wohl gegen oder für Sie arbeiten. Benutzen Sie die nächste Übung, um sich Klarheit darüber zu verschaffen, welche Wirkung Ihre emotionalen Energien auf Ihr Leben haben. Nehmen Sie sich wie bei der vorangegangenen Übung genügend Zeit und auch den Raum, um die Übung gründlich zu machen. Sie werden herausfinden, ob Ihre Gefühle eher konstruktive oder destruktive Wirkungen haben.

Übung 36: Schauen Sie sich Ihre Gefühle an

- Denken Sie an zwei Situationen aus der jüngeren Vergangenheit, in denen sie sich emotional unwohl fühlten. Schauen Sie sich erst die eine, dann die andere an.
- Konzentrieren Sie sich auf die erste Situation, und gestatten Sie sich, sich in die Situation hineinzuentspannen. Schauen Sie, ob Sie mit den Gefühlen in Berührung kommen können, die Sie zu diesem Zeitpunkt hatten. Was passierte, als diese Gefühle hochkamen? Schreiben Sie sich auf, wie Sie sich verhalten haben. War das Resultat konstruktiv oder destruktiv?
- Schauen Sie, ob Sie sich ein früheres, ähnliches Gefühl zurückrufen können und ob Sie sich damals genauso verhalten haben.
- Betrachten Sie nun die zweite Situation und schreiben Sie sich auf, wie Sie sich gefühlt haben, wie Sie sich verhalten haben und ob das Ergebnis Ihres Verhaltens positiv oder negativ war.
- Schauen Sie sich jetzt die beiden Muster an, und versuchen Sie zu verstehen, woher Ihre Gefühle kamen. Überlegen Sie, ob Sie sich auch anders hätten verhalten können. Fragen Sie sich, wie Sie das nächste Mal Ihr emotionales Gleichgewicht wiedergewinnen können.

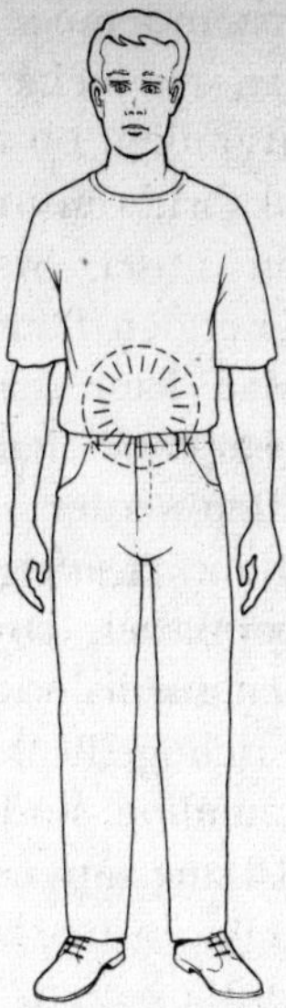

Abb. 24: Die Sonnenscheibe.
Visualisieren Sie ein goldenes Licht über dem Solarplexuschakra.

Wie Sie sich vor negativen Energien schützen können

Anderer Menschen Sorgen, Angst, Wut, Leiden usw. können alle von Ihrem Solarplexuschakra absorbiert werden, was zur Folge hat, daß Sie sich zumindest zu einem gewissen Grad unruhig fühlen. Darum kann eine Menschenmenge auch so schnell aufgebracht oder gewalttätig werden oder in Panik geraten.
Manchmal sind wir Zielscheiben für die negativen Gedanken und Emotionen anderer Menschen. Das sind sehr starke Energien, die wir möglichst nicht absorbieren sollten. Wir könnten uns auch in einer Situation befinden, zum Beispiel einer Versammlung oder einer Menschenmenge, wo diese Energien vorhanden sind. Wenn Sie empfindsam sind, nehmen Sie sie leicht auf. Sie können

Ihre Sensibilität aber auch positiv einsetzen, indem Sie sich dessen bewußt sind, was geschieht, und angemessene Vorsichtsmaßnahmen ergreifen.
Das Solarplexuschakra ist der Hauptort, an dem emotionale und mentale Energien in unser System gelangen. Wenn es sich um negative Energien handelt, muß das Chakra geschützt werden. Man kann häufig beobachten, wie Menschen etwas auf Ihrem Bauch halten, wenn Sie emotional oder mental angegriffen werden, oder sich in ihrer Gegenwart ein solcher Konflikt ereignet. Dieses Verhalten kommt von dem instinktiven Drang, den Solarplexus zu schützen, wobei Frauen normalerweise schneller reagieren als Männer. Er ist die richtige Reaktion auf eine solche Situation. Heiler und andere sensitive Menschen sollten die folgende einfache Übung anwenden, um ihren Solarplexus zu schützen.

Übung 37: Die Sonnenscheibe

- Um zu verhindern, daß negative Energien in das Solarplexuschakra gelangen, sollten Sie sich vorstellen, daß es von einer goldenen Lichtscheibe bedeckt ist. Sie sollten diese Übung unmittelbar dann durchführen, wenn Sie in eine emotional aufgebrachte Atmosphäre kommen oder wenn in Ihrer Gegenwart irgendwelche negativen Gedanken zum Ausdruck gebracht werden (siehe Abb. 24).

Wenn Sie selbst in einem emotional aufgebrachten Zustand sind, verlieren Sie sehr viel Energie. Das können Sie verhindern, indem Sie die obige Übung, 37, durchführen. Bedenken Sie jedoch, daß Sie sich anschließend irgendwie mit den Energien auseinandersetzen müssen, die Sie erzeugen. Sie sollten sie möglichst über das Halschakra zum Ausdruck bringen. Sie können sie auspusten, seufzen oder sogar singen, bis Sie das Gefühl haben, daß Sie den Druck der emotionalen Energien abgelassen haben, womit Sie auch vermeiden, andere mit Worten oder Handlungen zu verletzen.

Haben Sie erst einmal angemessene Vorsichtsmaßnahmen ergriffen, können Sie bewußt positive Energien in schwierige Situationen hineinfließen lassen und dadurch sowohl andere als auch sich selbst helfen. Am ehesten kann man mit der Energie von weißem oder blaßblauem Licht Frieden in eine Atmosphäre bringen, grünes Licht gleicht aus und rosa Licht verändert durch die Energie der Liebe Gedanken und Gefühle zum Besseren.

Es bringt viel, wenn man sich daran erinnert, daß das Unbehagen, welches man in der Gegenwart von anderen empfindet, sehr häufig von der Inkompatibilität des eigenen Energiefelds mit dem der anderen herrührt. Wenn die Chakren beginnen, die inkompatiblen Energien zu verarbeiten, nehmen Sie dies als Unbehagen wahr. In einer solchen Situation sollten Sie sich entweder entspannen, dem gesamten Spektrum der Energien erlauben, in Ihr System zu kommen und ein neues Gleichgewicht herstellen oder vorsichtshalber die Übung 37: *Sonnenscheibe,* Kapitel 7, durchführen.

Lernen Sie positiv auf Veränderungen zu reagieren

Jede Form von Heilung hat mit irgendeiner Form von Veränderung zu tun. In Rachels Fall war Veränderung eine Art von Druck, den sie als von außerhalb ihrer selbst kommend empfand. Die Aufgabe des Heilers ist es, dem

Patienten zu helfen, sowohl mit dem in Berührung zu kommen, was verändert werden muß, als auch herauszufinden, wie man auf Veränderung reagieren sollte.

In Deepaks Fall lag der Katalysator für die Veränderung in ihm selbst. Er war ein intelligenter, junger Mann von Anfang Zwanzig, der in der Schule sehr gut gewesen war. Er hatte keine Probleme damit gehabt, die ersten Prüfungen in seiner Ausbildung zum Wirtschaftsprüfer zu bestehen, und er hatte die volle Unterstützung seiner Eltern. Seine Zukunft schien gesichert zu sein. Nach einem hervorragenden ersten Jahr im Büro hatte Deepak jedoch einen emotionalen Zusammenbruch. Er unterzog sich einige Monate lang einer Psychotherapie und ging anschließend zurück in das Wirtschaftsprüfungsbüro. Als die nächsten Prüfungen näher rückten, wurde er immer unruhiger. Deepaks Arzt sagte, er leide unter akuten Angstanfällen, und verschrieb ihm Beruhigungsmittel. Als er einen Heiler aufsuchte, hatte er seine Medikamente zwar abgesetzt, konnte jedoch nicht arbeiten. Ihm wurde klar, daß er während des ersten Jahres im Büro oft das Gefühl gehabt hatte, daß er das Falsche tat, doch wußte er nicht warum. Er wollte Karriere machen und seine Talente benutzen, um im Leben vorwärtszukommen. Als er mit seinen tieferen Gefühlen bezüglich seiner Berufswahl in Kontakt kam, offenbarte sich der wirkliche Grund für seine innere Unruhe.

Er hatte den falschen Beruf gewählt, dachte jedoch, daß dieser Beruf in seinem Fall der einzige Weg sei, um voranzukommen. In Wirklichkeit wollte er mit Kindern arbeiten, ein Lehrer sein. Der Gedanke, der ihn vor lauter Sorgen krank machte, war der, daß er eine falsche Entscheidung getroffen hatte und es nun keinen Ausweg mehr gab. Er würde nie wieder ein Stipendium bekommen, um irgend etwas anderes zu studieren, und seine Eltern wären enttäuscht. Am meisten hatte er vor den notwendigen Veränderungen Angst. Er versuchte sich selbst mit dem Gedanken zu beruhigen, daß der Beruf des Wirtschaftsprüfers wirklich das Beste aus seinen

Fähigkeiten machte und daß er als Lehrer viel weniger Geld verdienen würde.
Deepak hatte in seinem Solarplexus-, seinem Herz- und in seinem Halschakra Blockaden. Seine Ängste und Befürchtungen konzentrierten sich auf seinen Solarplexus. Aufgrund seiner großen Angst vor Veränderung hatte er sich den Eingebungen seines Herzzentrums gegenüber verschlossen. So konnte er die Wahrheit seines Herzenswunsches nicht zum Ausdruck bringen.
Durch die folgenden Sitzungen, in denen an diesen Blockaden gearbeitet wurde, konnte sich Deepak mit seiner Angst vor Veränderung auseinandersetzen und seine innere Stimme vernehmen. Nun war er in der Lage, einen zufriedenstellenden, neuen Karriereplan auszuarbeiten. Sein Zusammenbruch war ein Durchbruch gewesen.

Die Gesundheitsgleichung

Wenn die Seele davon abgehalten wird, das zu tun, wozu sie hergekommen ist, fehlt das zentrale Thema unseres Lebens. Was auch immer wir tun, um unser Leben im Materialismus zu verankern, unsere Seele wird nicht aufhören, dafür zu kämpfen, daß wir das Licht erkennen. Sie wird Wege finden, um einen enormen Druck auf uns auszuüben, uns zu verändern, obwohl Veränderung so häufig genau das ist, wovor wir Angst haben.
Der konditionierte Verstand wird auf den Druck der Seele aufmerksam und tut alles, was in seiner Macht liegt, um der Veränderung zu widerstehen. Er kann sich ja nur das vorstellen, was er bereits kennt, und fürchtet sich vor allem, was er nicht kennt. Die Persönlichkeit gerät in Panik, da sie glaubt, daß es ihre Auflösung bedeutet, wenn den Forderungen der Seele nachgegeben wird. Sie erkennt nicht, daß die Seele sich nur *durch* die Persönlichkeit zum Ausdruck bringen kann und daß die Seele

nur darum bittet, daß ihr dieser Ausdruckskanal geöffnet wird. Manchmal ist der Druck, der von der seelischen Ebene ausgeht, so stark, daß wir uns auf mentaler, emotionaler oder sogar physischer Ebene äußerst unwohl fühlen. Die Weigerung oder die Unfähigkeit, dem inneren Ruf zu folgen, die Verbindung zur spirituellen Ebene wiederherzustellen, kann im äußersten Fall einen Zusammenbruch auslösen wie bei Deepak.
Während er an seiner Angst vor Veränderung arbeitete, fand er seinen Weg zurück zu seinem inneren Selbst. Dadurch konnte er das Gleichgewicht auf der mentalen und emotionalen Ebene und die Gesundheit seines physischen Körpers wiederherstellen. Deepak mußte neues Vertrauen in sich selbst entwickeln und erkennen, daß sich ganz von selbst Harmonie auf allen Ebenen einstellt, wenn das innere Selbst sich vollständig zum Ausdruck bringen kann.

Voller Ausdruck der Seele = Alle Ebenen sind im Gleichgewicht = Gesundheit und Wohlergehen

Ein Patient könnte sich im Umgang mit einem lebenswichtigen Thema entscheiden, in einer Heilungssitzung nur einen Teil der Gleichung zur Sprache zu bringen. Während des Genesungsprozesses arbeitet die Heilung jedoch mit allen Elementen der Gesundheitsgleichung, da diese in einer dynamischen Beziehung zueinander stehen. Das bedeutet, daß Heiler mit Menschen arbeiten können, um sie sowohl bei innerlichen als auch bei äußerlichen Veränderungen zu unterstützen.

8 Die ersten Schritte zur Selbstheilung

An dem Tag, an dem Sie verstehen, daß Sie die volle Verantwortung für Ihren Körper tragen, und die Verantwortung für Ihre Gesundheit übernehmen, werden Sie im wahrsten Sinne des Wortes über sich hinauswachsen. Vielleicht müssen Sie dazu Ihr Leben nochmals neu bewerten, wieder auf das schauen, was Ihnen am wichtigsten ist, und sehen, wo Sie Ihre Prioritäten setzen müssen. Sie werden herausfinden müssen, was Ihnen Unwohlsein bereitet, und was Sie tun können, um diese Ursachen für dieses Unwohlsein zu beseitigen. Sie werden die Auswirkungen Ihrer Gedanken und Gefühle und die Tatsache verstehen müssen, daß sie Ihrer Kontrolle unterstehen. Einige dieser Punkte werden Sie bereits mit den Übungen in den letzten zwei Kapiteln in Angriff genommen haben.

Wie ist es um Ihre Gesundheit bestellt?

Wenn Sie so weit zurückblicken wie möglich und sich Ihre Erfahrungen im Leben anschauen, werden Sie ein Muster erkennen können, welches Sie entweder als gesundes oder ungesundes Leben bezeichnen können. Um Verantwortung für Ihre Gesundheit zu übernehmen, müssen Sie verstehen, wie und was Sie zu Ihrer Gesundheit oder Krankheit beigetragen haben. Der erste Schritt ist der, Verbindung mit Ihrem Körper aufzunehmen und sich mit ihm darüber zu unterhalten, wie es gegenwärtig um Ihre Gesundheit bestellt ist.

Übung 38: Was uns Krankheiten lehren

- Denken Sie zurück an die Zeiten, in denen Sie krank waren oder sich unwohl fühlten. Gehen Sie so weit zurück wie möglich.
- Machen Sie sich eine Liste aller Krankheiten und Unfälle, die Sie hatten, und schreiben Sie sich auf, wer sich in diesen Zeiten um Sie gekümmert oder Ihnen geholfen hat, diese Situationen zu überstehen.
- Überlegen Sie sich, ob diese Zeiten in Ihrem Leben eine gemeinsame Struktur haben und mit welchen Energiezentren sie zusammenhängen könnten. Entscheiden Sie sich rückblickend, ob Ihnen diese Krankheiten oder Unfälle damals etwas sagen wollten, Sie aufhalten, anleiten oder Ihnen etwas zeigen wollten. Wie haben Sie damals reagiert? Haben Sie die Botschaften oder Signale zum Beispiel ignoriert oder haben Sie sich ihnen entsprechend verhalten?
- Entscheiden Sie sich, welche Rolle Sie in Ihrer persönlichen Entwicklung gespielt haben. Vielleicht verstehen Sie erst jetzt, was bestimmte Zustände Ihnen sagen wollten. Danken Sie Ihrem Körper für die Erfahrung, die er Sie gelehrt, und die Möglichkeit zu lernen, die er Ihnen gegeben hat. Danken Sie all den fürsorglichen Menschen, die dann da waren, als Sie sie brauchten. Und vergessen Sie nicht, daß Ihr Körper Sie durch all diese Zeiten hindurchgebracht hat.

Wie Sie bereits in den vorangegangenen Übungen festgestellt haben, ist es möglich, das eigene Körperbewußtsein zu erweitern. Sie können ihm zuhören und selbst mehr am Heilungsprozeß des Körpers beteiligt sein. Sie bekommen, während Sie sich durch dieses Kapitel hindurcharbeiten, praktische Hilfen in die Hand, um sich selbst noch mehr zu stärken.

Auch wenn wir uns dessen meist nicht bewußt sind, sind wir von den Energien des universellen Kraftfeldes umgeben. Da Sie diese Energien jetzt nicht mehr unbewußt verarbeiten, können Sie nun bewußt mit diesen Energien arbeiten, um Gleichgewicht und Heilung in Ihr Leben und das der Menschen in Ihrer Umgebung zu bringen.

Bevor Sie mit irgendeinem Prozeß beginnen, der der Wiederherstellung des Gleichgewichts oder der Vitalisierung dient, ist es notwendig, daß Sie das Gemisch von Energien klären, die bereits im System sind.

Übung 39: Wie man die Aura reinigt

- Stellen Sie sich entspannt hin – nehmen Sie Ihre Füße schulterbreit auseinander, die Füße befinden sich flach auf dem Boden. Lassen Sie die Arme locker herunterhängen und atmen Sie normal durch die Nase ein und aus.
- Stellen Sie sich jetzt vor, daß Sie unter einem Wasserfall aus silbernem Licht stehen (siehe Abb. 25). Gestatten Sie diesem Licht nun, an Ihnen herunterzufließen. Erlauben Sie dem Licht, alle unpassenden Energien wegzuwaschen, die sich vielleicht in der Nähe Ihres Körpers befinden.

- Sehen Sie jetzt, wie das silberne Licht durch Ihre Aura, Ihr eigenes Energiefeld, fließt, wobei es sämtliche negativen Energien, die Sie im Verlaufe des Tages aufgesammelt haben und nicht benötigen, wegwäscht.
- Erlauben Sie dem silbernen Wasserfall anschließend, durch Ihren Körper hindurchzufließen, von Kopf bis Fuß. Visualisieren Sie, wie sich Ihr Körper mit silbernem Licht füllt. Lassen Sie es dann durch die Öffnungen Ihres Körpers, durch Ihre Finger- und Zehenspitzen nach draußen fließen. Machen Sie das so lange, bis Sie sich innerlich völlig gereinigt fühlen.
  Vielleicht nehmen Sie anschließend wahr, daß wunderschöne Farben ganz von selbst hineinfließen. Das ist ein Zeichen dafür, daß Ihr Körper und Ihre Aura gereinigt sind. Schreiben Sie auf, was Sie während der Reinigung empfunden haben und wie es sich für Sie anfühlt, gereinigt zu sein.
- Atmen Sie ein, und füllen Sie Ihren Körper mit weißem Licht. Sie können auch eine andere Farbe wählen, von der Sie intuitiv das Gefühl haben, daß Sie sie brauchen. Stellen Sie sich vor, daß der silberne Wasserfall diese Farbe angenommen hat. Lassen Sie die Farbe hereinfließen, und atmen Sie sie ein. Lassen Sie die Farbe dieses Mal jedoch nicht wegfließen, sondern sehen Sie, wie Sie völlig von der Farbe erfüllt sind. (Sie können diese Übung auch im Liegen durchführen.)

In unserem täglichen Umgang mit anderen Menschen läßt es sich nicht immer vermeiden, daß wir die verschiedensten Energien von ihnen in unser eigenes Energiefeld aufnehmen. Manche mögen uns gut tun, andere nicht. Wir nehmen auch Energien von Gebäuden, Orten und sogar von den Stühlen auf, auf denen wir sitzen. Durch unsere

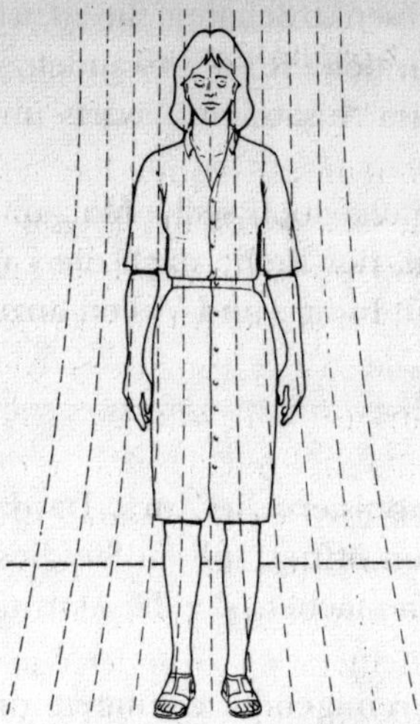

Abb. 25: Reinigen Sie Ihre Aura, indem Sie sich einen silbernen Wasserfall vorstellen.

Gedanken und Emotionen gelangen weitere energetische Bestandteile in unsere Aura.
Da wir Energien entsprechend unserem Entwicklungsstand aufnehmen, wird ein Heiler oder ein Sensitiver pro Tag sehr viele aufnehmen. Daher ist es notwendig, das eigene Energiefeld zu reinigen, um sicherzustellen, daß wir gut schlafen können, und um uns auf den nächsten Tag vorzubereiten.
Obwohl die nächste Übung zwar auch die Aura reinigt, sollte man darauf achten, sie nicht nach Sonnenuntergang durchzuführen.

Übung 40: Baden im Regenbogenlicht

- Stellen oder legen Sie sich hin, und entspannen Sie Ihren Körper.
- Atmen Sie ein, und stellen Sie sich weißes Licht vor, wel-

ches sich auf Ihrem Kopf herabsenkt. Schauen Sie zu, wie sich die Farbe des Lichts in ein tiefes Rosa verwandelt.

- Lassen Sie das Licht jetzt beim Ausatmen abwärts und durch Sie hindurchfließen.
- Wiederholen Sie diesen Vorgang noch sechs Mal, und erlauben Sie dem Licht dabei, der Reihe nach die Farben Orange, Gelb, Grün, Blau, Indigo und Violett anzunehmen.

Diese Übung reinigt und harmonisiert die Aura. Da das Arbeiten mit Farben die Chakren öffnet, sollten Sie diese Übung immer *vor* allen Übungen machen, die die Aktivität der Chakren drosseln.

Sie können im Anschluß an reinigende Übungen die Übung 30: *Die Schutzsphäre*, Kapitel 5, ausführen. Denken Sie stets daran, daß keine dieser Übungen Sie daran hindert, Ihren Schutzengel, Gott oder die Quelle der Liebe oder jene Kräfte, die sich Ihrem Gefühl nach um Sie kümmern, in einem Gebet um Schutz zu bitten. Menschen, die jedoch Energien kanalisieren, wie zum Beispiel Heiler, werden Verantwortung für Ihre Handlungen übernehmen wollen, da dies ein Teil des Wachstums und des Heranreifens ihrer Seele darstellt. Wenn Sie andere ermutigen wollen, Verantwortung zu übernehmen, müssen Sie das gleiche Verantwortungsgefühl sich selbst gegenüber und bei Ihrer Arbeit mit Energien entwickeln.

Wie Sie auf den verschiedenen Seinsebenen Ihre Energie aufrechterhalten

Neben den Störungen im Gleichgewicht, die vom Verstand und/oder den Emotionen verursacht werden, gibt es auch

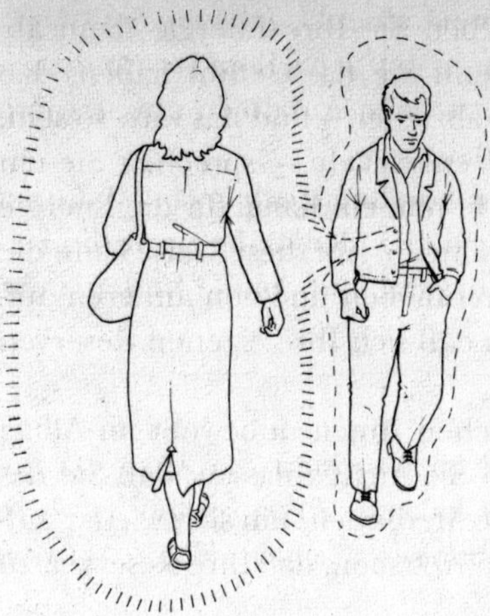

Abb. 26: Die Funktionsweise des Energiegesetzes.
Die Person auf der rechten Seite hat wenig Energie und zieht dem Heiler links Energie ab, während beide auf der Straße aneinander vorübergehen.

noch andere Störquellen, derer wir uns bewußt sein müssen.

Wie oft sind Sie schon einkaufen gegangen oder unter vielen Menschen gewesen und haben anschließend zu Hause entdeckt, daß Sie sich völlig erschöpft fühlten? Das kommt daher, daß Energie dazu neigt, einem Gleichgewichtszustand anzustreben. Wenn Sie losgehen, fühlen Sie sich kraftvoll. Da Sie ein sensitiver Mensch sind, sind Ihre Chakren immer etwas offener, als bei den anderen. Sie begegnen Menschen, die wenig Energie haben. Wenn sie an Ihrer sehr aufgeladenen Aura vorbeigehen, saugen sie unbewußt wie ein Schwamm soviel Energie wie möglich auf (siehe Abb. 26).

Wenn sich mehrere Menschen auf diese Weise bei Ihnen aufgeladen haben, fühlen Sie sich möglicherweise recht erschöpft. Vielleicht überrascht Sie das, da Sie sich morgens noch so energetisch fühlten. Es ist erst Mittag, und Ihnen ist schon nach einer Erholungspause zu Mute.

Als sensitiver Mensch müssen Sie diese Situation unter

Kontrolle bekommen. Geben Sie Ihre Energie dann ab, wenn *Sie* es möchten. Wenn Sie das Gefühl haben, daß Menschen Ihnen Energie abziehen – und das wird so sein, wenn Sie Ihre Sensitivität entwickeln –, sprechen Sie ein Gebet, in dem Sie darum bitten, ein Kanal für die Energie zu sein, die Menschen benötigen. Auf diese Weise kann die Energie durch Sie hindurchfließen und von anderen aufgenommen werden, ohne daß sich Ihre eigenen Reserven erschöpfen.

Auch wenn andere Menschen Ihnen unbewußt im Alltag Energie abziehen, dürfen Sie nicht zulassen, daß Sie das erschöpft. Es gibt einfache Methoden, um sich wieder aufzuladen, wenn Sie das Gefühl haben, daß Ihre Reserven zu Ende gehen.

Manchmal brauchen Sie vielleicht die rohen Energien der Erde. Diese Energien sind auf einer grundlegenden Überlebensebene lebenserhaltend, und man sollte sie nutzen, wenn das System energetisch erschöpft ist.

Übung 41: Wie man die Energie der Erde einatmet

- Ziehen Sie Ihre Schuhe aus, und setzten Sie sich bequem hin. Achten Sie darauf, daß sich Ihre Füße flach auf dem Boden und Ihre Hände mit den Handflächen nach oben auf den Oberschenkeln befinden.
- Atmen Sie kontrolliert ein und aus, bis Ihr Atem langsam und rhythmisch fließt. (Wie bei allen anderen Atemübungen, sollten Sie durch die Nase ein- und ausatmen, sofern die Übungsanweisungen nicht anders lauten.)
- Stellen Sie sich beim Atmen vor, daß Ihre Füße einen guten Kontakt zu dem Boden herstellen. Genießen Sie das Gefühl der Verbundenheit mit der Erde.
- Atmen Sie jetzt so ein, als würden Sie durch Ihre Fuß-

sohlen einatmen. Visualisieren Sie den Atem, wie er in Form von Energie durch Ihre Füße eintritt. (Wenn Sie aufgrund einer körperlichen Behinderung nicht in dieser Position sitzen können, stellen Sie sich vor, daß die Energie durch Ihr Wurzelchakra eintritt.)
- Stellen Sie sich die Energie nach drei Atemzügen als tief rosarotes Licht vor. Ziehen Sie bei jeder Einatmung dieses Licht durch Ihre Beine nach oben in den Rest Ihres Körpers hoch.
- Atmen Sie so weiterhin ein und aus, bis Sie sich energetisch völlig aufgeladen fühlen.

Sie können die rote Energie benutzen, um Ihr Becken und die Beine zu energetisieren oder um diese Teile Ihres Körpers in einen Zustand des Gleichgewichts zu bringen. Vielleicht möchten Sie die Übung auch im Stehen ausprobieren.

Im Anschluß an diese Übung sollten Sie, wie in der nachfolgenden Übung beschrieben, Lebenskraft einatmen. Lebenskraft kommt von der Sonne und der kosmischen Sonne und ist für unser Wohlergehen lebensnotwendig.

Übung 42: Atmen Sie Lebenskraft ein – Orange

- Setzen Sie sich so hin, wie in der vorangegangenen Übung beschrieben, und stellen Sie eine gute Verbindung zur Erde her (damit Sie gut geerdet sind).
- Konzentrieren Sie sich dieses Mal auf das Sakralchakra.
- Atmen Sie leuchtendoranges Licht durch dieses Zentrum ein. Lassen Sie die Energie zunächst den Bereich um das

Chakra herum ausfüllen. Atmen Sie dann weiter die Energie ein, bis sie schließlich Ihren ganzen Körper erfüllt.

Diese Energie energetisiert und harmonisiert sämtliche Organe und Systeme des Sakralbereiches, einschließlich des unteren Rückens. Sie tut besonders Frauen gut. Sie stärkt die Fortpflanzungsorgane und hilft bei Menstruationsproblemen und damit verbundenen Beschwerden.

Übung 43: Atmen Sie Lebenskraft ein – Gelb

Durch den Solarplexus gelangt Lebenskraft einer höheren Schwingung in den ätherischen Körper.

– Kontrollieren Sie wie bei der vorangegangenen Übung wieder Ihre Atmung. Atmen Sie die Energie jetzt als goldgelbes Licht ein. Lassen Sie zunächst zu, daß die Energie den Bereich um den Solarplexus ausfüllt und dann allmählich den Rest Ihres Körpers.

Diese mächtige Quelle von Lebenskraft energetisiert sämtliche Verdauungsorgane in diesem Bereich sowie die damit zusammenhängenden Systeme. Sie stärkt nicht nur alle anderen Organe, die vielleicht unter Energiemangel leiden, sondern auch den ätherischen und den astralen Körper.

Übung 44: Atmen Sie Lebenskraft ein – Rosa

Wenn das Nervensystem einer Stärkung bedarf, sollten Sie sich einen bestimmten Bereich des Lebenskraftspektrums vorstellen. Dieser hat die Farbe Rosa. Rosa Licht ist ein starkes Tonikum, welches das System harmonisiert und kräftigt. Heiler, Sozialarbeiter und andere Therapeuten sollten darauf achten, daß ihr Energieniveau in diesem Bereich nicht zu weit abfällt.

– Verwenden Sie die oben beschriebenen Atemübungen, um sich vorzustellen, daß leuchtendes, rosa Licht in den Solarplexus einfließt. Atmen Sie dieses Licht ein, bis Ihr ganzer Körper von rosa Licht erfüllt ist.

Wenn Ihnen bewußt ist, wie es um das Energieniveau auf den verschiedenen Ebenen bestellt ist, können Sie sich jederzeit aussuchen, welche der obigen Übungen Sie durchführen möchten. Lebenskraft kann nach außen über den Solarplexus abgestrahlt werden, um anderen zu helfen, doch sollten Sie zum Beispiel durch die Übung 37: *Die Sonnenscheibe*, Kapitel 5, verhindern, gegen Ihren Willen Energie zu verlieren. Wenn Sie einem anderen Menschen Lebenskraft geben wollten, sollten Sie sicherstellen, daß Sie die Sonnenscheibe vorher vor Ihrem inneren Auge von Ihrem Solarplexus entfernt haben.
Sie haben Ihr energetisches Feld durch die obigen Übungen wieder aufgeladen. Sie haben es auch gereinigt, ins Gleichgewicht gebracht und gestärkt. Jetzt sind Sie bereit, eine weitere Methode kennenzulernen, mit der Sie eine kraftvolle Aura erschaffen können, die andere positive Energiemuster anziehen wird. Ich spreche vom Umgang mit Affirmationen.

Affirmationen als Heilungswerkzeuge

Eine Affirmation ist eine Aussage in Form einer Botschaft an die Persönlichkeit. Affirmationen sind sehr mächtige

Heilungswerkzeuge, die die destruktiven Botschaften des konditionierten Verstandes umprogrammieren können. Dadurch, daß Sie an der Ursache der negativen Programme arbeiten (die mit den in oder zwischen den Chakren gefangenen Energien gleichgesetzt werden können), können Sie die Botschaften des konditionierten Verstandes in Form von Selbstzweifel und Selbstabwertung in stärkende und lebensförderliche Energien wie Selbstsicherheit, Selbstwert und Selbstliebe umwandeln.

Affirmationen sind eine einfache und effektive Methode, die diese Arbeit unterstützt, da man mit ihnen einem Menschen helfen kann, zu Kräften zu kommen und sein energetisches Gleichgewicht wiederherzustellen. Wenn Sie sich mit dem Herzchakra kurzschließen, um eine passende Affirmation zu finden, können Sie Anleitung bei der Entwicklung einer bestimmten Qualität oder im Umgang mit einer bestimmten Situation erhalten.

Ihr höheres Selbst weiß, was Sie behindert und wie Ihre Affirmation vom Wortlaut her beschaffen sein muß. Wenn Sie Ihre Affirmation morgens und abends wiederholen, programmieren Sie damit Ihren Verstand um und verändern Ihr Energiefeld auf positive Art und Weise.

Patienten haben in Heilungssitzungen schon großen Nutzen daraus gezogen, wenn sie ihre eigenen einfachen, kreativen Sätze verwendeten. An dieser Stelle möchte ich einige Beispiele aufführen.

- Sheila arbeitete an der Korrektur eines speziellen Angstmusters, welches sie von einem gewalttätigen Vater bekommen hatte. Ihre erste Affirmation war: *»Ich kenne nur Liebe.«*
- Andy arbeitete an den Folgen einer sehr besitzergreifenden und manipulativen Mutter. Seine Affirmation war: *»Es ist sicher, ich selbst zu sein.«*

- Louise mußte einen weiten Weg gehen, um zu lernen, sich selbst zu lieben und zu akzeptieren, daß sie sich verändern konnte. Eine ihrer Affirmationen war: *»Ich werde gesund, indem ich mich selbst liebe.«*
- Lawrence, dessen Problem es war, ein Leben lang zurückgewiesen worden zu sein, was seine Entwicklung auf vielerlei Art und Weise behindert hatte, kam auf die Affirmation: *»Ich bin bereit, zu wachsen.«*

Übung 45: Wie man positive Affirmationen entwickelt

In den vorangegangenen Übungen haben Sie sich einige Ihrer Gedankenmuster und einige Ihrer emotionalen Strukturen angeschaut. Dadurch haben Sie vielleicht einige Bereiche in sich entdeckt, die Sie gerne ändern möchten. Wenn Sie an Situationen denken, die noch nicht allzulange zurückliegen, sehen Sie vielleicht, wie bestimmte innere Aufzeichnungen Sie auf negative Art und Weise beeinflussen. Sie möchten Ihre Strukturen ändern.

- Schreiben Sie mit wenigen Worten auf, um welche Ihrer Strukturen es sich handelt. Schreiben Sie darunter: *»Ich werde dies ändern, und ich kann dies ändern.«*
- Setzen Sie sich bequem hin, und entspannen Sie sich. Atmen Sie dreimal tief ein und aus, und atmen Sie anschließend normal weiter. Richten Sie Ihre Aufmerksamkeit auf das Herzchakra.
- Denken Sie zurück an das Muster, welches Sie aufgeschrieben haben. Sehen Sie, was Sie darunter geschrieben haben.
- Bitten Sie Ihr Herzzentrum, Ihnen zu helfen, eine oder mehrere Affirmationen (positive Aussagen) zu finden, die Sie verwenden können, um das Muster und das

negative Programm zu transformieren. Warten Sie entspannt und geduldig ab. Wenn Ihre »leise innere Stimme« Ihnen die Anweisung gibt, werden Sie sie als echt erkennen.

- Wenn Ihre Anweisung vollständig ist, danken Sie Ihrem Herzchakra und stellen Sie sich vor, daß es sich ein wenig schließt.
- Nehmen Sie sich Zeit, wieder zum normalen Bewußtsein zurückzukehren. Stellen Sie sicher, daß Sie Ihre Füße spüren können. Schreiben Sie sich Ihre Affirmationen und/oder die Anweisungen auf. Sie haben jetzt einen oder mehrere mächtige Sätze erhalten, der/die Ihnen durch ihre tägliche Wiederholung helfen wird/werden, Ihre Muster und Einstellungen zum Besseren zu verwandeln.

Verwenden Sie die Affirmations-Entdeckungs-Methode so oft wie nötig. Vergessen Sie nicht, daß die Affirmationen, die von Ihrem eigenen Herzen kommen, genau die sind, die im Augenblick für Sie die richtigen sind. Schreiben Sie sich Ihre Affirmationen stets auf. Ihre Aufzeichnungen werden Ihnen bei Ihrer Entwicklung eine wertvolle Richtschnur sein und Sie in die Lage versetzen, zu überprüfen, wieviel Veränderung Sie bewirkt haben, seit Sie angefangen haben, mit Affirmationen zu arbeiten. Die Arbeit mit dem Herzchakra ist eine einfache und wunderbare Methode, um etwas über das positive Denken zu lernen. Ihr Verstand kann dabei eine Pause einlegen. Er muß dann nicht immer »die richtige Antwort finden«, sondern kann sich statt dessen vom Herzen behutsam anleiten lassen. Sie werden entdecken, daß das für Ihre Patienten sowie für Sie selbst sehr wertvoll sein wird.

Entspannen und erfrischen Sie Ihr System

Die Weisheit des Herzchakras kann auch genutzt werden, um Ihre Körperenergien ins Gleichgewicht zu bringen, das System zu entspannen und zu erfrischen. Die folgende Übung können Sie überall durchführen, solange Sie eine Möglichkeit haben, sich hinzulegen.

Übung 46: Bringen Sie das energetische System Ihres Körpers ins Gleichgewicht

- Lockern Sie Ihre Kleidung, und entfernen Sie alles, was Sie im Halsbereich einengen könnte. Legen Sie sich auf eine Unterlage, die nicht zu weich, aber dennoch bequem ist. Legen Sie sich, wenn möglich, etwas unter Ihren Kopf, damit er abgestützt ist. Die Beine sollten etwas gespreizt sein, und Ihre Arme sollten sich neben Ihrem Körper befinden.
- Atmen Sie dreimal tief ein und aus, wobei Sie bei jeder Ausatmung Anspannungen loslassen. Konzentrieren Sie sich bei geöffneten Augen auf das Herzchakra.
- Bleiben Sie entspannt, aber wach, und lassen Sie nicht zu, daß Sie geistig abdriften. Gestatten Sie Ihrem Körper, seine eigene Position zu finden. Wachheit ist deshalb wichtig, damit der Körper zu Ihnen sprechen kann, während er behutsam sein eigenes Gleichgewicht findet. Beobachten Sie, wie sich angespannte Bereiche entspannen. Möglicherweise möchte sich der eine oder andere Körperteil noch etwas bewegen. Halten Sie Ihre Aufmerksamkeit behutsam auf das Herzchakra gerichtet.
- Nach etwa 15 Minuten hat sich das energetische System des Körpers ins Gleichgewicht gebracht. Wenn es soweit

ist, fühlen Sie möglicherweise im ganzen Körper ein Kribbeln und eine innere Leichtigkeit. Bleiben Sie so lange in dieser Position liegen, wie Sie möchten.
- Sie werden sich erfrischt fühlen. Bevor Sie aufstehen, sollten Sie sich für die Fähigkeit Ihres Körpers bedanken, sich auf diese Weise zu erfrischen.

Auch bei der nächsten Übung geht es um die Harmonisierung von Energien. Diejenigen unter Ihnen, die Yoga machen, werden sie gut kennen: die *alternierende Nasenatmung.*

Übung 47: Die harmonisierende Atmung

- Setzen Sie sich bequem hin. Stellen Sie sicher, daß Ihr Rücken und Ihr Hals gerade sind. Halten Sie Ihren Kopf aufrecht, aber entspannt. Führen Sie die Übung 9: *Vollständige Atmung,* Kapitel 11, dreimal durch.
- Legen Sie die ersten beiden Finger der rechten Hand an die Seite des rechten Nasenlochs, und üben Sie einen sanften Druck aus, um es zu schließen (siehe Abb. 27). Atmen Sie durch das linke Nasenloch langsam und normal ein. Halten Sie den Atem an und zählen Sie bis drei.
- Legen Sie die beiden ersten Finger Ihrer rechten Hand (Sie können auch die linke Hand nehmen, wenn Sie möchten) nun an die Seite des linken Nasenlochs, um es zu schließen. Atmen Sie langsam und normal durch das rechte Nasenloch aus. Zählen Sie bis drei.
- Atmen Sie durch das rechte Nasenloch ein. Halten Sie den Atem an, bis Sie bis drei gezählt haben. Legen Sie, während Sie den Atem anhalten, die Finger an das rechte Nasenloch, und atmen Sie aus. Dies ist ein vollständiger Atemzyklus.

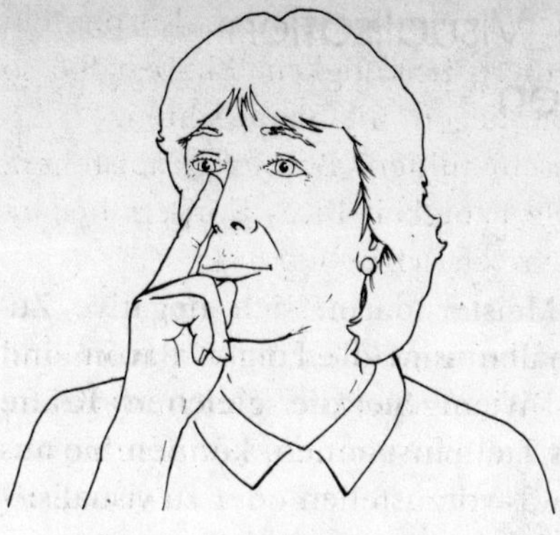

Abb. 27: Die harmonisierende Atmung.

– Führen Sie diesen Zyklus langsam und behutsam sechsmal durch. Sitzen Sie dann ein paar Minuten still da, und seien Sie sich dabei der Harmonie der Energien in Ihrem Körper bewußt. Bedanken Sie sich bei Ihrem Körper. Eine dankbare Einstellung nach einer jeden Übung verstärkt deren Wirkung und ist eine positive Affirmation für den Verstand.

Bei diesen ersten Schritten der Selbstheilung haben wir uns die Macht des Geistes auf sehr positive Weise zunutze gemacht. Im nächsten Kapitel schauen wir uns die menschliche Vorliebe, in Gedanken zu versinken und sich Tagträumen hinzugeben, etwas näher an, wobei Sie weitere Techniken zur Selbstheilung kennenlernen werden.

9 Selbstheilung, Visualisation und Meditation

Der Verstand ist ein Meister darin, sich negative Zukunftsszenarios auszumalen, und die Folgen davon sind meist ebenso negativ. Wenn Sie die gleichen Kräfte jedoch für ein positives Ziel einspannen, können Sie aus Ihrer Fähigkeit, sich etwas vorzustellen oder zu visualisieren, großen Nutzen ziehen. Sie brauchen nur etwas Übung.

Die positiven Funktionen des Visualisierens

Sie können drei sehr nützliche Funktionen, die das Visualisieren erfüllt, in Ihr Selbstheilungsprogramm mit integrieren. Die erste Funktion ist die, eine *mentale* Entspannung herbeizuführen. Wir stellen uns dazu eine friedliche Szene vor, die den Verstand entspannt und auch zur körperlichen Entspannung beiträgt. Die folgende Übung können Sie immer dann anwenden, wenn Sie sich mental entspannen möchten.

Übung 48: Eine Visualisation zur mentalen Entspannung

- Setzen oder legen Sie sich bequem hin. Atmen Sie dreimal tief ein und aus, und lassen Sie beim Ausatmen alle Anspannungen und/oder Sorgen los. Entspannen Sie Ihren Körper. Lassen Sie in Ihren Verstand Frieden einkehren, während er zur Ruhe kommt.

- Stellen Sie sich einen Ort vor, an den Sie sich begeben können und wo völliger Frieden herrscht. Vielleicht wird Ihnen Ihr Verstand einen Platz zeigen, den Sie bereits kennen. Wenn nicht, stellen Sie sich einen friedlichen Ort, wie zum Beispiel einen verlassenen Strand, eine Waldlichtung oder einen Ort in den Bergen, vor.
- Sehen Sie Ihren friedvollen Platz ganz detailliert vor sich. Betrachten Sie die Formen und die Farben. Sehen Sie sich um. Nehmen Sie diese friedliche Szene ganz in sich auf, während Sie langsam und sanft ein- und ausatmen.
- Machen Sie einen kurzen Spaziergang an Ihrem friedvollen Platz. Erfreuen Sie sich an allem, was Sie sehen oder sonst wahrnehmen.
- Wenn Sie möchten, können Sie sich irgendwo hinsetzen. Schauen Sie sich noch einmal um, und nehmen Sie die gesamte Szene in sich auf.
- Setzen oder legen Sie sich nun bequem hin, und spüren Sie Frieden in sich. Bleiben Sie so lange an diesem Ort, wie Sie möchten beziehungsweise wie es Ihre Zeit erlaubt.
- Wenn Sie bereit sind, kommen Sie langsam und behutsam dorthin zurück, wo sich Ihr Körper befindet. Stellen Sie sicher, daß Sie Ihre Füße spüren können. Schreiben Sie alles auf, was Sie gefühlt und wahrgenommen haben.

In der nächsten Übung gehen wir bei der mentalen Entspannung noch einen Schritt weiter. Es ist besser, wenn Sie sich diese Übung zunächst auf ein Band sprechen, tun Sie es langsam, lassen Sie sich Zeit. Sie können auch einen Partner bitten, Ihnen die Übung langsam vorzulesen.

Übung 49: Visualisation – der friedliche Garten

- Setzen oder legen Sie sich bequem hin. Atmen Sie dreimal tief ein und aus, und lassen Sie beim Ausatmen sämtliche Anspannungen und/oder Sorgen los. Entspannen Sie Ihren Körper, und lassen Sie Ihrer Verstand friedlich zur Ruhe kommen. Erlauben Sie Ihrem Verstand, der folgenden Visualisationsübung zu folgen, und lassen Sie Ihre Sinne frei an diesem Prozeß teilnehmen.
- Sie spazieren in einer friedlichen Gegend auf einer Landstraße entlang. Die Sonne scheint. Sie können eine leichte Brise in Ihrem Gesicht spüren. Während Sie gehen, fühlen Sie sich eins mit allem, eins mit der Landstraße, mit der Luft, mit der Sonne, mit Ihrem Körper. Leichtfüßig gleiten Sie über den Boden. Ihr Körper fühlt sich von innen leicht und frisch an.
- Sie schauen nach links und sehen auf einer Wiese ein grasendes Pferd. Rechts fällt Ihr Blick auf einige wunderschöne Bäume. In ihrer Gegenwart ist alles friedvoll. Sie sind eins mit dem Pferd, den Bäumen und der Wiese.
- Vor Ihnen befindet sich ein Gartentor, das einladend auf Sie wirkt. Sie öffnen es und sehen einen Pfad, der zu einem wunderschönen Garten führt. Sie gehen den Pfad entlang zum Garten, wobei Ihnen im Vorbeigehen die Blumen und Sträucher auffallen.
- Sie finden eine Bank, auf die Sie sich setzen können. Beim Hinsetzen fällt Ihr Blick auf die wundervollen Blumen, die überall in der Umgebung wachsen. Sie atmen ihren Duft ein. Die Vögel zwitschern. Die Sonne scheint auf Sie herab, während Sie sanft und tief ein- und ausatmen. Bienen und andere Insekten gehen im Garten geschäftig ihren Aufgaben nach. Sie fühlen sich eins mit diesem Ort. Atmen Sie den Frieden der Natur ein.

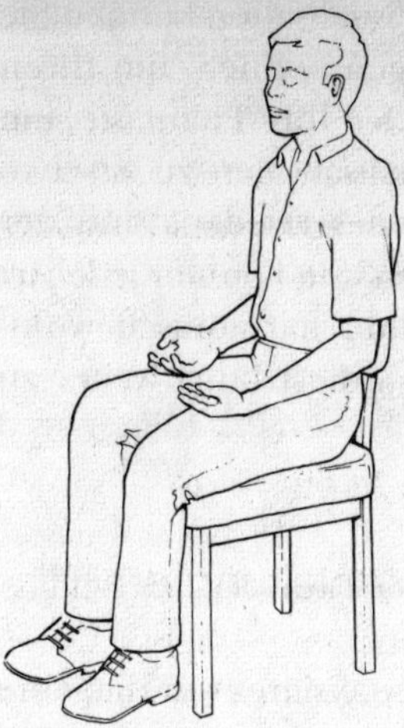

Abb. 28: Die sitzende Position.
Nehmen Sie diese Position bei den Übungen ein oder wenn bei Visualisationen oder Meditationen die Sensitivität der Handflächen benötigt wird.

- Bleiben Sie so lange hier, wie Sie möchten oder Ihre Zeit es Ihnen erlaubt. Wenn Sie das Gefühl haben, daß es an der Zeit ist, zurückzukehren, gehen Sie durch den Garten, den Pfad entlang bis zum Gartentor. Schließen Sie das Gartentor hinter sich. Gehen Sie wieder zurück, an der Landstraße entlang, und lassen Sie sich dabei Zeit. Achten Sie auf Ihrem Rückweg wieder auf die Bäume und das Pferd. Danken Sie allen Dingen, an denen Sie vorbeikommen. Es ist wichtig, daß Sie genau den gleichen Weg zurückgehen, auf dem Sie hergekommen sind.
- Kommen Sie dorthin zurück, wo Ihr Körper sitzt oder liegt.
  Stellen Sie sicher, daß Sie Ihre Füße spüren können. Schreiben Sie sich alle Gefühle oder Eindrücke auf, die Sie gerne festhalten möchten.

Die einzelnen Schritte der obigen Visualisation können Sie als Vorlage verwenden, der Sie folgen können, um Ihren Verstand zu entspannen. Benutzen Sie Ihre Phantasie, um Ihre eigenen entspannenden Visualisationen zu erschaffen. Denken Sie daran, Elemente des Friedens und der Harmonie in Ihre Szene einzubauen. Sie können jede Art von Musik, die auf Sie friedvoll und harmonisch wirkt, leise im Hintergrund abspielen, um die Übung weiter zu bereichern.

Wie man mittels Visualisation Anleitung erhält

Die zweite positive Funktion des Visualisierens ist die, eine Situation zu schaffen, in der Sie Unterweisungen, Anleitung oder Bestätigung erhalten können. Möglicherweise benötigen Sie auch Hilfe bei der Lösung von Problemen oder Antworten auf für Sie wichtige Fragen. Dieser Aspekt der Visualisation wird auch manchmal als kreative Imagination bezeichnet. Man sollte kreative Imagination von anderen Formen der Visualisation unterscheiden, denn sie stellt eine Methode dar, durch die Sie mit Ihrer inneren Führung Kontakt aufnehmen können.

Übung 50: Kreative Imagination

Zum Zwecke dieser Übung nehmen wir an, daß Sie in bezug auf eine Frage, die Sie gerne klären würden, Anleitung benötigen. Sie werden die Technik verwenden, um sich mit der Weisheit des höheren Selbst zu verbinden – würdigen Sie dies daher mit einer entsprechenden Einstellung bei der Durchführung der Übung.

- Setzen Sie sich bequem hin. Ihre Füße sollten sich dabei flach auf dem Boden, Ihre Hände mit den Handflächen nach oben auf den Oberschenkeln befinden (siehe Abb. 28). Entspannen Sie Ihre Ellbogen. Entspannen Sie Ihren Körper, und lassen Sie die Schultern los. Atmen Sie dreimal tief ein und aus, und atmen Sie anschließend normal weiter. Sie werden innerlich an einen Ort gehen, an dem Sie die Führung erhalten werden, die Sie brauchen.
- Sehen Sie sich vor Ihrem inneren geistigen Auge eine Straße entlanggehen. Es ist alles ruhig und friedvoll um Sie herum, und Sie fühlen sich innerlich leicht und optimistisch. Sie sind auf dem Weg zu einem ganz besonderen Haus. Sie erblicken das Haus und erkennen es an seiner Erscheinung. Das Haus fühlt sich einladend an, so, als ob es Sie willkommen heißt. Sie gehen zur vorderen Eingangstür, die offen ist.
- Im Inneren des Hauses finden Sie sich in einer wohlbeleuchteten Halle mit mehreren Türen wieder. Sie schauen sich die Türen an. An einer der Türen befindet sich ein Schild mit der Aufschrift: »Führung – Bitte eintreten«. In diesem Raum werden Sie einen weisen Menschen treffen, der Ihnen bei Ihrem Problem helfen wird. Gehen Sie in das Zimmer hinein, und warten Sie geduldig ab, was geschieht.
- Wenn Sie bekommen haben, was Sie benötigen, danken Sie dem weisen Menschen und schließen Sie die Tür wieder hinter sich. Verlassen Sie vorsichtig das Haus, und merken Sie sich so viel davon wie möglich. Gehen Sie den gleichen Weg zurück, den Sie gekommen sind, und kehren Sie zu dem Platz zurück, an dem Ihr Körper sitzt.
- Lassen Sie sich Zeit, die Erfahrung wirken zu lassen, bevor Sie behutsam zur normalen Wirklichkeit zurückkehren. Wackeln Sie mit den Zehen, um sicherzustellen, daß Sie Ihre Füße spüren können. Reiben Sie Ihre

Hände aneinander. Schreiben Sie sich Ihre Erfahrung anschließend so detailliert wie möglich auf. Schreiben Sie auf, was Sie in dem Raum und im Haus gesehen haben. Alles, was Sie sehen und erfahren haben, kann ein Hinweis auf das sein, was Sie brauchen.

Vielleicht brauchen Sie noch weitere Klärung, noch mehr Unterweisung. Vielleicht ist Ihnen noch etwas anderes eingefallen, was Sie fragen möchten. Sie können jederzeit in jenen Raum zurückkehren und um das bitten, was Sie brauchen. Gehen Sie einfach auf dem gleichen Weg dorthin wie beim ersten Mal.

Erwarten Sie das Unerwartete. Manchmal könnten die Informationen, die Sie benötigen, in einem Buch stehen oder Ihnen auf andere Weise begegnen. Vielleicht handelt es sich um eine einfache Botschaft, über die Sie nur ein bißchen nachdenken müssen.

Menschen, die mit dieser Übung arbeiten, haben berichtet, daß der »weise Mensch« manchmal keine menschliche Form hat. Entspannen Sie sich, und erlauben Sie Ihrer inneren Führung, die Kontrolle zu übernehmen und Ihnen die Informationen auf die Art und Weise zu zeigen, die für Sie die richtige ist.

Wenn Sie einmal mit dem Ablauf dieser Visualisationen vertraut sind, können Sie sich für alle möglichen Zwecke eigene Bilder und Situationen ausdenken.

Visualisationen zu Heilungszwecken

Es kann sich als sehr mächtige therapeutische Methode erweisen, den Verstand für Heilungsvisualisationen einzuspannen. Bei dieser Methode schafft man eine visuelle Af-

firmation, die auch in Verbindung mit einer verbalen Affirmation benutzt werden kann. Sie können diese Technik für alle möglichen Situationen abwandeln und verwenden.
In den vorherigen Übungen haben Sie bereits gesehen, daß Sie auf Wunsch über das Bewußtseinsnetzwerk mit jedem beliebigen oder mehreren Teilen Ihres Körpers in Verbindung treten können. Sie haben auch schon entdeckt, daß Ihr Körper auf Ihre Kommunikation auf überraschende Weise reagiert. Dem Körper wohnt ein eigenes Heilungspotential inne, welches immer aktiv ist, sofern wir nicht irgendwie dazwischenfunken, zum Beispiel durch negative mentale Botschaften. Dieses Potential ist eine Funktion der harmonisierenden Kraft, die in allen lebenden Zellen unseres Körpers vorhanden ist. Wenn irgend etwas beschädigt ist, werden sich die Zellen sofort daranmachen, den Schaden zu reparieren. Sie können diesen Prozeß durch konstruktive Visualisationen unterstützen. Sie werden feststellen, daß Ihr Körper sehr positiv auf sie reagiert. Die folgenden Übungen zur Selbstheilung können Sie bei sich selbst anwenden oder jemand anderem beibringen.

Übung 51: Eine Visualisation zur Selbstheilung

Sie können diese Übung machen, wenn Sie einen Unfall gehabt haben oder operiert worden sind und den Wunsch haben, das Selbstheilungspotential Ihres Körpers zu steigern.

- Machen Sie es sich möglichst bequem, und entspannen Sie sowohl Ihren Körper als auch Ihren Verstand. Atmen Sie ruhig und normal.
- Lassen Sie nun zu, daß sich Ihre Aufmerksamkeit auf

den verletzten Bereich fokussiert, und schicken Sie diesem Bereich liebevolle Gedanken. Sehen Sie, wie die Zellen der Organe und der Gewebe allesamt aktiviert werden, um die Heilung so schnell wie möglich zu bewerkstelligen. Sehen Sie, wie das Blut alle Nährstoffe herbeibringt, die die Zellen brauchen, um ihre Arbeit zu tun.

- Wenn Sie den Eindruck haben, daß es gut wäre, den Bereich mit einer Farbe zu überfluten, stellen Sie sich vor, daß Licht sich auf diesen Bereich senkt und alle Prozesse fördert, die darin vor sich gehen.
- Arbeiten Sie so lange mit dieser Visualisation, wie Sie möchten. Lassen Sie sich von Ihrer Intuition führen, und machen Sie alles Weitere, was erforderlich ist. Lassen Sie zu, daß Sie von dem verletzten Bereich informiert werden, wann die Heilung abgeschlossen ist. Bedanken Sie sich für die Heilung.

Falls nötig, können Sie die Visualisation wiederholen. Denken Sie an Ihre Einstellung – Sie sollten nicht ängstlich sein, sondern die Kontrolle über das Geschehen übernehmen. Sie helfen Ihrem Körper dabei, die Heilung zu bewirken. Stellen Sie sicher, daß sich Ihre Gedanken auf positive Weise mit diesem Prozeß verbinden.

Heilung gestörter Beziehungen

Manchmal bedürfen auch Situationen oder Einstellungen einer Heilung. Sie hatten vielleicht eine Auseinandersetzung oder eine Meinungsverschiedenheit mit einer anderen Person, und nun fühlen sich beide voneinander entfremdet. Das tut Ihnen leid. Eine solche Situation ist unproduktiv, destruktiv und hilft keinem. Sie würden die

Situation gerne wieder in Ordnung bringen, wissen jedoch nicht, wie Sie das, was Sie über Visualisation und Heilung gelernt haben, dabei einsetzen können.
So erging es Eric, als er sich mit seiner Frau zerstritten hatte und es ihm leid tat. Er war nicht in der Lage, sein Frühstück zu beenden. Er nahm seinen Aktenkoffer und stürzte aus dem Haus, ohne sich zu verabschieden. Er mußte für die nächsten zwei Tage auf eine Geschäftsreise. Als er zum Bahnhof fuhr, fühlte er sich schrecklich unwohl wegen des Streites, den sie gehabt hatten. Er bereute seine schroffen Worte, es tat ihm leid, daß er seine Frau nicht zum Abschied geküßt hatte, und er wollte etwas dagegen tun. In der Bahnhofshalle versuchte er seine Frau telefonisch zu erreichen, ergebnislos. Er hatte auf einem Workshop eine Visualisationstechnik gelernt und dachte sich, daß er zumindest einen Versuch machen könnte.
Während er im Zug saß, stellte er sich die Verbindung zwischen seiner Frau und sich vor. Er sah ein rosafarbenes Band, welches überdehnt und ausgefranst war. Im Verlauf seiner Visualisation reparierte er die Verbindung mit rosa und goldenem Licht.
Am Nachmittag wurde er während seines Geschäftstreffens zum Telefon gerufen. Es war seine Frau. Während sie miteinander sprachen, fühlte er, daß die Kluft zwischen Ihnen wieder geschlossen war.
Es gibt viele Methoden, um Situationen wieder in Ordnung zu bringen. Die nun folgende Visualisation ist eine dieser Möglichkeiten.

Übung 52: Visualisation zur Heilung von Beziehungen

Betrachten Sie die Situation in Ihrer Visualisation als einen Zustand, der einer Heilung bedarf, und gehen Sie entsprechend mit ihr um. Es besteht kein Grund, nochmals durchzugehen, was geschehen ist. Nehmen Sie die Situation so, wie sie im Augenblick *ist.*

- Stellen Sie sich vor Ihrem inneren geistigen Auge die andere Person vor. Sagen Sie ihr, wie leid Ihnen die Situation tut und daß Sie den Schaden mit ihrer Hilfe wieder in Ordnung bringen werden. Warten Sie ab, ob Ihnen die andere Person antwortet, und akzeptieren Sie das, was sie sagt.
- Schauen Sie sich die Situation nun auf symbolische Weise an, wie Eric. Wenn Sie möchten, können Sie sich und die betreffenden Menschen in Ihre Vorstellung mit einbeziehen. Welche Art von Heilung scheint die Situation zu benötigen?
- Muß sie zunächst geklärt werden? Wenn ja, überfluten Sie Ihr Symbol mit silbernem Licht, bis es geklärt ist.
- Wenn die Situation Liebe braucht, stellen Sie sich vor, daß Ihr Symbol von tiefrosa Licht überflutet wird.
- Wenn Schutz oder Stärke benötigt werden, stellen Sie sich vor, daß Ihr Symbol von goldenem Licht überflutet oder umgeben wird.
- Sehen Sie zum Schluß, daß die betroffenen Menschen wieder lächeln und miteinander vereint sind. Sie haben jetzt alles getan, was Sie auf die Ferne tun können. Legen Sie die Situation in die Hände einer höheren Macht, und lassen Sie sie los.

Seien Sie offen dafür, daß Ihre innere Führung selbst etwas zu Ihrer Visualisation beiträgt. In dieser zweiten Übung greift die Heilung auf einer feinstofflichen Ebene ein. Daher können Sie Visualisationen einsetzen, um bereits im Vorwege »den Boden zu bereiten«. Schreiben Sie sich auf, wie Ihre innere Arbeit die Situation verändert und auf welche Weise sich das bemerkbar macht. Wenn Sie Visualisationen zur Selbstheilung einsetzen und merken, wie effektiv sie sind, werden Sie Vertrauen darein entwickeln und annehmen, daß es möglich ist, für jeden Zustand, der einer Heilung bedarf, eine Visualisation zu gestalten, die den Heilungsvorgang unterstützt.

Meditation – die Verbindung mit dem höheren Selbst

Während Sie beim Visualisieren den Geist und Ihre Vorstellungskraft für kreative Ziele und zu Selbstheilungszwecken einsetzen, liegt das Hauptziel der Meditation darin, sich mit dem höheren Selbst und der spirituellen Quelle zu verbinden. Das kann nur geschehen, wenn der Verstand zur Ruhe gebracht ist. Alle effektiven Meditationstechniken führen zur Beruhigung desselben. So wird die Persönlichkeit durch die Meditation in die Lage versetzt, mit der Seele in Kontakt zu treten, und die Seele bekommt einen Kanal, um sich zum Ausdruck zu bringen. Wie Sie bereits in Kapitel 7 gesehen haben, kehren Gleichgewicht und Harmonie zurück, sobald Sie sich wieder mit der Aufgabe Ihrer Seele verbunden haben. Meditation ist daher eine der großen Heilungstechniken.

Der Verstand selbst kann das innere Selbst genausowenig kennen wie Gott oder die Quelle allen Seins. Daraus ergibt sich auch das ewige Problem, diese Wahrheiten zu definieren. Die Konditionierung unseres Verstandes steht uns im Wege, wenn wir uns mit unserem Selbst in Verbindung setzen wollen. Daher muß der Verstand kontrolliert, gereinigt (das heißt, sein Fokus muß vom Ego auf die Seele verlagert werden) und letztlich transzendiert werden.

Meditation ist transzendent, wenn sie uns über die Begrenzungen des Verstandes und der Gedanken hinausträgt und wir dem begegnen, was wir wirklich sind – ein spirituelles Wesen. Dies ist der Zweck und das Ziel des Meditierens.

Im meditativen Zustand entspannt sich das Gehirn, und die elektrische Aktivität der Großhirnrinde schwingt in einer anderen Frequenz als der des alltäglichen Bewußtseins, dem sogenannten Beta-Rhythmus. Das Gehirn produziert jetzt Wellen in einem neuen Rhythmus, der dem des Schlafes (Delta-Rhythmus) oder des Zustandes zwischen Schlafen und Wachen sehr ähnlich ist und als Alpha-Rhythmus bekannt ist.

Die körperlichen Prozesse, die der Kontrolle des autonomen Nervensystems unterstehen, wie zum Beispiel Atmung und Herzschlag, verlangsamen sich erheblich. Dadurch kann sich unser Bewußtsein von der physischen Ebene lösen, auf die feinstofflichen Ebenen verlagern und sich schließlich mit unserem Seelenbewußtsein verbinden. Die meisten Menschen, die meditieren, erfahren diesen Zustand als Zustand des Entzückens oder der Seligkeit.

Es ist erwiesen, daß Meditation nicht nur positive Auswirkungen auf den Körper hat, sondern auch sehr effektiv von Streß befreit, weshalb sie heutzutage ein Bestandteil von Streßmanagement- und Entspannungsseminaren ist. Diese positiven Auswirkungen beeinflussen die mentale und emotionale Ebene derart, daß aufgestaute negative und andere wenig wünschenswerte Energien freigesetzt werden. Wie wir bereits gesehen haben, kann unterdrücktes emotionales und mentales Material in allen Bereichen des Körpers sowie in den Chakren gespeichert werden. Meditation hat die Macht, diese Energien freizusetzen und den Energiefluß wiederherzustellen. Es ist ziemlich normal, daß Energie auf diese Weise freigesetzt wird, und man sollte sich darum keine Sorgen machen.

Menschen, die regelmäßig meditieren, berichten auch,

daß sie sich viel lebendiger fühlen, daß eine ganze Bandbreite von körperlichen Zuständen geheilt wurden, daß sie sich wieder im Gleichgewicht fühlen und Leichtigkeit und Wohlbefinden wiedergekehrt sind. Diese Wirkungen sind darauf zurückzuführen, daß Meditation, wenn sie ein spirituelles Ziel hat, die Impulse transformiert, die den Verstand ständig in Bewegung halten.

Die drei Stufen der Meditation

Im meditativen Zustand sind wir völlig bewußt, unser Verstand ist jedoch so ruhig wie nur möglich. Wenn man ein Gebet als einen Akt des Sprechens bezeichnen kann, wäre Meditation dagegen ein Akt des Zuhörens. Das heißt, daß man in der Meditation keinen Dialog führt, sondern still und geduldig dasitzt. Der wichtigste Aspekt dieser Übung besteht darin, einfach in dem meditativen Zustand zu sein und keinerlei Ergebnis oder Gewinn zu erwarten. Meditation ist ein Seinszustand, nicht eine Erwartungshaltung.
Es ist nützlich, sich vorzustellen, daß jede Meditation drei Phasen hat:

Die erste ist die der *Konzentration,* das heißt, Sie müssen einen angemessenen Fokus für den Verstand finden.
Wenn der Verstand fokussiert ist und sich dabei wohl fühlt, können Sie zur zweiten Phase übergehen, der *Kontemplation.* Sie kontemplieren, wenn Sie Ihre Konzentration ununterbrochen aufrechterhalten und sich das, worauf Sie Ihre Aufmerksamkeit fokussiert haben, aus sich selbst heraus entfaltet. Auch an dieser Phase ist der Verstand noch immer beteiligt, doch wird er immer inaktiver, da Sie andere Gedanken und Ablenkungen einfach vorüberziehen lassen. Eine solche Haltung zeugt von großer Stärke

und Ruhe. Viele positive Heileffekte treten während dieser Phase ein.
Mit etwas Übung werden Sie den Verstand völlig zur Ruhe bringen können und die Verbindung zum Seelenbewußtsein herstellen. Diese dritte Phase kennt man im Yoga unter dem Begriff *Samadhi,* dem ekstatischen Zustand des Einsseins. Dies ist der wahre meditative Zustand.

Während des Heilens gehen viele Heiler in einen sehr ähnlichen Zustand. Es sieht so aus, als seien sie in der Lage, diesen sehr besonderen geistigen Zustand auf ihre Patienten zu übertragen. Wissenschaftler, wie zum Beispiel der Engländer C. M. Cade, haben gezeigt, daß dieses Phänomen während Fernheilungen auftritt.
Untersuchungen, die mit Heilern in den USA, zum Beispiel mit Olga Worrall, durchgeführt wurden, bestätigen Cades Entdeckungen (siehe Literaturhinweise).

Techniken, die in einen meditativen Zustand führen

Es gibt viele Techniken, die den Verstand zur Ruhe bringen können und in einen meditativen Zustand führen:

- Die *Visualisation* ist eine einfache und weitverbreitete Methode, bei der man seine Aufmerksamkeit auf innere Bilder richtet und über diese kontempliert. Wenn sich der Verstand endlich entspannt hat, beginnt die dritte Phase. Sie könnten sich bei der Visualisation zum Beispiel an den Ihnen bereits bekannten, friedvollen Ort begeben, wo Sie sich völlig entspannen und zur Ruhe kommen können, damit der Verstand mit der Zeit ebenfalls zur Ruhe kommt.

- Innerliches oder lautes *Cantussingen, Töne auf Musikinstrumenten* erklingen lassen, können kraftvolle Ausgangspunkte sein.
- *Ein Photo, ein Diagramm, ein Bild* oder *ein Symbol* könnten ebenfalls als Ausgangspunkt für ein visuelles Fokussieren der Aufmerksamkeit dienen.

Viele Religionen haben Kontemplationsmethoden entwickelt, die in eine Meditation führen können, sofern die dahinterstehende Absicht die ist, den Verstand zur Ruhe zu bringen. Einige dieser Methoden haben zu einer Verwirrung bezüglich des Umgangs mit Bedeutungen geführt. Wenn Sie zum Beispiel über einen Text nachdenken, über dessen Implikationen nachgrübeln usw., treten Sie nicht in die dritte Phase der Meditation ein, da Ihr Verstand noch aktiv ist. Wenn Ihre Beschäftigung mit dem Text zu einem Punkt führt, wo Sie aufhören zu denken und einfach nur abwarten, könnten Sie sehr wohl in den meditativen Zustand eintreten.

Setzen Sie ein Ritual für Ihre Meditation fest

Einige Menschen brauchen ein Ritual, um in die richtige Verfassung zum Meditieren zu kommen. Alles, was dem Verstand vermittelt, daß Meditation nun auf dem Tagesplan steht, ist sinnvoll. Haben Sie erst einmal eine Technik gemeistert, werden Sie jederzeit und überall meditieren können, unter welchen Umständen auch immer. Bis Sie soweit sind, sollten Sie alles tun, um in die richtige Stimmung zu kommen.

- *Suchen Sie sich eine Zeit aus, zu der Sie regelmäßig meditieren.* Sonnenaufgang und Sonnenuntergang eignen sich besonders gut, da die Welt um uns herum während dieser Zeiten besonders friedvoll zu sein scheint. Noch wichtiger ist es, dem Verstand klarzumachen, daß Sie um die und die Zeit meditieren werden.

- *Suchen Sie sich einen Platz aus, an dem Sie immer meditieren.* An diesem Platz sollten Sie – wenn möglich – nur meditieren. Sie sollten ihn aufgeräumt und sauberhalten. Vielleicht möchten Sie dort eine Kerze aufbewahren oder einen kleinen geheiligten Platz haben. Eine Kerze anzuzünden, sie zu weihen, sich und Ihre Arbeit zu weihen, zu beten und Räucherstäbchen anzuzünden – all dies sind Signale, die Ihrem Verstand signalisieren, daß Sie seine Mitarbeit wünschen und Sie diesen geheiligten Ort zu dieser geheiligten Zeit ehren.
- *Setzen Sie sich bequem hin.* Setzen Sie sich mit überkreuzten Beinen im Lotossitz hin – wenn möglich – oder auf einen Stuhl. Es ist wichtig, daß Sie bequem sitzen, Ihr Rücken gerade ist und Ihre Hände auf den Oberschenkeln ruhen. Wenn Sie auf einem Stuhl sitzen, sollten Ihre Füße flach auf dem Boden stehen. Ihre Ellbogen und Schultern sollten entspannt sein, und Sie sollten Ihren Kopf aufrecht halten (siehe Abb. 28). Es ist nicht erwiesen, daß der Lotossitz die beste Meditationshaltung ist, obwohl er aus kulturellen Gründen die beliebteste Sitzhaltung im Osten ist. Eine innere Haltung der Freude am bloßen Sitzen, am bloßen erwartungslosen Sein ist jedoch essentiell für jede wahre Meditation.

In China und Japan wird die Meditationshaltung als »Wie-ein-Berg-Sitzen« bezeichnet. Das vermittelt uns das richtige Gefühl der Festigkeit und der Ruhe, wobei der Körper eine gute Verbindung zum Boden hat und der Geist zum Himmel hinaufreicht. Es wird Ihnen helfen, sich diese Vorstellung Ihrer selbst beim Sitzen zu eigen zu machen.

Für den Heiler ist die Meditation eine spirituelle Handlung und eine spirituelle Disziplin. Durch sie kommen wir mit der Quelle der Heilungsenergien und dem Bewußtseinsnetzwerk in Berührung, das uns mit allen Wesen verbindet. Auch wenn Sie nur fünf Minuten lang meditieren, sind dies fünf Minuten, in denen Sie sich selbst als eins mit allem, was ist, wahrnehmen.

Es folgt eine einfache Meditation, die sich an die Visualisation anschließt, die Sie weiter vorne in diesem Kapitel gelesen haben. Wenn Sie sie beherrschen, können sie Ihre eigenen Visualisationen entwickeln, um in einen meditativen Zustand zu gelangen.

Übung 53: Eine Visualisation, die in den meditativen Zustand führt

- Machen Sie die ganze Visualisation, Übung 49: *Der friedliche Garten,* Kapitel 9, bis zu dem Augenblick, in dem Sie im Garten sitzen. Hören Sie auf, sich im Garten umzuschauen, und beobachten Sie nicht mehr, was die Vögel tun usw. Sitzen Sie einfach da, und warten Sie ab.
- Bleiben Sie wachsam, und seien Sie sich des einfachen Dasitzens bewußt. Erlauben Sie sich, im Garten zu »sein«. Sitzen Sie anfänglich fünf Minuten auf diese Weise, und erhöhen Sie die Zeit allmählich auf eine halbe Stunde.
- Kehren Sie behutsam zum normalen Bewußtsein zurück, und werden Sie sich Ihrer Füße bewußt. Stellen Sie sicher, daß Sie Ihre Füße und den Boden spüren können.
- Suchen Sie sich eine Ausdrucksform, um Ihre Erfahrungen während dieser Meditation angemessen zu Papier zu bringen.

Atmung – ein kraftvolles Objekt der Aufmerksamkeit

Viele Religionen, unter ihnen der Buddhismus, verwenden beim Meditieren die Atmung als wirksames Fokussierungsobjekt. Es folgt nun eine besonders für Anfänger geeignete Meditation.

Übung 54: Meditation – folgen Sie Ihrem Atem

- Setzen Sie sich in Ihre Meditationshaltung. Lassen Sie Ihren Körper sich dreimal hin und her wiegen, bis er eine Position des Gleichgewichts gefunden hat.
- Entspannen Sie Ihren Körper, besonders den Hals und die Schultern. Überprüfen Sie, ob noch andere Bereiche eingeengt oder angespannt sind.
- Atmen Sie sechsmal langsam und natürlich ein und aus. Folgen Sie Ihrem Atem. Richten Sie Ihre Aufmerksamkeit auf den Vorgang des Einatmens, machen Sie eine Pause und konzentrieren Sie sich anschließend auf Ihre Ausatmung. Verfolgen Sie Ihre normale Atmung.
- Wenn Ihr Verstand abschweift, bringen Sie ihn sanft zurück zu Ihrer Atmung.
- Machen Sie diese Übung fünf Minuten lang. Wenn Sie Ihren Fokus gut aufrechterhalten können, verlängern Sie auf acht bis zehn Minuten. Bauen Sie die Zeit über die Wochen hinweg auf 20 bis 30 Minuten aus.

Wie man mit Ablenkungen umgeht

Welche Meditationstechnik Sie sich auch immer aussuchen, am Anfang werden Sie wahrscheinlich deutlich bemerken, daß Sie mit gewissen Ablenkungen zu kämpfen haben. Wenn Sie auf diese Weise vorbereitet sind, wird es Sie nicht so sehr aus der Bahn werfen, wenn sie auftauchen. Sie werden sich zum Beispiel Ihres Körpers bewußt sein – irgendwo juckt oder schmerzt es. Nehmen Sie diese Gefühle wahr, und lassen Sie sie dann los. Sie sind lediglich Ablenkungsmanöver Ihres Verstandes. Sie werden bestimmte Geräusche wahrnehmen. Seien Sie sich ihrer bewußt, und lassen Sie sie los. Gedanken werden Ihnen in den Sinn kommen. Lassen Sie sie einfach vorüberziehen, ohne an ihnen festzuhalten oder ihnen zu folgen. Lassen Sie sie los.

Schreiben Sie auf, was Sie ablenkt. Schreiben Sie auf, wie sich Ihr Verstand beschwert und versucht, Ihr Interesse auf andere Dinge zu lenken. Stellen Sie sich Ihren Verstand wie ein Pferd vor, das trainiert werden muß. Sie sind der Trainer. Treten Sie Ihrem Verstand gegenüber freundlich, aber bestimmt auf. Jetzt sind Sie soweit, weitere Meditationstechniken auszuprobieren.

Übung 55: Meditation – das Herzchakra

- Bereiten Sie sich genauso auf diese Meditationsübung vor wie auf die letzte. Atmen Sie ganz normal. Konzentrieren Sie sich auf das Herzzentrum. Hier befindet sich Ihr spirituelles Ideal. Seien Sie völlig ohne Erwartungen. Seien Sie sich bewußt, daß Sie dabei sind, in einen geheiligten Raum einzutreten, um sich mit Ihrem höheren Selbst zu verbinden.
- Konzentrieren Sie sich darauf, achten Sie auf Ihren

inneren Bildschirm, und warten Sie ab, was passiert. Seien Sie innerlich ruhig und friedvoll. Lassen Sie die Gedanken kommen, ohne ihnen Widerstand zu leisten oder sie zu zensieren. Betrachten Sie sie mit Abstand, als ob Sie einen fließenden Bach beobachten würden. Verhalten Sie sich Schmerzen oder anderen Empfindungen gegenüber genauso. Lassen Sie all diese Energieformen durch sich hindurchfließen. Sie sind ein kraftvoller, in sich ruhender Berg. All diese Erscheinungen dürfen ungehindert durch Sie hindurchfließen. Wenn Ihr Geist abschweift, bringen Sie ihn wieder zum Herzzentrum zurück, und fahren Sie mit der Übung fort.

- Wenn Ihre Meditation beendet ist, kehren Sie ruhig und bewußt zu Ihrem Körper zurück. Werden Sie sich Ihrer Umgebung, Ihrer Füße und Ihres Kontakts zur Erde bewußt. Atmen Sie frische Luft ein. Bedanken Sie sich. Lassen Sie zu, daß Ihr Bewußtsein sich wieder der materiellen Welt zuwendet.

Nehmen Sie sich am Anfang für diese Übung fünf Minuten Zeit, und erweitern Sie die Meditation mit der Zeit auf 20 bis 30 Minuten.

Übung 56: Meditation – das Summen von Om

In Indien ist Om eine heilige Sanskritsilbe, von der gesagt wird, daß sie der kosmische Ton ist, aus der die ganze Schöpfung hervorgegangen ist. Sie ist das »Wort« aus dem Johannes-Evangelium. Das Om wird so gesummt, daß man den Mund öffnet und den Vokal »A« hinten im Hals aufsteigen läßt. Der Ton wandert dann nach vorne und wird zu einem »U«. Zum Schluß schließen Sie allmählich die Lippen zu einem »M«, aus dem ein langgezogenes Summen wird. Man kann erkennen, daß das Om alle Töne umfaßt, die von der menschlichen Stimme hervorgebracht werden können.

- Setzen Sie sich in Meditationshaltung hin, und summen Sie entweder laut oder innerlich die Silbe Om. Konzentrieren Sie sich von Anfang bis Ende auf den ganzen Ton.
- Eines Tages, wenn Sie darin geübt sind, den Om-Ton zu summen, können Sie diesen Summklang mit einer Fokussierung auf das Stirnchakra anstimmen, das durch den Om-Ton aktiviert wird. Stellen Sie sich dabei vor, daß der Ton sowohl dem Stirnchakra entspringt als auch von ihr absorbiert wird.
  Dies ist eine fortgeschrittene Meditationstechnik.

Wie man durch Meditation Chakrenblockaden beseitigen und öffnen kann

Wenn Sie soweit sind, daß Ihnen die oben beschriebenen Meditationen leichtfallen, möchten Sie vielleicht noch eine fortgeschrittene Technik ausprobieren, die von Avatar Sathya Sai Baba empfohlen wird. Die Energien dieser Meditation wirken auf vielen Ebenen gleichzeitig. Sie tragen besonders dazu bei, das Herz-, das Hals- und das Stirnchakra von Blockaden zu befreien und zu öffnen.

Übung 57: Kerzenlicht-Meditation

- Setzen Sie sich mit einer Kerze und Streichhölzern in Reichweite in Ihre Meditationshaltung. Zünden Sie die Kerze an, und weihen Sie sie Ihrem spirituellen Ideal.

- Sprechen Sie Gebete der Weihe, des Dankes und des Schutzes, die Ihnen in den Sinn kommen.
- Bringen Sie Ihren Körper ins Gleichgewicht, und harmonisieren Sie Ihre Atmung.
- Schauen Sie sich jetzt die Flamme der Kerze ganz genau an.
  Achten Sie auf die Lichtaura, die sich um die Flamme herum bildet. Schließen Sie Ihre Augen, und sehen Sie die ganze Flamme mit ihrem Licht in Ihrem Stirnchakra. Nehmen Sie wahr, wie die Flamme dieses Zentrum erleuchtet und sanft öffnet.
- Lassen Sie zu, daß sich die Flamme langsam nach unten in Ihr Herzzentrum bewegt. Sehen Sie, wie die Flamme Ihr Herzzentrum in Licht badet und sanft öffnet. Alle Dunkelheit ist von Ihrem Herzen verschwunden. Jetzt wird das Licht immer umfassender, bis es Ihren gesamten Brustraum ausfüllt. Gleichzeitig breitet es sich in Ihren Schultern und Armen aus. Es breitet sich immer mehr aus, bis es Ihren Bauchraum, Ihren Unterkörper und Ihre Beine erfüllt.
- Nun steigt die Flamme langsam nach oben in das Halschakra, wo es auch dieses Zentrum mit Licht erfüllt und behutsam öffnet. Es wandert als Licht der Wahrheit und des Vertrauens zum Mund.
  Langsam steigt es in den Kopf hinauf und erfüllt Ihren Kopf mit Licht. Es leuchtet aus Ihren Augen und Ohren. Alle Dunkelheit ist aus Ihrem Verstand verschwunden. Das Licht in Ihrem Herzen leuchtet nun noch stärker. Von Ihrem völlig erleuchteten Körper scheint es nach draußen und umgibt Sie.
- Lassen Sie das Licht den Raum erfüllen, in dem Sie sitzen.
  Lassen Sie zu, daß es sich noch weiter ausbreitet, um Ihre Lieben, Ihre Verwandten, Freunde, Kollegen, Ihre

Feinde und Rivalen, fremde Menschen und zuletzt alle Wesen und den Planeten selbst zu umhüllen. Lassen Sie das Licht alles erfüllen und erleuchten.

– Ruhen Sie in diesem Licht. Seien Sie in diesem Licht. Dies ist das Licht der Seele, das Licht der Quelle aller Dinge, aller Energie. Danken Sie Ihrem spirituellen Ideal für dieses Licht.

Kommen Sie auf die gleiche Art und Weise zurück wie in den vorherigen Meditationsübungen.

Wie Sie einen spezifischen Zustand heilen können

Dadurch, daß Sie die Übungen, die bislang in diesem Buch vorgestellt wurden, durchgeführt haben und zugelassen haben, daß die Energien auf den verschiedenen Ebenen arbeiten (indem Sie sich entspannen und loslassen!), haben Sie sich auf ein mächtiges und effektives Selbstheilungsprogramm eingelassen. Führen Sie die folgende Selbstheilungsübung durch, wenn Sie einen spezifischen Zustand heilen wollen.

Übung 58: Selbstheilung

– Legen Sie sich bequem hin, oder setzen Sie sich in Ihre Meditationshaltung. Atmen Sie ein paarmal vollständig ein und aus, und entspannen Sie Ihren Körper ganz und gar.

– Schwingen Sie sich auf die Quelle aller Heilungsenergien ein, indem Sie beten, Affirmationen sprechen oder sonst etwas sagen, was Sie dieser Ebene näherbringt. Bitten Sie darum, daß Sie geheilt werden – so wie es in Ihrem Fall angemessen ist. Bleiben Sie so entspannt wie möglich, damit Sie erfahren können, auf welche Weise die Heilung vor sich geht.

- Wenn Sie das Gefühl haben, daß die Heilung vollbracht ist, bedanken Sie sich. Führen Sie die Ihnen bekannten Übungen durch, die die Aktivitäten der Chakren etwas drosseln und Sie schützen.

Das Sicheinstimmen und die eigentliche Heilung werden im weiteren Verlauf dieses Buches noch ausführlicher besprochen. Vielleicht möchten Sie zu einem späteren Zeitpunkt einige dieser Techniken in Ihre Selbstheilung integrieren. Versuchen Sie, sich in der vorgegebenen Reihenfolge durch das Buch hindurchzuarbeiten, da jede Übung auf dem Wissen und der Praxis aufbaut, die Sie in früheren Kapiteln erworben haben. Selbstheilung ist nichts anderes, als Heilungsenergien auf Ihren eigenen Zustand zu richten, sei dieser nun physischer, emotionaler, mentaler oder spiritueller Art. Auf einer tieferen Ebene ist jedoch eine völlige Hingabe an die Aufgabe erforderlich, Ihre Persönlichkeit mit Ihrem höheren Selbst in Übereinstimmung zu bringen. Dadurch werden Sie sich der Dinge bewußt, die geheilt werden müssen.

Die Übungen in den nächsten beiden Kapiteln, die mit Problemen des Alltags zu tun haben, werden Ihr Selbstheilungsprogramm unterstützen und ergänzen.

10 Ihr persönliches Programm

Ein neuer Tag beginnt. Werden Sie sich auf die Energien des Lebens einschwingen, oder werden sie Ihnen unbewußt bleiben? Sie haben die Wahl. Die ersten Gedanken und Handlungen des Tages können Ihnen helfen, den Charakter (das energetische Muster) des ganzen Tages festzulegen. Sie werden eine bestimmte Schwingung in Ihnen hervorrufen und ein bestimmtes Energiefeld um Sie herum schaffen.

Wie Sie den Tag beginnen

Wenn Sie aufwachen, kommen Sie in den wachbewußten Zustand. Vielleicht kommen Sie aus einem Traumzustand, einem außerkörperlichen Zustand oder einem Tiefschlafzustand – einer der verschiedenen Seinsebenen, die Sie erfahren haben.

Man kann auf unterschiedlichste Art und Weise geweckt werden. Wenn Sie von sich aus aufwachen, befinden Sie sich in der Regel am Ende eines Schlafzyklus von ca. 90 Minuten. Dann kommen Sie in wenigen Minuten zurück in den Wachzustand.

Doch ist das nicht immer der Fall. Wenn Sie vor Ende eines Schlafzyklus geweckt werden – entweder, weil der Wecker klingelt oder Sie plötzlich ein Geräusch hören oder eine Bewegung wahrnehmen –, könnten Sie eine Vielzahl von Empfindungen haben, angefangen von Irritiertheit bis hin zu extremer Schläfrigkeit. Sie müssen erkennen, daß Sie zu einem Zeitpunkt aufgewacht sind, der für Sie nicht der geeignetste ist. Vielleicht haben Sie etwas offengelassen, einen Traum zum Beispiel, der nicht zu Ende geträumt wurde. Oder was noch schlimmer ist: Sie sind vielleicht außerhalb Ihres Körpers gewesen und mußten übereilt zurückkehren, so daß Sie sich verwirrt oder ärgerlich fühlen.

Nehmen Sie sich ein paar Minuten Zeit, Ihre Gedanken und Sinne zu sammeln, bevor Sie aus dem Bett steigen. Wenn Sie Ihren Wecker gestellt haben, nehmen Sie sich das nächste Mal etwas Zeit, sich selbst zu sammeln und einige der nun folgenden Übungen durchzuführen.

Studieren Sie den Traumzustand

Der Traumzustand ist ein wichtiger Bestandteil Ihres Lebens, und er verdient es, wie Carl Gustav Jung schon erkannte, so genau untersucht zu werden, wie Ihr wachbewußtes Leben.

Nehmen Sie sich Zeit, sich möglichst viel von Ihren Träumen zurückzurufen, bevor Sie Ihnen wieder entfallen. Schreiben Sie Ihre Träume entweder in Ihr Tagebuch oder in ein Buch, das Sie für diesen Zweck neben Ihr Bett legen.

Übung 59: Traumerinnerungen

– Wenn Sie sich einen Traum zurückrufen wollen, können Sie entweder am Ende des Traumes beginnen und sich zurückarbeiten oder am Anfang, wobei Sie versuchen, sich den Ablauf der Ereignisse wieder vor Augen zu führen. Eine weitere Möglichkeit ist, sich an einen wichtigen Teil des Traumes zu erinnern, so viele Einzelheiten wie möglich zusammenzutragen und sich dann von diesem Punkt aus den Rest zu vergegenwärtigen, bis Sie den gesamten Traum wieder beisammen haben.

– Die Atmosphäre und das Gefühl in einem Traum sind genauso wichtig wie die stattgefundenen Ereignisse, und der beste Traumdeuter für Ihre eigenen Träume sind Sie selbst. Entscheiden Sie, was der Traum Ihnen sagen will, und interpretieren Sie ihn selbst. Wenn Sie sich unwohl fühlen, weil einer Ihrer Träume unterbrochen wurde, sollten Sie sich gleich darum kümmern, damit negative Gedanken und Gefühle gar nicht erst entstehen und übermächtig werden können. Zentrieren Sie sich, während Sie noch im Bett sind, und atmen Sie langsam und tief ein und aus. Legen Sie eine Hand auf Ihren Solarplexus, um die aufgebrachten Gefühle zu beruhigen. Sagen Sie sich, daß wenn der Traum eine wichtige Botschaft beinhaltete, die Sie nun nicht erhalten haben, Sie diese Botschaft in einem anderen Traum ein anderes Mal erhalten werden.
– Atmen Sie weiterhin langsam und tief ein und aus, und genießen Sie die Ruhe, die auf diese Weise einkehrt. Beglückwünschen Sie sich. Sie haben die Initiative ergriffen, statt negativen Gedanken und Gefühle zu erlauben, sich aufzubauen. Sie haben Ihre Gedanken und Gefühle unter Kontrolle.

Die Heilkraft der Träume

Eine der wichtigsten Funktionen des Traumes ist es zu heilen. Da in Träumen Energien verarbeitet werden, kann es auf diese Weise zu einer Heilung kommen. Menschen werden häufig im Traumzustand geheilt, da sie in diesem Zustand den Energien gegenüber zugänglicher sind. Ich

habe herausgefunden, daß die Träume der Patienten ein wertvoller Bestandteil des Heilungsprozesses sind. Gordons Fall ist beispielhaft für eine direkte Heilung im Traumzustand. Eigentlich war er zu mir gekommen, weil er unter einem vorübergehenden Gehörverlust litt. Bei seinem zweiten Besuch sprach Gordon von einem Traum, den er in der Nacht nach seiner ersten Heilungssitzung gehabt hatte.
In diesem Traum sah er sich ruhig und entspannt stehen. Er beobachtete erstaunt, wie sein Kopf zuerst zur rechten und dann zur linken Schulter gekippt wurde, als ob sein Hals aus Gummi sei. Es sah so aus, als ob eine seltsame Flüssigkeit aus seinen Ohren herauslaufen würde. Der Vorgang wurde mehrere Male wiederholt, bis nichts mehr aus seinen Ohren herausquoll.
Das war ein mächtiger Heilungstraum, denn am nächsten Morgen wachte Gordon vom Gesang der Vögel auf. Er konnte wieder hören.

Außerkörperliche Zustände

Es ist völlig normal, den Körper während des Schlafes zu verlassen. Das tun wir, um andere Daseinsebenen zu erfahren und uns mit Menschen auf diesen Ebenen zu treffen. Es kommt zum Beispiel recht häufig vor, daß wir Verstorbene treffen. Wenn es jemanden gibt, mit dem wir sprechen müssen und dies physisch nicht möglich ist, können wir ihm auf der astralen Ebene begegnen.
Manchmal heilen oder helfen wir anderen auf bestimmte Art, und es kann leichter sein, dies zu tun, wenn Entfernung zum Beispiel kein Hindernis mehr darstellt. Es kommt auch häufig vor, daß Heiler wichtige Unterweisungen auf dieser Ebene bekommen.
All dies geschieht mittels Astralwanderung, das heißt dem

Reisen auf den feinstofflichen Ebenen in unserem Astralkörper. Wenn wir uns außerhalb unseres Körpers befinden, wird er von der Lebenskraft »lebendig« gehalten, bis wir zurückkehren.
Viele Menschen betrachten außerkörperliche Erfahrungen nicht als etwas, was zu ihrem normalen Bewußtsein gehört; aus diesem Grund kann das Gehirn diese Erfahrung nur noch als »Wachtraum« interpretieren. Natürlich ist es nicht nur möglich, außerhalb unseres Körpers zu sein, wenn wir schlafen. Wie ich bereits sagte, befinden sich Heiler auch häufig während einer Heilung oder einer Fernheilung außerhalb ihres Körpers. Es kommt auch recht häufig vor, daß Patienten während einer Heilung ihren Körper verlassen, was in einigen Fällen auch sehr wichtig sein kann. Daher müssen Vorkehrungen getroffen werden, um sicherzustellen, daß beide – Heiler und Patient – am Ende der Sitzung wieder geerdet (in ihren Körpern) sind.
Wenn Ihre außerkörperlichen Erfahrungen unterbrochen wurden, ist das – ähnlich wie bei Träumen – nicht weiter schlimm. Sie können ein anderes Mal im Schlafzustand wieder fortgesetzt werden. Es ist jedoch aus verschiedenen offensichtlichen Gründen wichtig, daß Sie im Wachzustand wieder in Ihrem Körper sind. Nehmen Sie sich daher Zeit, vollständig in Ihren Körper zurückzukehren.

Übung 60: Wie man in seinen Körper zurückkehrt

- Bleiben Sie liegen, und entspannen Sie sich. Atmen Sie langsam und ruhig ein und aus. Wenn Sie beunruhigt sind, legen Sie eine Hand auf Ihren Solarplexus.
- Stellen Sie sich vor, daß Sie sich außerhalb Ihres Körpers befinden und auf ihn herabschauen. Sagen Sie sich, daß

es an der Zeit ist zurückzukehren, und bewegen Sie sich zu Ihrem Körper hinab. Schlüpfen Sie durch das Kronenchakra in Ihren Körper hinein und fühlen Sie, wie Sie leicht und vollständig in ihn hineingleiten.

- Wackeln Sie mit Ihren Zehen. Drücken Sie Ihre Füße gegen etwas, und stellen Sie sicher, daß Sie sie spüren können.
- Bewegen Sie behutsam den Rest Ihres Körpers, und entspannen Sie anschließend Ihre Muskeln. Wenn Sie sich noch immer benommen fühlen, lassen Sie sich noch etwas mehr Zeit.

Die heilende Kraft des Wassers

Wasser reinigt nicht nur Ihren Körper, sondern hilft auch Ihre Gesamtsituation zu klären, wenn Sie sich nicht im Gleichgewicht fühlen und Ihnen ständig Gedanken im Kopf herumkreisen.

Übung 61: Wie man sich mit Wasser von Negativität befreien kann

Diese Übung führt man idealerweise unter der Dusche aus, wo das Wasser wie der reinigende Wasserfall auf Sie herabfließt, den Sie sich in Übung 39: *Wie man die Aura reinigt,* Kapitel 8, vorgestellt haben.

- Lassen Sie das fließende Wasser alle Sorgen und Ängste des vorangegangenen Tages hinwegwaschen oder auch Gedanken und Erinnerungen, die Ihnen in der Nacht unangenehm waren.

– Stellen Sie sich vor, daß sie wie glitzernde Tropfen von Ihnen abfallen.

Das Wasser wird Sie von negativen Energien reinigen und Ihren Körper, der von diesen Energien beeinträchtigt worden ist, wieder ins Gleichgewicht bringen. Dies ist die unsichtbare, aber lebensnotwendige Funktion des Badens, Duschens und Waschens.

Wenn Sie sich waschen, ist das ein Reinigungsvorgang, aber auch ein Symbol einer inneren Reinigung, durch den Sie sich auf einen neuen Anfang vorbereiten. Sie können sich dem gleichen Prozeß unterziehen, bevor Sie sich vorbereiten, irgendwohin zu gehen oder um die Ereignisse des Tages von sich zu waschen, bevor Sie ins Bett gehen.
Wenn Sie eine Auseinandersetzung hatten, sich in einer angespannten oder streßvollen Situation befunden haben oder irgendwelchen unangenehmen Schwingungen ausgesetzt waren, können Sie die heilende und reinigende Kraft des Wassers verwenden, um sich von diesen negativen Energien innerlich und äußerlich zu reinigen.
Wasser, welches gesegnet und für zeremonielle, rituelle oder klärende Zwecke geweiht wurde, ist gereinigt und hat eine höhere Schwingung. Sie können die Macht eines Stoffes erhöhen, indem Sie ihn segnen und sich gleichzeitig für diesen Stoff bedanken.

Eine der Übungen im nächsten Kapitel zeigt Ihnen, wie Sie Wasser aufladen können, um daraus ein stärkendes Mittel zu machen. Wenn Sie einmal wissen, wie das gemacht wird, können Sie Ihr stärkendes Wasser trinken, um Ihr System zu reinigen. Es wirkt am besten als erstes morgens nach dem Aufstehen.

Begrüßen Sie den neuen Tag und bedanken Sie sich für ihn

Wenn Sie sich gewaschen haben, können Sie nach draußen gehen, um den Tag zu begrüßen, sofern das Wetter gut ist. Die folgende Übung ist jedoch genauso effektiv, wenn Sie sie im Haus durchführen.

Übung 62: Begrüßen Sie den Tag

- Wenden Sie sich dem Osten zu, wo die Sonne aufgeht und der Tag anbricht. Auch wenn Sie die Sonne nicht sehen können, können Sie sich die Sonne vor Ihrem inneren geistigen Auge vorstellen. Setzen oder stellen Sie sich hin und entspannen Sie Ihren Körper.
- Bedanken Sie sich für die vergangene Nacht. Seien Sie sich der Quelle der Energie in sich bewußt.
- Werden Sie sich, während Sie sich der Sonne zuwenden, ihrer goldenen Lichtstrahlen bewußt, die auf den Planeten strahlen und alles in ihrer Energie baden. Fühlen Sie, daß Ihr Körper völlig mit geerdet ist.
- Während Sie nun langsam und tief ein- und ausatmen, heben Sie Ihre Arme in einem Gruß über den Kopf (siehe Abb. 29). Strecken Sie sich nach oben. Dies ist eine Gebetshaltung. Bedanken Sie sich für diesen Tag und begrüßen Sie das Licht. Bedanken Sie sich bei der Sonne für Ihre nährenden Energien. Fühlen Sie die Luft um Ihren Körper herum. Bedanken Sie sich bei der Luft. Atmen Sie tief ein. Atmen Sie langsam aus, und senken Sie dabei Ihre Arme.

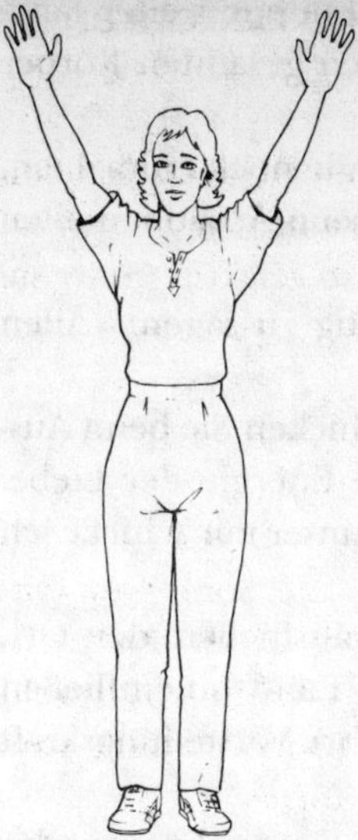

Abb. 29: Begrüßen Sie den Tag und die Quelle des Lichts.

Übung 63: Schaffen Sie eine Sphäre von Liebe und Frieden

- Bleiben Sie so stehen oder sitzen, wie Sie gerade sind, wobei Ihre Arme seitlich an Ihrem Körper herunterhängen.
- Atmen Sie wieder ein, und stellen Sie sich dabei vor, daß Sie das Licht der kosmischen Sonne durch Ihr Sakral- und durch Ihr Solarplexuschakra einatmen.
- Lassen Sie die eingeatmete Energie beim Ausatmen in alle Teile Ihres Körpers fließen, bis sie ganz davon erfüllt sind. Atmen Sie weiterhin Lebensenergie ein, bis Sie sich völlig energetisiert fühlen.
- Visualisieren Sie nun, daß Sie spirituelle Energie durch das Kronenchakra einatmen. Sehen Sie vor Ihrem inneren geistigen Auge, wie diese Energie beim Hereinströ-

men tiefrosa wird. Atmen Sie die Energie weiter langsam und behutsam ein, bis sie Ihren gesamten Körper erfüllt.

- Atmen Sie die tiefrosafarbene Energie noch einmal ein. Schicken Sie diese Liebesenergie beim Ausatmen allen Wesen vor sich.
  Vielleicht hilft es Ihnen, sich geistig zu sagen: »Allen Wesen vor mir schicke ich Liebe.«
- Atmen Sie noch einmal ein, und schicken Sie beim Ausatmen allen Wesen hinter sich die Energie der Liebe. Sagen Sie innerlich: »Allen Wesen hinter mir schicke ich Liebe.«
- Lassen Sie die Energie aus sich herausfließen, den Ort, an dem Sie leben erfüllen, in Ihr Land hineinfließen und sich so weit ausbreiten, wie es Ihre Vorstellungskraft zuläßt.
- Atmen Sie wieder ein, und senden Sie die Energie der Liebe beim Ausatmen an alle Wesen zu Ihrer Linken. »Allen Wesen links von mir schicke ich Liebe.«
- Atmen Sie ein, und senden Sie die Energie der Liebe beim Ausatmen an alle Wesen zu Ihrer Rechten. »Allen Wesen rechts von mir schicke ich Liebe.«

Sie haben jetzt einen Kreis des Lichts und der Liebe geschaffen, die sich nach allen vier Himmelsrichtungen erstreckt.

- Atmen Sie wieder ein, und schicken Sie die tiefrosafarbene Energie beim Ausatmen allen Wesen über sich. Die Energie geht in die Wesen ein und erfrischt sie, während sie durch sie hindurchfließt. »Allen Wesen über mir schicke ich Liebe.«
- Atmen Sie noch einmal ein, und senden Sie beim Ausatmen die Energie der Liebe an alle Wesen unter sich. »Allen Wesen unter mir schicke ich Liebe.« Sehen Sie,

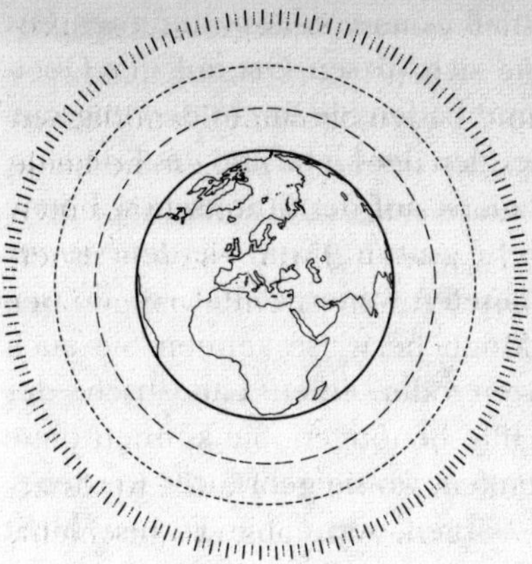

Abb. 30: Die Sphäre der Liebe und des Friedens.
Rosa Energie umgibt den Planeten. Diese wird umgeben von der reinen Energie des Friedens. Schließlich wird der Planet samt dieser Energien von einer äußeren Sphäre aus goldenem Licht geschützt.

wie das Licht sich weit über Sie hinaus und weit unterhalb von Ihnen erstreckt. Sie sind nun das Zentrum einer rosafarbenen Sphäre des Lichts und der Liebe geworden, die sich in alle Richtungen erstreckt.

- Sehen Sie nun die Erde vor Ihrem inneren geistigen Auge, als ob Sie sie vom Weltraum aus betrachten würden. Sehen Sie, daß die Erde von Ihrer Sphäre der rosafarbenen Liebesenergie umgeben ist.
- Umhüllen Sie die Erde mit einer zweiten Sphäre des Friedens in Form eines blauen Himmels oder weißen Lichts. Und sehen Sie den Planeten schließlich noch von einer dritten Sphäre umhüllt: einer Sphäre goldenen Lichts. Dies ist eine Sphäre der Kraft und des Schutzes. Sie haben den Planeten jetzt in drei Lichtsphären gehüllt (siehe Abb. 30).

Vielleicht möchten Sie diese Energien zu verschiedenen Orten auf der Erde schicken, die Ihrem Gefühl nach zusätzlicher Hilfe bedürfen. Das können Sie jetzt tun. Wenn

Sie zum Beispiel wissen, daß es an einem bestimmten Ort Probleme gibt, stellen Sie sich diesen Ort auf der Oberfläche des Planeten vor und baden Sie ihn in den eng miteinander verwandten Energien der Liebe und des Friedens. Diese Energien werden zuerst auf der ätherischen Ebene aufgenommen, der sie sehr guttun. Dann werden sie zur physischen Ebene des Planeten weitergeleitet, wo sie weiteren Nutzen bringen. Möglicherweise kennen Sie auch Menschen, Tiere, Pflanzen oder einen Landstrich, der oder die diese Art von Hilfe benötigen. Sie können diese Energien jetzt dorthin lenken, wo sie gebraucht werden. Machen Sie sich keine Sorgen, wenn Sie Farben nicht sehen oder sich vorstellen können. Solange Sie die Energie geistig lenken, werden Sie das gewünschte Ergebnis herbeiführen.

Sie befinden sich jetzt in einem sehr guten Zustand, der sich dafür eignet, zu meditieren (siehe Kapitel 9), um ein positives Energiemuster für den Tag zu schaffen. Der Kontakt mit höheren Kräften wird Sie in die Lage versetzen, ein Kanal zu sein und Führung für sich selbst oder andere zu erhalten, denen Sie im Lauf des Tages begegnen. Es gibt kaum eine bessere Übung, um sich wirklich zu zentrieren.

Wie Sie Ihre Speisen positiv aufladen können

Der ruhige, ausgeglichene Zustand, in dem Sie sich nach einer Meditation befinden, ist ideal, um Essen zuzubereiten. Sorgen über den bevorstehenden Tag, Ihren Weg, Ihre Arbeit, die Menschen, mit denen Sie umgehen müssen, Dinge, die Sie erledigen müssen, erzeugen negative Energien, die von Ihren Speisen aufgenommen werden. Wenn Sie eine Mahlzeit für andere zubereiten, dann sind

Sie es ihnen – wie sich selbst – schuldig, sich in einem positiven Seelenzustand zu befinden.
Ein Tischgebet oder ein Segen helfen Ihnen, sich daran zu erinnern, woher Ihr Essen stammt. Sie können das Tischgebet laut sprechen, um alle Anwesenden mit in die Danksagung einzubeziehen und auch den Kindern, die in diesem Bereich noch vieles zu lernen haben, das Prinzip zu zeigen. Wenn Sie sich im Geiste bedanken möchten, haben Ihre eigenen aufrichtig gemeinten Worte die größte Kraft. Sie können damit beginnen, sich bei der Quelle aller Nahrung und Energie bedanken. Bedanken Sie sich anschließend bei Mutter Natur, die Sie mit den physischen Lebensmitteln versorgt hat. Danken Sie anschließend den Pflanzen und Tieren, aus deren Körpern Ihre Nahrung besteht. Sie sollten, wenn Sie auswärts essen, nicht vergessen, daß Sie häufig nicht wissen, wer Ihr Essen zubereitet hat oder in welchem Bewußtseinszustand sich diese Menschen zu besagtem Zeitpunkt befunden haben. Durch eine Bitte, daß Ihre Speise gesegnet werden möge, werden sämtliche negativen Schwingungen in ihr beseitigt. Sie sollten Essen stets genießen. Durch den ruhigen Genuß werden anregende Signale an Ihren Körper gesendet, der dann den höchsten Nutzen aus der Nahrung ziehen kann, wenn er sie verdaut und assimiliert.

Wie Sie Ihren Arbeitsplatz positiv aufladen können

Um den Tag, der vor Ihnen liegt, zu überblicken und sich auf die Arbeit vorzubereiten, sollten Sie sich den Tag von Ihrem inneren Zentrum der Ruhe aus betrachten. Seien Sie sich bewußt, daß wenn Sie die höheren Mächte um Sie herum um Hilfe bitten, sie Ihnen gewährt werden wird.

Bevor Sie sich auf den Weg zur Arbeit machen, oder auf dem Weg dorthin, können Sie Ihren Arbeitsplatz für den kommenden Tag mit positiver Energie aufladen.

Übung 64: Energetisieren Sie Ihren Arbeitsplatz

– Setzen oder stellen Sie sich entspannt hin.
– Atmen Sie ein, und stellen Sie sich beim Ausatmen vor, daß Ihr Arbeitsplatz von heilendem Licht überflutet wird. Lassen Sie das Licht in jede Ecke wandern, jeden Bereich der Dunkelheit oder des Schattens erleuchten. Manchmal spürt man die Wirkungen dieser Übung schon sehr bald. Wenn Sie bei der Arbeit angekommen sind, mag die Luft an Ihrem Arbeitsplatz rein und leicht geworden sein, worüber möglicherweise auch andere Menschen Bemerkungen machen. Vielleicht lachen die Menschen dort öfter oder sind zufriedener. Wenn Sie also Licht dorthin senden, ist das sowohl für Ihre Kollegen als auch für Sie selbst von Vorteil.
– Manchmal braucht Ihr Arbeitsplatz auch die Energie einer bestimmten Farbe, so wie Sie. Stellen Sie sich Ihren Arbeitsplatz vor Ihrem geistigen Auge vor, und fragen Sie, was er braucht, oder bitten Sie darum, daß Ihnen die entsprechende Farbe gezeigt wird. Mit dieser Farbe sollten Sie Ihren Arbeitsplatz erfüllen.

Wie man negative Beziehungen heilt

Es scheint immer jemanden zu geben, der es schafft, den anderen das Leben schwerzumachen. Teilweise kommt das daher, weil andere es zulassen.

Ein Mensch, der Ihnen Schwierigkeiten bereitet, verhält sich vielleicht so. Auch wenn Sie ihn als Quelle der Schwierigkeiten wahrnehmen, scheint es vielleicht nur so zu sein. Möglicherweise hält er Ihnen einen Spiegel vor, so daß Sie einen Teil ihrer selbst wahrnehmen, den Sie nicht besonders gern mögen.

Vielleicht ist dieser Mensch eifersüchtig oder hat Angst vor Ihren Fähigkeiten. Vielleicht macht er selbst gerade eine schwere Zeit durch und braucht Hilfe. Versuchen Sie herauszufinden, was der wirkliche Grund für sein schwieriges Verhalten ist. Entscheiden Sie, ob Sie in Ihren Wahrnehmungen voreingenommen sind oder ob sich andere in bezug auf diesen Menschen genauso fühlen.

Verängstigte, unfreundliche Menschen brauchen Bestätigung, denn in Wirklichkeit leiden sie.

Sehr häufig ist es möglich, eine Situation zum Positiven zu wenden, und möglicherweise kann man das sogar selbst bewerkstelligen.

Braucht dieser Mensch ein offenes Ohr? Können Sie eine Fernheilung mit ihm oder ihr machen? Kennen Sie noch jemanden, der auch helfen könnte? Überlegen Sie sich, was Sie tun können, um die Situation zu heilen. Jeder versucht, auf seine eigene Art und Weise mit dem Leben klarzukommen, und vielleicht ist seine nicht die Ihre.

Denken Sie an die Übung 37: *Die Sonnenscheibe,* Kapitel 7. Egal, welche Schwingungen andere Menschen ausstrahlen, Sie können sich vor den negativen Auswirkungen dieser Schwingungen schützen, indem Sie Ihr neuerworbenes Wissen anwenden. Unter Umständen möchten Sie eine Situation gerne heilen oder bestimmten Menschen helfen. In den beiden folgenden Übungen werden spezielle Energien verwendet, um zu heilen und Harmonie herzustellen.

Übung 65: Denken Sie Rosa

Die tiefrosa Energie der Liebe hat eine intensive Heilwirkung, und Sie können Menschen oder Situationen immer in diese Energie einhüllen, indem Sie »Rosa denken«. Rosa Energie beruhigt das Nervensystem und stärkt den Ätherkörper. Negative Einstellungen und Denkmuster verwandelt sie in positive. Rosa Energie hilft bei allem, was angeschlagen, entzweit oder verletzt ist, sei dies eine Person oder eine Situation.

- Stellen Sie sich eine Sphäre tiefrosafarbenen Lichts um den Menschen oder die Situation herum vor. Stimmen Sie die Visualisation auf Ihre Atmung ab, und schicken Sie diese Energie beim Ausatmen nach draußen. Wenn es Ihnen schwerfällt, die Farbe wahrzunehmen, visualisieren Sie etwas Rosafarbenes, wie zum Beispiel einen Strauß rosa Rosen oder einen rosa Luftballon.
- Wenn Sie einen schwierigen Termin oder ein Einstellungsgespräch vor sich haben, projizieren Sie die Farbe Rosa in den Raum, bevor Sie dort ankommen. Das wird natürlich nicht dazu führen, daß der Termin so läuft, wie *Sie* es wollen, und Sie werden den Arbeitsplatz auch nicht bekommen, wenn es nicht der richtige für Sie ist, doch wird es dazu beitragen, daß das Ergebnis des Termins für alle betroffenen Parteien das Bestmögliche ist. Die rosafarbene Energie wird auch helfen, eine entspannte Atmosphäre des Vertrauens und der Zuversicht entstehen zu lassen.

Es ist kein Zufall, daß sich die Menschen in die Natur begeben, wenn sie ihren inneren Frieden und ihr Gleichgewicht wiederfinden wollen. Die Grüntöne der Pflanzenwelt liefern diese wertvollen Schwingungen. Atmen Sie sie ein, und bedanken Sie sich stets für dieses Geschenk. Machen Sie die nächste Übung immer dann, wenn Sie sich emotional oder mental aus dem Gleichgewicht geworfen fühlen, zum Beispiel wenn Sie etwas aus der Fassung gebracht hat. Sie können mit ihr auch Menschen oder eine Situation ins Gleichgewicht bringen wie mit Hilfe der vorherigen Übung.

Übung 66: Denken Sie Grün

- Stellen Sie sich vor, daß sich grünes Licht auf Ihr Kronenchakra herabsenkt. Diese Farbe fließt, während Sie einatmen, über Ihren Kopf und Ihren Körper nach draußen und erfüllt Ihre Aura.
- Sagen Sie sich beim Einatmen innerlich: »Ich atme Frieden und Harmonie ein.« Atmen Sie beim Ausatmen die Ursache für Ihre Anspannung und Ihre Erregung aus.
- Atmen Sie nun das grüne Licht durch Ihr Kronenchakra ein, und lassen Sie es Ihren gesamten Körper erfüllen. Sagen Sie zu sich selbst: »Ich atme Frieden und Harmonie ein.«

Sie können die Energie des grünen Lichts auch verwenden, um die Organe in der Brust, das Herz und den Kreislauf zu energetisieren. Atmen Sie das grüne Licht durch das Herzchakra ein. Lassen Sie es das Herzchakra und anschließend Ihren physischen Körper über die Thymusdrüse und die Meridiane erfüllen. Auch die Lungen und Bronchien profitieren von dieser Energie.

Schließen Sie den Tag gut ab

Sie haben nun das Abenteuer Ihres Tages durchlebt. Bevor Sie sich bereit machen, ins Bett zu gehen, nehmen Sie sich ein paar Minuten Zeit, um Ihren Tag in einem losgelösten Bewußtseinszustand noch einmal auszuwerten. Sagen Sie sich, daß Sie sich den Tag noch einmal anschauen werden, nicht um sich zu loben oder zu beschuldigen, sondern um zu sehen, was Sie erreicht haben.

Übung 67: Rückblick auf den durchlebten Tag

- Setzen oder legen Sie sich bequem hin. Atmen Sie normal, und entspannen Sie Ihren Körper.
- Denken Sie zurück an den heutigen Morgen. In welcher Stimmung waren Sie? Was wollten Sie erreichen, und haben Sie es erreicht? Wie haben Sie auf Dinge reagiert, die Ihnen geschehen sind, und wie haben Sie die auftauchenden Probleme gehandhabt? Wie haben Sie auf die guten Ereignisse des Tages reagiert?
- Entscheiden Sie, wie Sie vielleicht reagieren würden, wenn Sie diese Situationen ein zweites Mal erleben würden.
- Möglicherweise sind Ihnen viele Menschen am heutigen Tag begegnet. Fiel Ihnen heute aus einem bestimmten Grund ein Mensch besonders auf? Brauchte irgend jemand vor allem Ihre Hilfe? Wie haben Sie auf diese Menschen reagiert?
- Denken Sie über die Rolle nach, die Sie in der Begeg-

nung mit den verschiedenen Menschen gespielt haben. Sie üben sich darin, sich Ihrer selbst und anderer Menschen als Lichtwesen bewußt zu werden. Haben Sie heute das Licht eines anderen Menschen gesehen? Haben Sie wirklich danach Ausschau gehalten?

– Nachdem Sie all diese Aspekte Ihres heutigen Tages von einer losgelösten Warte betrachtet haben, lassen Sie sie einfach los. Sie werden sich morgen um das kümmern, was der morgige Tag bringt.

Bereiten Sie sich auf den Schlaf vor

Wenn Sie regelmäßig meditieren und/oder beten, wird das um Sie herum die richtige Atmosphäre und die richtige Geisteshaltung für einen tiefen Schlaf und sinnvolles Träumen schaffen.

In Wirklichkeit beginnt der nächste Tag schon am Abend zuvor, weil die Gefühle, mit denen Sie einschlafen, und die Qualität Ihres Schlafes den folgenden Tag beeinflussen. Sie sind die energetische Basis, auf der Sie aufbauen werden. Stellen Sie, bevor Sie ins Bett gehen, sicher, daß Sie sich physisch so bequem betten wie möglich. Sie werden nicht besonders gut schlafen, wenn Sie Ihrem Verstand zu viel zum Verdauen aufgebürdet haben. Wollen Sie überhaupt Bilder des Grauens und des Unglücks in Ihrem Verstand gespeichert haben – doch wohl zumindest nicht als letztes, abends vor dem Zubettgehen? Physische, emotionale und mentale Verdauungsprobleme führen dazu, daß Sie Ihre wertvolle Traumzeit mit der Verarbeitung der inneren Aufregung verschwenden, die dadurch auf der ätherischen und astralen Ebene verursacht wird.

Sorgen Sie dafür, daß Ihr Verstand und Ihre Emotionen

vor dem Zubettgehen zur Ruhe gekommen sind, und versuchen Sie auch nicht mit einer ungelösten Auseinandersetzung oder mit noch in Ihren Ohren klingenden harten Worten einzuschlafen. Es lohnt sich, eine Entschuldigung oder ein anderes angemessenes Friedensangebot vorzubringen, wenn Sie im Austausch dafür einen unbesorgten Geist und einen guten Schlaf haben.

Emotionale und mentale Aufregung machen unseren Schlaf zunichte. Wenn Sie aufgrund beunruhigender Gedanken nicht schlafen können, stehen Sie unter Streß. Wenn Sie morgens oder sogar in der Nacht mit den gleichen Gedanken aufwachen, mit denen Sie am Abend zuvor ins Bett gegangen sind, ist das ein sicheres Zeichen für Streß. Finden Sie die Ursache dafür, bevor es zu einem ernsthaften Energieverlust und einer Störung in Ihrem Gleichgewicht kommt. Bedanken Sie sich für den Tag. Sie haben alles getan, was möglich war. Bevor Sie schließlich ins Bett gehen, sollten Sie die Ihnen bekannten Übungen machen, die die Aktivität Ihrer Chakren etwas drosseln und Sie schützen. Freuen Sie sich auf Ihren Schlaf. Wenn Sie sich an Ihre Träume erinnern möchten, sagen Sie zu sich selbst, daß Sie sich erinnern werden. Stimmen Sie unter der Bedingung, daß Sie morgens nicht energetisch ausgelaugt aufwachen, damit überein, im Schlaf ein Heilungskanal zu sein. Geben Sie sich in die Hände des Höchsten. Versuchen Sie zu lächeln, kurz bevor Sie einschlafen – das ist sehr heilsam.

Intensivieren Sie Ihre Arbeit

Durch die bislang durchgeführten Übungen haben Sie eine Menge Werkzeuge in der Hand, die Ihnen als Basis für ein wöchentliches Programm für Veränderung, Kraftzuwachs und persönliche Entwicklung dienen können. Die nächste Übung können Sie durchführen, um Ihr Programm in Worte zu fassen und um sich zu entscheiden, wie umfassend es sein soll.

Übung 68: Entwerfen Sie Ihr persönliches Programm

- Begeben Sie sich an ein ruhiges Plätzchen, und denken Sie über Ihren Tag nach. Wieviel Zeit können Sie realistischerweise in diese Arbeit investieren? Schreiben Sie auf, wieviel Zeit das ist und zu welcher Uhrzeit Ihnen diese Zeit zur Verfügung steht.
- Schauen Sie sich die Übungen durch, und suchen Sie sich diejenigen aus, die Sie Ihrem Gefühl nach in ein persönliches Programm einbeziehen möchten. Schreiben Sie sich die Übungen in der Reihenfolge der Priorität, die sie für Sie haben, auf. Einige der Übungen sollten Sie täglich praktizieren, andere im Ein-Wochen-Rhythmus. Wenn Sie sich die Zeiten anschauen, die Ihnen zur Verfügung stehen, und diese mit den Übungen vergleichen, die Sie gerne durchführen würden, können Sie sich einen ersten Plan machen.
- Schreiben Sie Ihren ersten Plan in Ihr Tagebuch.
- Arbeiten Sie eine Weile nach diesem Plan, bevor Sie Änderungen vornehmen. Machen Sie sich Notizen darüber, wie Sie mit Ihrem Programm vorankommen. Wenn Sie Veränderungen vornehmen, schreiben Sie sich das Datum und den Grund für die Veränderung auf.
- Wenn Sie noch zusätzlich Zeit für sich haben, möchten Sie Ihr Programm vielleicht erweitern. Wenn Sie dagegen unter Zeitdruck stehen, sollten Sie sich Ihre Prioritätenliste noch einmal anschauen.

Werten Sie Ihren Fortschritt aus

Sie haben bereits große Fortschritte gemacht, seit Sie angefangen haben, mit diesem Buch zu arbeiten. Lassen Sie uns diese Fortschritte einmal ansehen. Sie haben die Gründe für Krankheit und Störungen im Gleichgewicht eines Menschen studiert. Sie haben sich eine Reihe von Techniken angeeignet, die erwiesenermaßen Ihr eigenes energetisches System auf sämtlichen Ebenen klären, ins Gleichgewicht bringen, kräftigen und energetisieren. Sie haben einen mächtigen Neuorientierungsprozeß eingeleitet, durch den Sie sich selbst heilen werden.

All dies zusammen bildet das Fundament, von dem aus Sie sich auf das vorbereiten, was vielleicht der wichtigste Teil Ihrer Arbeit an Ihnen selbst ist: Ihre Zeit, Ihre Energie, Ihre Erfahrung und Ihre Liebe anzubieten, um sich um andere Menschen zu kümmern. Auf der letzten Etappe dieser heilsamen Reise werden Sie lernen, wie Sie auf Ihren Fähigkeiten aufbauen und sie als Heiler nutzen können.

11 Ihre heilenden Hände

Sally sah sehr unglücklich aus und beklagte sich über intensive Kopfschmerzen. Sie sagte, daß ihr vor Kopfschmerz schwindelig war und sie sich krank fühlte. Ihre Mutter war eine Heilerin und ging auf Sallys Bitte um Hilfe ein. Nachdem sie sich eingestimmt hatte, wollte sie ihre Hände auf Sallys Kopf legen, doch hielt sie irgend etwas davon ab. Statt dessen hielt sie sie dann in die Nähe des Magens und des Unterleibs ihrer Tochter. Sie fühlte sofort, wie die Energie in diese Bereiche hineinfloß, wobei ihre Hände heiß wurden.

Sally bewegte sich im Stuhl hin und her. »Ich fühle mich schon besser. Was machst Du denn eigentlich?«

Ihre Mutter antwortete nicht, sondern veränderte ihre Position und hielt behutsam Sallys Kopf, bis sie nicht mehr das Gefühl hatte, daß Energie aus ihren Händen floß. Dann wußte sie, daß die Heilung abgeschlossen war.

Sally lächelte. »Vielen Dank. Sag bloß nicht, daß es von diesem Restaurant kam!«

Die Ursache für ihre Kopfschmerzen schien eine vergiftete Mahlzeit gewesen zu sein, und es erschien als dringend erforderlich, dem Problembereich sofortige Aufmerksamkeit zu schenken!

Sensitivität und Intuition – Hand in Hand

Wenn Sie anfangen zu heilen, werden Sie von Ihren Händen dorthin geführt werden, wo die Heilenergie benötigt wird. Ihre Hände sind mit einem feinen Wahrnehmungsapparat ausgestattet, der auf den Energiefluß und auf Störungen im Gleichgewicht feinfühlig reagiert. Dieser

Wahrnehmungsmechanismus wird durch die Kraft der Intuition aktiviert und gelenkt.

Je mehr Sie der Sensitivität Ihrer Hände erlauben, mit Ihrer Intuition zusammenzuarbeiten, werden Sie bemerken, daß die beiden mit einiger Übung zu vertrauenswürdigen Führern und Helfern werden. Im Verlauf des Buches lag die Betonung stets auf einer lauschenden, vertrauensvollen Einstellung, und wenn Sie die Übungen ausgeführt haben, werden Sie sich schon völlig daran gewöhnt haben.

Ihre Hände werden ein eigenes Heilungssignal haben, mit dem sie Ihnen bedeuten, daß sie soweit sind, arbeiten zu können. Das könnte zum Beispiel ein Kribbeln oder ein Wärmeempfinden sein. Wenn die Arbeit abgeschlossen ist, werden das Kribbeln oder die Wärme nachlassen. Während des Heilens könnten sich Ihre Hände heiß oder kalt, schwer oder leicht anfühlen oder gar zittern. Das sind weitere Beispiele, wie Ihre Hände auf die von Ihnen weitergeleiteten Energien reagieren könnten.

Ihr Bewußtsein Ihrer Hände sowie der Bewegung der Energien durch sie hindurch wird durch die folgenden zwei Übungen geschärft. Sie sind nun in der Vorbereitungsphase für Ihre Arbeit als Heiler.

Übung 69: Nehmen Sie die energetische Qualität Ihrer Hände wahr

– Stellen oder setzen Sie sich bequem hin. Atmen Sie dreimal vollständig ein und aus, um sich selbst mit Energie aufzuladen.
– Halten Sie Ihre Hände vor sich – etwa auf der Höhe Ihrer Taille, Fingerspitzen ungefähr Ihre Körperbreite voneinander entfernt, die Handflächen zeigen nach

innen. Erlauben Sie Ihren Händen, sich zu entspannen, so daß die Finger natürlich auseinanderfallen. Achten Sie auf Ihre Wahrnehmungen.

- Bringen Sie Ihre Hände langsam zusammen, und achten Sie darauf, was Sie wahrnehmen (siehe Abb. 3).
- Probieren Sie dies noch einmal aus, halten Sie Ihre Hände jedoch zu Anfang etwas weiter auseinander. Seien Sie sich diesmal der Energien noch bewußter. Sie könnten sich die Energien wie Gummibänder vorstellen, die von einer Hand zur anderen reichen.
- Verändern Sie immer wieder den Abstand zwischen Ihren Händen. Drehen Sie sie nach außen. Bewegen Sie Ihre Hände auf unterschiedliche Art und Weise aufeinander zu. Achten Sie auf die unterschiedlichen Empfindungen dabei.

Jetzt sind Sie soweit, auf diese Weise mit den Händen eines anderen zu arbeiten.

Übung 70: Nehmen Sie die Energien der Hände Ihres Partners wahr

- Stellen Sie sich Ihrem Partner gegenüber hin. Halten Sie Ihre Hände etwa auf Brusthöhe, wobei die Handflächen auf die Handflächen Ihres Partners gerichtet sind. Erlauben Sie Ihren Händen, sich zu entspannen, so daß die Finger wie von selbst auseinandergehen.
- Bewegen Sie Ihre rechte Handfläche auf die linke Handfläche Ihres Partners zu, bis sie sich berühren. Bewegen Sie anschließend Ihre linke Handfläche auf die rechte Handfläche Ihres Partners zu, bis sie sich berühren. Ziehen Sie nun sanft Ihre Handflächen wieder zurück. Las-

sen Sie Ihren Partner die gleichen Bewegungen ausprobieren.
- Bewegen Sie nun beide gleichzeitig beide Handflächen aufeinander zu, bis sie sich berühren. Ziehen Sie beide Ihre Hände langsam wieder zurück. Haben Sie einen Unterschied beim Wahrnehmen Ihrer eigenen Energien bemerkt? Sprechen Sie mit Ihrem Partner über Ihre Empfindungen.

Wie Sie gerade erfahren haben, sind Ihre Hände für Energien empfänglich. Probieren wir einmal aus, was geschieht, wenn wir diesen Prozeß mit einer Visualisation intensivieren.

Übung 71: Atmen Sie Energie in Ihre Hände hinein

- Setzen Sie sich bequem hin, die Füße sind auf dem Boden. Legen Sie Ihre Hände mit dem Rücken auf Ihre Oberschenkel, die Handflächen zeigen geöffnet nach oben.
  Entspannen Sie Ihre Ellbogen, Ihren Nacken und den oberen Bereich der Schultern. Wenn Sie sich dadurch besser konzentrieren können, können Sie Ihre Augen schließen.
- Konzentrieren Sie sich auf die Mitte Ihrer Handflächen. Stellen Sie sich vor, daß Licht in sie hineinströmt, und achten Sie darauf, was Sie fühlen oder wahrnehmen.
- Stellen Sie sich anschließend vor, daß Sie diese Energie in Ihre Hände »hineinatmen« können. Atmen Sie ein, während Sie sich vorstellen, daß das Licht in sie hineinströmt. Beim Einatmen wird die Energie von Ihren Hän-

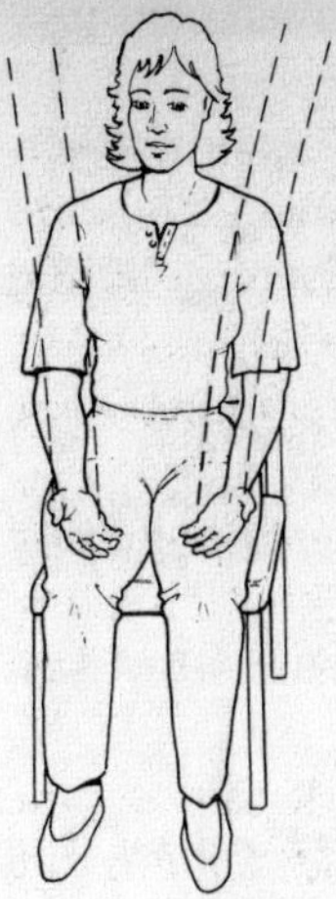

Abb. 31: Atmen Sie Energie in Ihre Hände hinein.

den absorbiert. Beim Ausatmen fließt die Energie in Ihre Hände und Arme und füllt sie aus (siehe Abb. 31).

Schreiben Sie Ihre Empfindungen auf, und vergleichen Sie sie mit denen aus dem ersten Teil der Übung. Fahren Sie mit der nächsten Übung fort.

Übung 72: Strahlen Sie Energie von Ihren Händen aus

- Halten Sie Ihre Hände etwa auf Brusthöhe, wobei die Handrücken zum Körper zeigen, die Hände sind geöffnet.
- Visualisieren Sie, daß Sie Energie von Ihren Händen *ausstrahlen* können. Was nehmen Sie wahr?
- Füllen Sie Ihre Hände beim Einatmen mit Energie, und strahlen Sie sie beim Ausatmen aus (siehe Abb. 32).

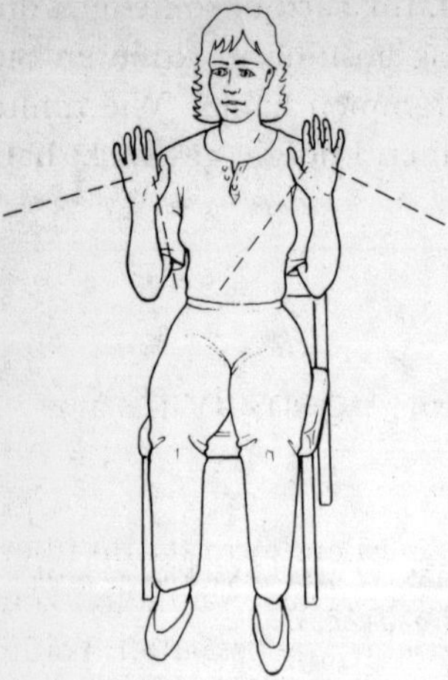

Abb. 32: Strahlen Sie Energie von Ihren Händen aus.

Übung 73: Schicken Sie Ihrem Partner Energie

- Setzen Sie sich Ihrem Partner gegenüber hin. Er oder sie sollte mindestens 70 cm von Ihnen entfernt sein. Halten Sie beide Ihre Hände etwa auf Brusthöhe, wobei Ihre Handflächen vom Körper weg nach außen gerichtet sind. Atmen Sie dreimal tief ein und aus, um sich mit Energie aufzuladen.
- (Ihr Partner sollte die Rolle des Empfangenden übernehmen.)
  Atmen Sie ein. Schicken Sie beim Ausatmen Energie von Ihren Händen zu den Handflächen Ihres Partners. Wiederholen Sie diesen Vorgang.
- Versuchen Sie nun, einfach nur mit Gedankenkraft Energie zu den Handflächen Ihres Partners zu schicken, ohne Ihre Atmung auf diese Energieausstrahlung abzustimmen. Schreiben Sie all Ihre Wahrnehmungen auf.

- Tauschen Sie jetzt die Rollen. Ihr Partner sollte jetzt die einzelnen Schritte der Übung ausführen. Notieren Sie sich wieder, was Sie wahrgenommen haben. Wie fühlte es sich an, als Ihr Partner Ihnen Energie geschickt hat? Vergleichen Sie Ihre Notizen.

Wie man die energetischen Eigenschaften von Wasser verändert

Ich konnte einmal eine skeptische Pendlerin davon überzeugen, daß die Hände eines Heilers Wasser aufladen können, das heißt, dessen energetische Eigenschaften verändern können. Sie hatte ein Glas Wasser ausgependelt und war völlig überrascht, als sie sehen mußte, wie weit ihr Pendel bei einem aufgeladenen Wasser ausschlug. Sie meinte dann, daß das Wasser nun wohl ein intensives Tonikum sein müßte und trank anschließend das ganze Glas aus!

Übung 74: Wie man Wasser auflädt

- Wenn Sie ein heilendes Tonikum benötigen, füllen Sie Wasser in ein Glas. Idealer wäre Quellwasser. Halten Sie Ihre Handfläche etwa im Abstand von zwei bis drei Zentimetern über das Wasserglas (siehe Abb. 33). Was nehmen Sie wahr?
- Bitten Sie darum, daß heilende Energie in das Wasserglas geleitet werden möge. Vielleicht haben Sie das Gefühl, daß diese Energie durch Sie hindurchgeleitet wird. Wenn Ihre Handfläche kribbelt, sollten Sie sie so lange über das Wasser halten, bis das Kribbeln aufhört – das Wasser wird aufgeladen.

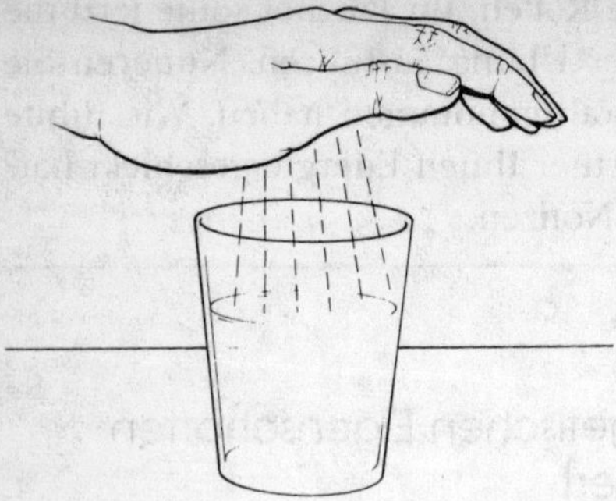

Abb. 33: Das Aufladen von Wasser.

– Wenn das Wasser aufgeladen ist, trinken Sie es langsam aus. Stellen Sie sich dabei vor, daß Sie in kleinen Schlückchen heilendes Licht zu sich nehmen. Schreiben Sie auf, was Sie dabei wahrgenommen haben. Ihnen könnte zum Beispiel eine ganz leichte Färbung des Wassers oder sogar eine Veränderung des Geschmacks aufgefallen sein.

Sie können diese Übung auch anwenden, um anderen zu helfen. Bitten Sie darum, ein Kanal für Heilung für diese Menschen zu sein, und laden Sie das Wasser anschließend auf die gleiche Art und Weise auf.

Die Wahrnehmung anderer natürlicher Energien

Alle Dinge bestehen aus Energiemustern. Lebendige Wesen sind von einem Energiefeld oder einer Aura umgeben. Sie können jetzt mit der Empfindsamkeit Ihrer Hände experimentieren, um herauszufinden, ob Sie die Aura

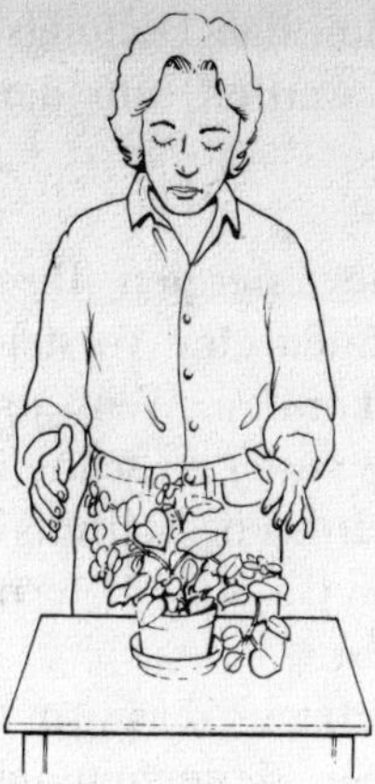

Abb. 34: Das Wahrnehmen der Energien einer Pflanze.

einer Pflanze wahrnehmen können. Versuchen Sie es zunächst mit einer Zimmerpflanze oder einer kleinen Pflanze im Freien.

Übung 75: Nehmen Sie das energetische Feld einer Pflanze wahr

- Halten Sie Ihre Hände über eine Pflanze, ohne diese jedoch zu berühren. Bewegen Sie Ihre Hände langsam und behutsam auf die Pflanze zu, bis Sie den Eindruck haben, daß Sie auf die Energie der Pflanze stoßen.
- Sie berühren jetzt einen Teil ihrer Aura. Wie fühlt sich das an? Projizieren Sie keine Energie durch Ihre Hände, sondern erlauben Sie der Pflanze einfach, sich Energie zu nehmen, wenn sie welche braucht (siehe Abb. 34).

Wenn Sie demnächst wahrnehmen sollten, daß eine Pflanze Energie benötigt, halten Sie Ihre Hände über sie oder in ihre Nähe und bitten Sie darum, daß Heilungsenergien durch Sie hindurch geleitet werden, um der Pflanze zu helfen.

Diese Übungen zeigen Ihnen, welche Energien Ihre Hände wahrnehmen, und vermitteln Ihnen eine Vorstellung davon, was Ihre Hände bewirken können. Wenn jemand seine Hände benutzt, um seine Speisen zu segnen oder um einen anderen Menschen zu trösten, ist Ihnen jetzt sicherlich klar, daß dies keine bloße Geste ist, sofern eine bewußte Absicht damit verbunden ist.
Üben Sie sich soviel wie möglich einfach nur darin, mit Ihren Händen wahrzunehmen. Wenn Sie wieder einmal Schmerzen haben sollten und Ihre Hand über die schmerzende Stelle halten, sollten Sie sich bewußt machen, daß Sie heilende Energie dort hineinleiten können. Das ist grundsätzlich die Art und Weise, wie die Hände beim Handauflegen eingesetzt werden.

Stimmen Sie sich auf die Quelle des Heilens ein

Bevor Sallys Mutter bei ihrer Tochter die Hände auflegte, stimmte sie sich ein. Das sollte man vor jeder Heilung tun, ob diese per Handauflegen oder per Fernheilung durchgeführt wird, sogar dann, wenn man Wasser für einen anderen Menschen auflädt. Es ist der erste wichtige Schritt dahin, sich zu öffnen, um Kanal für heilende Energien sein zu können. Der Zweck der Einstimmung besteht darin, sich mit der Quelle der Heilung kurzzuschließen und somit das eigene Bewußtsein auf die höchstmögliche Ebene zu heben.
Dadurch bereiten Sie sich nicht nur auf Ihre Arbeit vor, sondern Sie stellen auch sicher, daß Sie Energie *weiterleiten*

und nicht Ihre eigene aufbrauchen. Wenn Sie die Einstimmungsübung beherrschen, können Sie sich jederzeit, augenblicklich und in jeder Situation einstimmen. Nehmen Sie sich etwas Zeit und genießen Sie das Gefühl, mit der Quelle der heilenden Energien eins zu sein.

Übung 76: Einstimmen auf die Heilung

- Setzen Sie sich bequem hin, Füße flach auf dem Boden. Legen Sie Ihre Hände mit den Handflächen nach oben auf die Oberschenkel.
  Entspannen Sie Ihre Ellbogen (siehe Abb. 28). Atmen Sie dreimal tief ein und aus, und entspannen Sie Ihren Körper. Seien Sie sich des Bodenkontakts Ihrer Füße bewußt.
- Bedanken Sie sich für die Gelegenheit, als Kanal für heilende Energien dienen zu können. Bitten Sie darum, ein so reiner Kanal wie möglich sein zu können. Bitten Sie um Schutz für sich selbst und Ihre Patienten. Geben Sie sich der Arbeit hin und bitten Sie darum, daß sie gesegnet sei. Sagen Sie anschließend alle Gebete auf, die Sie sagen möchten.
- Sie können, wenn Sie Zeit haben, Ihre Einstimmung noch erweitern und eine friedvolle, heilende Atmosphäre schaffen. Die Energien der Heilung sind die Energien der Liebe und des Friedens. Atmen Sie Liebe ein und stellen Sie sich vor, wie Sie Ihren Körper erfüllt. Sie können sich die Energie als rosa Licht visualisieren. Wenn Sie sich vollständig von dieser Energie erfüllt fühlen, atmen Sie noch einmal ein, und lassen Sie beim Ausatmen zu, daß Sie von der Energie der Liebe umhüllt werden und sie den Raum erfüllt, in dem Sie arbeiten werden.
- Atmen Sie nun Frieden ein, und lassen Sie zu, daß er Ihren gesamten Körper erfüllt. Sie können sich diese

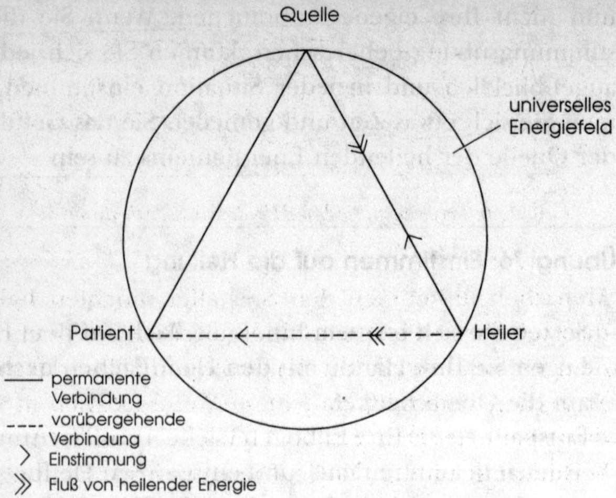

Abb. 35: Das Dreieck der Heilung.
Dargestellt sind die energetischen Verbindungen und der Energiefluß zwischen Heiler, Patient sowie der Quelle der heilenden Energien.

Energie als himmelblaues oder weißes Licht vorstellen. Wenn Sie völlig von der Energie des Friedens erfüllt sind, atmen Sie noch einmal ein und füllen Sie den Sie umgebenden Raum mit Frieden.

– Sitzen Sie ein paar Augenblicke lang in dieser Aura der Liebe und des Friedens, die Sie und Ihren Arbeitsplatz umgibt. Dies ist die Atmosphäre, die Sie für Ihre Patienten geschaffen haben.

Wenn Sie sich einmal eingestimmt haben, haben Sie sich mit der Quelle der heilenden Energien verbunden. Sie haben damit auch die erste Seite dessen geschaffen, was ich als *Dreieck der Heilung* bezeichne. Wenn Sie Kontakt mit dem

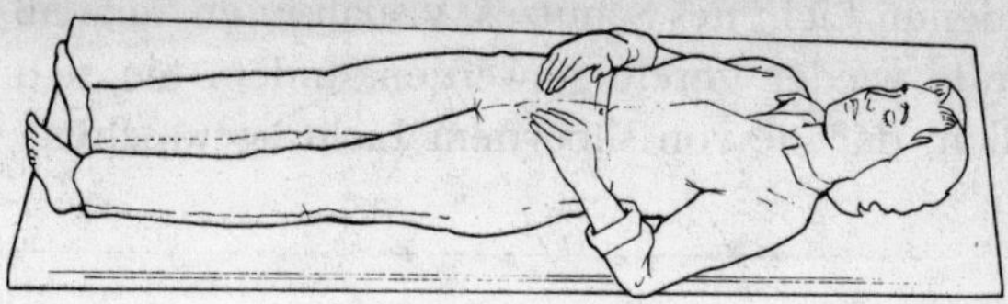

Abb. 36: Verwenden Sie Ihre Hände zur Selbstheilung.

Menschen aufnehmen, dem Sie helfen möchten, haben Sie die zweite Seite des Dreiecks hergestellt. Das erreicht Sie, indem Sie sich bewußt mit dem höheren Selbst des anderen Menschen verbindet. Auf diese Weise aktivieren Sie die dritte Seite des Dreiecks der Heilung, nämlich Ihre eigene Verbindung mit der Quelle. Diese mächtige Heilungsstruktur stellt einen energetischen Fluß dar, der durch bedingungslose Liebe in Gang gesetzt wird (siehe Abb. 35).
Da Sie nun wissen, wie man sich richtig einstimmt, sollten Sie die folgende Übung durchführen – noch bevor Sie mit Ihrer Tätigkeit als Heiler beginnen. Sie sind ein Kanal für heilende Energie, die Sie durch Ihre Hände weiterleiten können. Integrieren Sie die folgende Übung in Ihr Selbstheilungsprogramm.

Übung 77: Benutzen Sie Ihre Hände zur Selbstheilung

- Setzen oder legen Sie sich bequem hin, und stimmen Sie sich ein.
- Nachdem Sie um heilende Energien gebeten haben, um sich selbst heilen zu können, halten Sie Ihre Hände über den Teil Ihres Körpers, der einer Heilung bedarf.
- Lassen Sie Ihre Hände dort, bis die Heilung abgeschlossen ist (siehe Abb. 36).
- Bedanken Sie sich, und umgeben Sie sich mit dem

goldenen Licht des Schutzes. Visualisieren Sie, daß Ihre Hände wieder gereinigt werden, indem Sie sich vorstellen, daß sie von silbernem Licht »gewaschen« werden.

Fernheilung

Wie ich bereits in der Einleitung sagte, begann ich als Heiler mit Fernheilung zu arbeiten. Fernheilen halte ich für die beste Methode zum Einstieg. Sie werden sehr bald ein Gefühl für diese Arbeit entwickeln und werden in der Lage sein zu entscheiden, ob Sie wirklich Freude daran haben oder nicht. Sie werden beginnen zu verstehen, welche Rolle Ihre Hände dabei spielen wollen, und sehen, wie effektiv Sie beim Fernheilen sind. Das Fernheilen ist eine gute Methode, um die Heilungssignale der eigenen Hände kennenzulernen.

In seiner einfachsten Version kann eine Fernheilung aus einem Gebet bestehen, in dem Sie darum bitten, daß die Person, die der Heilung bedarf, geheilt werden möge. Ihre Bitte sollte uneingeschränkt formuliert sein, damit die heilenden Energien dorthin gelangen, wo sie benötigt werden, und nicht dorthin, wo wir unserem beschränkten Wissen nach meinen, daß sie hingehören.

Bitten Sie – anders ausgedrückt – darum, daß ein Mensch *geheilt* werden möge, ohne Ihre Bitte auf etwas zu beschränken, wie zum Beispiel: »Heile bitte ihren Krebs.« Dadurch werden Sie der Tatsache gerecht, daß ein Mensch ein spirituelles Wesen ist und nicht ein Körper und daß das spirituelle Wesen die heilende Kraft lenkt. Und Sie werden ebenfalls der Tatsache gerecht, daß sich die Seele auf einem Pfad der Evolution befindet und es einen tieferen

Grund für bestimmte Beschwerden gibt, über den wir eigentlich nichts wissen.
Auch wenn jemand darum bittet, durch Fernheilung von ganz bestimmten Beschwerden geheilt zu werden, würde ich Ihnen noch immer empfehlen, keine Einschränkungen bei der Übertragung von Heilenergien zu machen.
Die folgende Übung soll Ihnen als Anleitung für Ihre ersten Fernheilungsversuche dienen. Sie ist auch sehr effektiv, wenn sie mit einem Partner oder einer Gruppe ausgeführt wird.

Übung 78: Fernheilung

Suchen Sie sich eine Zeit aus, in der Sie nicht durch Besucher gestört werden. Ziehen Sie das Telefonkabel aus der Steckdose, oder schalten Sie den Anrufbeantworter ein. Halten Sie Ihre Liste von Menschen, Tieren, Situationen und so weiter, die einer Heilung bedürfen, griffbereit.

- Stimmen Sie sich wie bereits beschrieben ein. Zünden Sie eine Kerze an, und widmen Sie das Licht Ihrer Fernheilung. Bitten Sie um Schutz und bedanken Sie sich dafür, daß Sie die Gelegenheit bekommen haben, anderen heilendes Licht zu senden.
- Konzentrieren Sie sich auf das Herzchakra. Wenn Sie ein spirituelles Ideal haben, wie zum Beispiel ein Symbol oder ein Abbild der Quelle, stellen Sie es sich in Ihrem Herzchakra vor.
- Visualisieren Sie beim Einatmen, daß sich dieses Zentrum mit Licht füllt. Sehen Sie, wie Ihre Brust vor Licht anschwillt.
- Sehen Sie nun, wie sich dieses Licht von Ihnen ausgehend zu einem Ort vor Ihnen erstreckt. (Wenn Sie mit

einem Partner arbeiten, setzen Sie sich einander gegenüber und lassen Sie etwas Raum zwischen sich. Wenn Sie in einer Gruppe sind, setzen Sie sich in einen Kreis, so daß das Licht in Ihrer Mitte ist.) Wenn Sie merken, daß das Licht sich vor Ihnen erstreckt, machen Sie sich bewußt, daß dies das Licht der Heilung ist. Es ist immer da, auch wenn Sie es nicht »sehen« können.

- Bitten Sie nun darum, daß die Menschen auf Ihrer Liste in das Licht gestellt werden mögen. Es kann hilfreich sein, die Namen einen nach dem anderen laut vorzulesen. (In einer Gruppe kann jedes Gruppenmitglied einzelne Namen nennen.) Möglicherweise sehen Sie diese Menschen, möglicherweise auch nicht. Es ist wichtig, daß Sie wissen, daß diese Menschen durch Ihre geistige, von Liebe motivierte Absicht in das Licht der Heilung gestellt werden (siehe Abb. 37). Diese Verbindung läßt die zweite und dritte Seite des Dreiecks der Heilung entstehen.
- Wenn Sie mit Ihrer Liste am Ende sind, bedanken Sie sich. Während Sie die Kerze ausblasen, könnten Sie sich vorstellen, daß *dieses* Licht dahin geschickt wird, wo es gebraucht wird – an einen Ort, der von Krieg erschüttert wird, einen Platz, wo die Umwelt bedroht ist und so weiter.
- Sie können im Anschluß an diese Übung meditieren. Wenn Sie das nicht möchten, machen Sie die Übungen, um die Aktivität Ihrer Chakren zu drosseln und sich zu schützen. (Im weiteren Verlauf des Buches werden noch zusätzliche Fernheilungsübungen beschrieben.)

Wenn Menschen Sie um Ihre Hilfe als Fernheiler bitten, bitten Sie sie im Austausch dafür darum, Ihnen zu berichten, wie es Ihnen ergeht. Es ist wichtig, Feedback zu bekom-

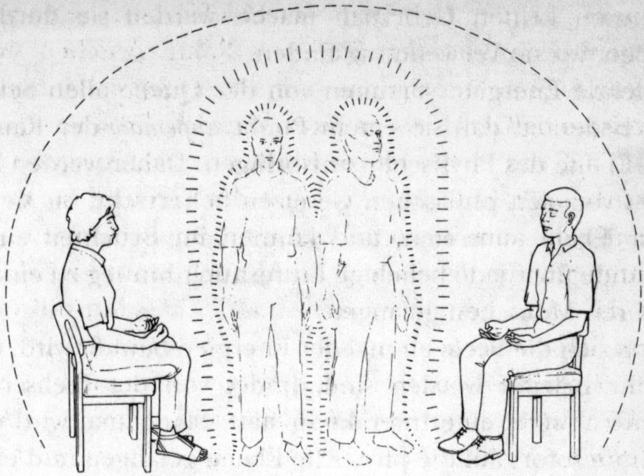

Abb. 37: Fernheilung.
Wie Sie einen Menschen »ins Licht stellen«.

men, damit Sie überprüfen können, was geschieht. Schreiben Sie jegliche gesundheitliche Verbesserungen oder Bitten um Fernheilung und jegliches Feedback, das Sie erhalten, in Ihr Tagebuch. Einige Heiler arbeiten ausschließlich auf diese Weise und finden diese Methode in den meisten Fällen genauso wirksam wie das Handauflegen. Die Fernheilung ist bei Menschen angebracht, die nicht reisen können, sich aus unterschiedlichsten Gründen nicht von ihrem Aufenthaltsort entfernen können oder bei denen geistige oder Verhaltensstörungen vorliegen.
Manchmal würde sich ein Mensch zwar nie heilen lassen, ein Freund oder Verwandter möchte ihm oder ihr jedoch helfen. Es ist keine Einmischung, wenn der Heiler auf die gewohnte Art und Weise darum bittet, daß dieser Mensch geheilt werden möge (ohne die speziellen Beschwerden zu benennen). So wird es dem Empfänger auf einer seelischen Ebene überlassen zu entscheiden, wie er mit den Energien umgehen möchte. Wenn diese Person von den

Energien keinen Gebrauch macht, werden sie dorthin fließen, wo sie Verwendung finden.

Heilende Energien stammen von der Quelle allen Seins. Das bedeutet, daß sie einem Punkt *außerhalb* der Raum-Zeit-Ebene des Physischen entspringen. Daher werden Sie nicht von den physischen Gesetzen beherrscht, bis sie in diese Ebene eintreten, und können im Bruchteil einer Sekunde über jede beliebige Entfernung hinweg zu einem anderen Menschen gelangen.

Wenn sich die Seele einmal der Energien bewußt wird, die zu ihr geleitet worden sind, findet von der seelischen Ebene abwärts eine Interaktion statt. Manchmal wird die Energie sofort auf die physische Ebene gelangen und eine unmittelbare Veränderung bewirken. Manchmal wird zunächst auf den feinstofflichen Ebenen Energie benötigt, so daß eine Veränderung auf der physischen Ebene erst nach einiger Zeit sichtbar wird. Das ist abhängig von der Ursache der Krankheit, dem Weg, auf dem sich die Seele befindet und der Bereitschaft des Menschen. Möglicherweise spielt auch der ausgleichende Faktor des *Karma* (dem Gesetz von Ursache und Wirkung) eine Rolle. Dieses Gesetz tritt dann in Aktion, wenn sich die Seele entscheidet, sich mit Situationen zu befassen, die sich aus früheren Leben her nicht im Gleichgewicht befinden.

Innerhalb des geistigen Heilens wird ein Mensch als Seele betrachtet und Gesundheit nicht als isolierter Zustand des Körpers. Man hält das Bewußtsein des Körpers in Ehren und strebt danach, mit ihm zusammenzuarbeiten, nicht es zu manipulieren.

Durch Ihre Arbeit als Fernheiler werden Sie Vertrauen in sich selbst entwickeln und eine Menge darüber lernen, wie Heilung vor sich geht. Dann wird die Zeit kommen, wo Sie sich bereit fühlen, direkt am Patienten zu arbeiten. Widerstehen Sie der Versuchung, sich Patienten zu suchen. Das Fernheilen ist eine effektive Heilmethode – Sie können so lange fernheilen, bis sich Ihnen neue Möglichkeiten bieten.

In dem Maße, wie sich Ihr Energiefeld entwickelt, wird das Gesetz der Anziehung wirksam werden. Dann werden Sie feststellen, daß Menschen auf unterschiedlichste Art und Weise zu Ihnen geführt werden und Ihre Hilfe suchen. Sie kommen zu Ihnen, weil Sie der Richtige sind, um ihnen zu helfen, ob Sie in einer solchen Situation schon einmal geholfen haben oder nicht. Im nächsten Kapitel werde ich näher erläutern, wie man eine Heilungssitzung durchführt.

Wenn es in Ihrer Nähe eine Gruppe gibt, die sich mit dem Heilen beschäftigt, könnten Sie auch mit Hilfe dieser mit dem Heilen beginnen. Jedes Zentrum wird Sie auf seine eigene Art und Weise in die Gruppe integrieren. Auf alle Fälle werden Sie in einer solchen Gruppe die Gelegenheit haben, als Neuling unter erfahrenen Heilern zu arbeiten. Durch die Zentren und Gruppen, die sich mit dem Heilen befassen, stellen sich die Heilungsorganisationen, zu denen sie gehören, in der Öffentlichkeit[1] dar. Meist haben sie viele unterschiedliche Klienten, was für Neulinge, die noch Erfahrung brauchen, ideal ist.

[1] Trifft auf England zu; Anm. d. Ü.

Pflegen Sie Ihre Hände

Wenn Sie anfangen, mit Patienten zu arbeiten, werden diese als erstes auf Ihre Hände schauen. Auch Sie werden mehr Aufmerksamkeit auf Ihre Hände legen müssen und dafür sorgen müssen, daß sie immer ansehnlich aussehen. Achten Sie darauf, was Sie Ihren Händen normalerweise zumuten.
Sie werden Handschuhe bei Beschäftigungen tragen müssen, bei denen Sie sich kratzen oder Blasen holen könnten, und auch dann, wenn Sie sehr schwere Arbeit verrichten.
Wenn Sie sich in die Hand schneiden, bedecken Sie die Wunde mit einem Pflaster, bevor Sie mit der Heilungssitzung beginnen.
Ihre Hände müssen sich im bestmöglichen Zustand befinden, denn sie sind die sichtbare Verbindung zwischen Ihnen und Ihren Patienten. Es ist an der Zeit, daß Sie sich in die Reihen der »Handbewußten« eingliedern.

12 Die Heilungssitzung

Wenn Sie die Absicht haben, regelmäßig mit Menschen zu arbeiten oder ein berufsmäßiger Heiler zu werden, ist es klug, Mitglied einer Heilungsorganisation[1] zu werden. Einige Organisationen stehen mit religiösen Körperschaften in Verbindung, während andere wie die NFSH überkonfessionell sind.

Die Heilungsorganisation wird Sie als Heiler registrieren, sobald Sie das nötige Niveau an Fertigkeiten besitzen. Auf diese Weise bleiben Sie mit anderen Heilern in Kontakt und über die neuesten Entwicklungen in diesem Bereich unterrichtet. Sie werden durch Ihren Mitgliedschaftsbeitrag als Heiler versichert sein, doch wird diese Versicherung nicht die Haftung für andere Praktiken übernehmen, die Sie neben dem geistigen Heilen ausüben, es sei denn, Sie sind auch für diese Techniken versichert. Das schützt die Öffentlichkeit und trägt dazu bei, daß hohe professionelle Standards eingehalten werden.

Ihre Mitgliedschaft in einer anerkannten Heilungsorganisation stellt für Ihre Patienten auch eine Garantie dar, daß Sie sich an einen berufsständischen Verhaltenskodex halten. Die Vereinigung von Heilungsorganisationen (»Confederation of Healing Organizations«, CHO) hat einen Verhaltenskodex, der dem der klassischen Heilberufe, der Krankenschwestern, Hebammen, Zahnärzte und Tierärzte entspricht.[2] Wenn Sie Mitglied bei einer Organisation sein

[1] Die folgenden Ausführungen gelten nur für England. In Deutschland ist es nicht erlaubt, irgendeine Art heilender Tätigkeit auszuüben, ohne Arzt oder Heilpraktiker zu sein; Anm. d. Ü.

[2] Trifft nur auf England zu; Anm. d. Ü.

möchten, die zur CHO gehört, müssen Sie sich an diesen Kodex halten. Der NFSH rät seinen Mitgliedern dringend, die Grundlagen der Ersten Hilfe zu erlernen, damit sie wissen, wie man sich verhalten muß, wenn ein Notfall während eines Patientenbesuchs eintritt. Das ist zwar sehr unwahrscheinlich, doch ist es weise, vorbereitet zu sein.

Praxisorganisation

Sie werden sich entscheiden müssen, zu welchen Zeiten Sie der Öffentlichkeit zur Verfügung stehen wollen. Wie viele Stunden wollen Sie dem Heilen widmen? Eine Behandlung sollte so lange dauern, wie Heilungsenergien zum Patienten geleitet werden. Eine Sitzung könnte daher mindestens 30 bis 60 Minuten dauern.

Sie werden ein Telefon brauchen, damit Patienten einen Termin mit Ihnen vereinbaren können. Sie sollten ein Terminbuch in der Nähe haben. Achten Sie darauf, daß Sie den Namen des Patienten und seine Telefonnummer aufschreiben. Es ist angemessen, bei der Vereinbarung des Termins zu sagen, was Sie für eine Sitzung nehmen. Einige Heiler nehmen keinen festen Geldbetrag, sind jedoch offen für »Spenden«. Wollen Sie auch so vorgehen, sollten Sie dies deutlich zum Ausdruck bringen.

Werden Sie von zu Hause aus arbeiten oder in einer Klinik, in einem Zentrum oder in Zusammenarbeit mit einem Arzt? Denken Sie darüber nach, wie Ihre Patienten auf Sie aufmerksam werden sollen. Werden Sie Werbung machen, oder wollen Sie sich auf Mundpropaganda oder Empfehlungen verlassen?

Sie sollten sich zwischen den Sitzungen Zeit lassen, um kurze Notizen über Ihre Behandlungen zu machen. Es ist schwieriger, wenn Sie bis zum Ende des Tages warten, um sich dann alles zurückzurufen, was geschehen ist. Es ist wichtig, sich Aufzeichnungen der Sitzungen zu machen, egal wie knapp Sie diese halten, auf jeden Fall sollten Sie sie jedoch vertraulich behandeln. Sie können ein einfaches System von Karteikarten verwenden, auf denen Sie das Datum und die Uhrzeit des Termins notieren sowie mit ein paar Worten aufschreiben, welche Art von Behandlung Sie gegeben haben. Bewahren Sie Ihre Aufzeichnungen an einem sicheren Ort auf.

Allgemeine Vorbereitungen

Am Tag, bevor Sie Ihren ersten Patienten zum Handauflegen empfangen und behandeln, sollten Sie noch einmal den Raum überprüfen, in dem Sie arbeiten werden. Er sollte frisch, sauber und aufgeräumt sein. Frische Blumen verleihen einem Raum immer etwas Besonderes.

Entscheiden Sie sich, ob es zweckmäßiger ist, wenn sich Ihr Patient beim Heilen auf einen Stuhl setzt oder ob er besser auf einer Liege liegen sollte. Liegt der Patient, hat der Heiler einen leichteren Zugang zu ihm. Sie sollten dies aber von den Beschwerden des Patienten abhängig machen und davon, was für ihn am bequemsten ist.

Wenn Sie zur Entspannung ruhige, besänftigende Musik laufen lassen wollen, sollten Sie dafür sorgen, daß Sie sie zur Stelle haben und Ihr Abspielgerät auch funktioniert. Idealerweise sollte Entspannungsmusik ununterbrochen gespielt werden und keine plötzlichen Veränderungen in Tempo oder Lautstärke aufweisen. Macht Ihr Kassettenrecorder ein lautes Geräusch, wenn das Ende des Bandes erreicht ist? Sowohl Sie als auch Ihr

Patient könnten sich dadurch gestört fühlen, besonders wenn Sie sich in einem sehr konzentrierten Zustand befinden. Möglicherweise wirkt Musik auch auf gewisse Menschen ablenkend.

Bestimmte Geräusche im Haushalt könnten ähnlicherweise störend wirken. Stellen Sie sicher, daß sich das Telefon nicht in Hörweite befindet, beziehungsweise ziehen Sie den Stecker für die Dauer Ihrer Sitzung heraus.

Denken Sie darüber nach, wo Sie weitere Menschen unterbringen können. Wenn Patienten sehr frühzeitig erscheinen, werden sie dann irgendwo warten können, und wird ihnen jemand die Tür öffnen? Manche Patienten bringen noch andere Menschen mit. Werden sie während der Sitzung warten können, oder werden Sie sie bitten, zu gehen und später wiederzukommen?

Wenn der Begleiter in einem anderen Raum warten muß, ist es sinnvoll, wenn ihm etwas zu Lesen zur Verfügung steht, besonders Bücher und Zeitschriften, die sich mit Heilung befassen.

Wenn Sie mit Patienten des anderen Geschlechts arbeiten, werden Sie sich beide wohler fühlen, wenn Ihr Patient noch eine »Anstandsdame« mitbringt.

Sie werden sich einige einfache Details über Ihren Patienten aufschreiben müssen, daher sollten Sie dafür sorgen, daß die entsprechenden Materialien dafür beitstehen. Vielleicht brauchen Sie auch Papiertaschentücher.

Einige Patienten müssen die Toilette benutzen. Sorgen Sie dafür, daß sie sauber ist und alles da ist, was zum Händewaschen benötigt wird. Als letztes weihen Sie den Behandlungsraum Ihrer Arbeit. Diese regelmäßig durchgeführten Vorbereitungen werden Ihnen helfen, sich selbst in den richtigen Zustand für das Heilen zu bringen, bevor der Patient eintrifft. Der wichtigste Teil der Vorbereitung ist jedoch Ihre eigene Einstimmung. Dabei richten Sie sich spirituell, in Gedanken und körperlich auf die Energien der Heilung aus. Stimmen Sie sich ein, wie es im vorherigen Kapitel vorgeschlagen wurde.

Die Begegnung mit Ihrem Patienten

Begrüßen Sie Ihren Patienten mit einem Lächeln auf den Lippen. Zeigen Sie ihm, wo er seinen Mantel aufhängen kann und wo die Toilette ist. Manche Menschen haben vielleicht eine weite Reise hinter sich. Ein Glas Wasser hilft ihnen zur Ruhe zu kommen und macht sie wieder frisch, besonders wenn es heiß ist.
Machen Sie es Ihrem Patienten so bequem wie möglich, bevor Sie beginnen, persönliche Daten für Ihre Unterlagen aufzunehmen.
Während Sie miteinander sprechen, könnten Sie schon Eindrücke von Ihrem Patienten empfangen (wie bei den Übungen in Kapitel 2).
Behalten Sie sie für sich, und bleiben Sie weiterhin offen. Fragen Sie den Patienten, ob er bereits einen Arzt konsultiert hat und wie Sie ihm helfen können. Sagen Sie ihm, daß Sie Ihr Bestes tun werden, daß Sie jedoch – wie ein Arzt – kein Versprechen bezüglich einer Heilung abgeben können.
An dieser Stelle möchte ich Sie daran erinnern, daß wenn Ihr Patient an einer meldepflichtigen Krankheit oder an einer Infektionskrankheit leiden sollte, er sofort zu einem Arzt geschickt werden muß und man ihm nicht gestatten darf, mit anderen Menschen in Berührung zu kommen. Sie können von einem Arzt oder einem

Gesundheitsamt die Liste der meldepflichtigen Krankheiten und Infektionskrankheiten erhalten.
Versichern Sie Ihrem Patienten, daß alles, was während der Heilungssitzung geschieht, streng vertraulich behandelt wird. Sie sollten immer eine optimistische, freundliche, empfängliche, mitfühlende Einstellung haben und ruhig und zuversichtlich sein.
Es ist wichtig, sich mit bestimmten Faktoren der Kommunikation auseinanderzusetzen, wie zum Beispiel dem Ton Ihrer Stimme, der Art und Weise, wie Sie sich darstellen, Ihrer Körpersprache, jeglicher Vorurteile oder festgefahrener Standpunkte, die Sie vielleicht haben. Sie müssen in der Lage sein, *interessiert* und mitfühlend zuzuhören sowie Liebe und Verstehen auf angemessene Art und Weise zum Ausdruck zu bringen. Es gehört nicht in die Kategorie der liebevollen Reaktion, wenn Sie Ihren Patienten unterbrechen, seine Sätze für ihn beenden und ihm Ratschläge erteilen, um die Sie nicht gebeten wurden.
Jetzt ist die Zeit, wo Sie alles andere zur Seite packen müssen, einschließlich dessen, was Sie bezüglich Ihres Patienten empfinden. Seien Sie mit Ihrem Patienten und für ihn da.

Vorbereitungen für das Heilen

Wenn Sie sich ein klares Bild über Ihren Patienten und seine Beschwerden gemacht haben, haben Sie den ersten Teil Ihrer Sitzung abgeschlossen. Fragen Sie Ihren Patienten, ob er schon einmal eine Geistheilung bekommen hat. Wenn nicht, erzählen Sie ihm ein bißchen darüber, was Sie tun werden und wie geistige Heilung funktioniert, um Ihrem Patienten die Befangenheit zu nehmen.
Fragen Sie Ihren Patienten, ob er irgendwelche Einwände

dagegen hat, berührt zu werden. Einigen Menschen kann Berührung unangenehm sein. Es ist nicht nötig, während einer Heilung einen tatsächlichen Körperkontakt herzustellen, doch kann es in vielen Situationen sehr angenehm sein. Das beste ist, Sie berühren die vordere Seite des Körpers nicht, denn hier sind die meisten Menschen verwundbar. Ganz bestimmt sollten Sie den Genitalbereich unberührt lassen.

Frauen könnten eine Berührung der Brüste als Beleidigung auffassen.

Es besteht kein Grund für den Patienten, Kleidungsstücke auszuziehen – außer natürlich seinen Mantel.

Einige Menschen ziehen gerne ihre Schuhe aus, und Sie sollten Sie auch dazu ermutigen, wenn es auch nicht notwendig ist.

Denken Sie an die Beschwerden, die Ihnen der Patient beschrieben hat, bevor Sie ihn bitten, sich hinzusetzen oder hinzulegen.

Patienten müssen sich während einer Heilung sicher fühlen, egal, in welcher Position sie sich befinden. Wenn sie sich nicht sicher fühlen, fällt es ihnen schwer, sich zu entspannen.

Erden Sie sich

Achten Sie auf die Körperhaltung Ihres Patienten. Wenn er oder sie sitzt, sollten die Beine nicht überkreuzt und die Füße flach auf dem Boden stehen. Die Hände sollten locker auf den Oberschenkeln liegen, die Ellbogen entspannt sein (siehe Abb. 28). Diese Vorbereitungen sorgen dafür, daß eine Erdung im Kreislauf der Heilungsenergien gegeben ist. Wenn diese Energien in die physische Ebene eintreten, ähneln sie elektromagnetischen Energien und

müssen auch als solche behandelt werden. Stellen Sie aus diesem Grund sicher, daß auch Ihre Füße stets Kontakt mit dem Boden haben.
Wie bereits erwähnt, haben die Chakren in unseren Fußsohlen und das Wurzelchakra mit unserer Interaktion mit den planetarischen Energien auf einer ätherischen Ebene zu tun. Wir müssen auch während einer Heilung – wenn irgend möglich – dafür Sorge tragen, daß die richtigen physikalischen Verbindungen existieren.

Die Wichtigkeit von Entspannung

Ihr Patient könnte angespannt oder nervös sein, besonders wenn er oder sie noch nie eine Heilung bekommen hat. Sorgen Sie dafür, daß sich Ihr Patient soweit wie möglich entspannt. Sie können die einfachen Atem- und Entspannungsübungen aus Kapitel 9 verwenden, die Sie bereits gelernt haben.

Stimmen Sie sich auf den Patienten ein

Der zweite Teil des Einstimmungsvorgangs verstärkt die anderen Seiten des Dreiecks der Heilung. Der Zweck dieser Einstimmung besteht darin, sich mit dem Patienten zu verbinden und ihn auf diese Verbindung aufmerksam zu machen. Dies wiederum macht den Patienten für die Heilung empfänglicher und aktiviert sein eigenes Heilungspotential.
Erklären Sie dem Patienten, daß Sie sich, wenn er damit einverstanden ist, dazu einfach hinter ihn stellen und sanft Ihre Hände auf seine Schultern legen werden (siehe Abb. 38). Verbinden Sie sich dabei mit Ihrem Patienten auf

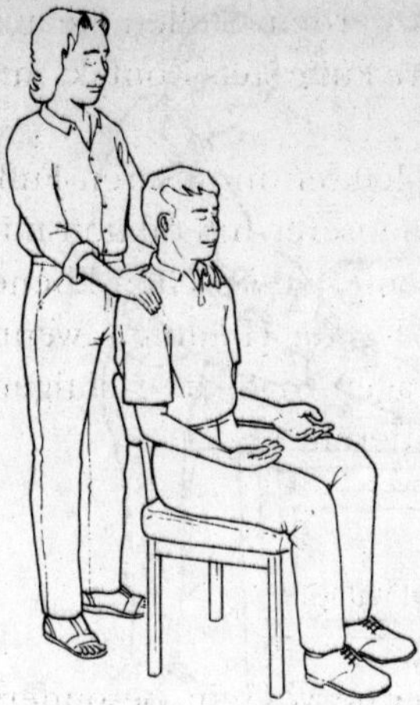

Abb. 38: Wie man sich auf einen sitzenden Patienten einstimmt.

einer seelischen Ebene, indem Sie sich bei ihm dafür bedanken, daß er Ihnen die Gelegenheit gibt, auf diese Art und Weise zu arbeiten. Bitten Sie seine Seele darum, die Heilung zu leiten. Wenn der Patient nicht berührt werden möchte, können Sie sich dadurch auf ihn einstimmen, daß Sie Ihre Hände leicht *über* seine Schultern halten. Fahren Sie anschließend auf die gleiche Art und Weise fort. Sie können eine ähnliche Position einnehmen, wenn der Patient liegt (siehe Abb. 39).
Durch diesen einfachen Akt schließen Sie den Patienten mit in die Atmosphäre der Einstimmung ein, die Sie zuvor geschaffen haben.

Die eigentliche Heilung

Letztlich »lernt« jeder Heiler durch seine eigene innere Führung (daher ist es so wichtig, diese Verbindung herzustellen). Die Erfahrung hat jedoch gezeigt, daß es Men-

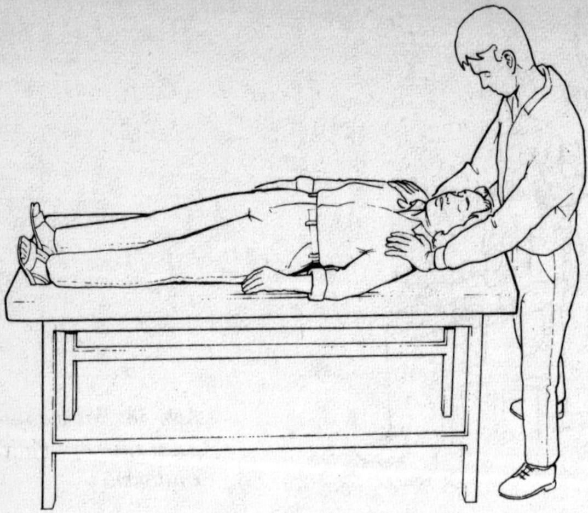

Abb. 39: Wie man sich auf einen auf dem Rücken liegenden Patienten einstimmt.

schen hilft, wenn sie eine solide, schlichte Grundlage haben, auf der sie aufbauen können. Solch einen Rahmen liefert die Heilungsmethode, die in diesem Kapitel beschrieben wird. Wenn Sie sie einmal beherrschen, wird sich daraus auf ganz natürliche Weise Ihre eigene Arbeitsmethode entwickeln.

Da der Patient (durch die Einstimmung) die Heilung leitet, ist der Heiler für das Ergebnis nicht entscheidend. Heilung findet dann statt, wenn wir entspannt sind und dem Herzen erlauben, sich zu öffnen sowie auf einer seelischen Ebene die Entscheidungen zu treffen. Entspannen Sie sich also, und genießen Sie Ihre Arbeit.

Den eigentlichen Heilungsakt kann man in drei Durchgänge unterteilen, in denen das System des Patienten »abgetastet« wird und die jeweils dazugehörigen Heilungen durchgeführt werden. Abtasten bedeutet, Ihre Hände als

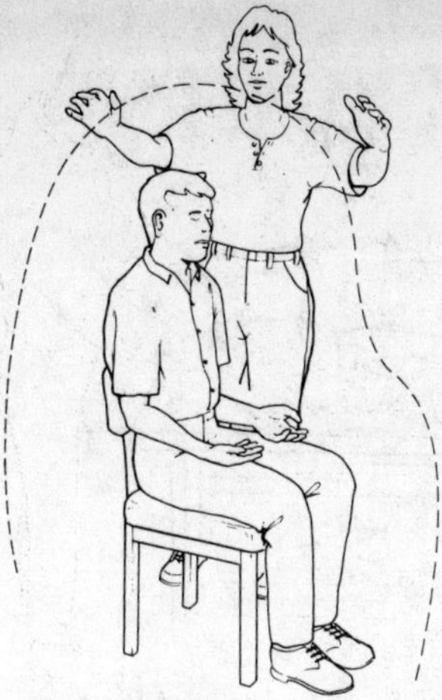

Abb. 40: Das Abtasten der Aura.

Sensoren einzusetzen, um auf einer energetischen Ebene Informationen über Ihren Patienten zu erhalten. Sie wollen dabei etwas über den Energiefluß, die Störungen im Gleichgewicht, Stellen, an denen Heilung benötigt wird und so weiter erfahren. Mit etwas Übung wird das Abtasten zu einer sehr sensitiven und umfassenden Technik, durch die Sie sehr viele Informationen erhalten können.
Wenn Sie den Patienten zum erstenmal behandeln, ist es normalerweise das beste, auf diese Weise zu beginnen, damit Sie gleich von Anfang an ein vollständiges energetisches Bild haben.

Übung 79: Wie man die Aura abtastet

Bei diesem ersten Durchgang werden die Techniken, die Sie bereits gelernt haben, zu Heilungswerkzeugen weiterentwickelt.
– Entfernen Sie sich so weit von Ihrem Patienten, daß Sie

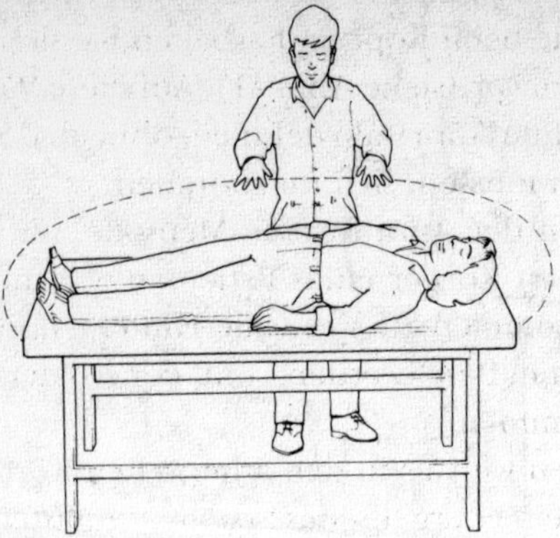

Abb. 41: Das Abtasten der Aura bei einem liegenden Patienten.

die Arme ausbreiten können, um seine Aura zu fühlen. Erlauben Sie Ihren Händen, sich zu entspannen, so daß die Finger auf natürliche Weise auseinandergleiten. Beginnen Sie über seinem Kopf, und bewegen Sie Ihre Hände langsam um ihn herum nach unten, bis zu seinen Füßen. Achten Sie auf jegliche Veränderungen oder Diskrepanzen in der Form seiner Aura und darin, wie sich seine Aura anfühlt.

- Seien Sie Eindrücken gegenüber so offen wie möglich (siehe Abb. 40).
- Achten Sie darauf, ob Sie sich an irgendeiner oder mehreren Stellen genötigt fühlen, zu irgendeinem Teil der Aura zurückzugehen. Das werden Sie dann im Anschluß an die drei Durchgänge im Abtasten tun.

Sie sollten das Abtasten der Aura auch bei einem Patienten durchführen, der sich hingelegt hat. Halten Sie Ihre

Hände über seinen Körper, und bewegen Sie sie dann langsam abwärts, bis Sie die Aura wahrnehmen können. Beginnen Sie beim Kopf und arbeiten Sie sich abwärts bis zu den Füßen vor (siehe Abb. 41). Auf diese Weise können Sie die gesamte Aura wahrnehmen, ohne daß Sie den Patienten bitten müssen, sich umzudrehen.

Das Abtasten der Aura ist eine Methode, mit der Sie die feinstofflichen Körper eines Patienten wahrnehmen können. So bekommen Sie wertvolle Hintergrundinformationen über die Beschwerden, mit denen der Patient zu Ihnen gekommen ist.

Jetzt bewegen wir uns in den ätherischen Körper des Patienten, um sein energetisches System abzutasten. Sie haben jetzt zum erstenmal die Gelegenheit, die Verbindungen zwischen den Chakren festzustellen. Während Sie diese abtasten, könnten Sie Blockaden im Energiefluß entweder innerhalb der Chakren oder in dem sie verbindenden System spüren.

Eine solche Blockade aus aufgestauter Energie fühlt sich wie ein leichter Widerstand in bezug auf Ihre eigenen behutsamen Bewegungen an.

Schreiben Sie sich jeden Widerstand auf, den Sie spüren, und auch, wo Sie ihn spüren. Das wird Sie zur möglichen Ursache der Beschwerden führen – so wie sie sich im ätherischen Körper darstellt. Sie werden so auch merken, wo auf dieser Ebene vielleicht eine Heilung angebracht wäre.

Übung 80: Das Abtasten der Chakren

Aus der Technik, das ätherische Energiesystem wahrzunehmen, entwickelt sich nun bei diesem Abtastdurchgang Ihre zweite Heilungsfertigkeit.

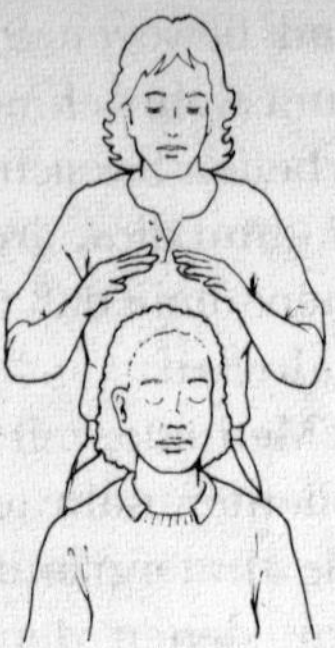

Abb. 42: Das Abtasten der Chakren.
Man beginnt mit dem Kronenchakra.

- Stellen Sie sich neben Ihren Patienten, und halten Sie Ihre Hände über sein Kronenchakra. Entspannen Sie Ihre Hände, damit die Finger natürlich auseinandergleiten (siehe Abb. 42). Wie beim Abtasten der Aura leiten Sie auf dieser Stufe noch keine Heilungsenergie weiter, sondern sammeln energetische Information über das Chakrensystem Ihres Patienten. Sorgen Sie dafür, daß Sie so entspannt wie möglich sind, damit Sie sich auf das konzentrieren können, was Ihnen Ihre Hände und Ihre Intuition sagen.
- Nachdem Sie etwa ein bis zwei Minuten lang Ihre Hände über das Kronenchakra gehalten haben, bewegen Sie sie behutsam zum Stirnchakra. Halten Sie die eine Hand ein paar Zentimeter vor das Stirnchakra und die andere im gleichen Abstand hinter seinen Kopf. Keine Ihrer Hände berührt seinen Kopf. Halten Sie Ihre Hände für ein bis zwei Minuten dort, und bewegen Sie sie dann langsam und behutsam abwärts – ohne den Körper Ihres Patienten zu berühren –, bis sie sich vor und hinter dem Halschakra befinden.

- Fahren Sie mit dem Abtasten auf diese Weise fort, bis Sie beim Wurzelchakra angekommen sind. Vielleicht müssen Sie sich bequem in einen Stuhl neben Ihren Patienten setzen. Sorgen Sie einfach nur dafür, daß Ihre Füße jederzeit Kontakt mit dem Boden haben.
- Vielleicht haben Sie beim Abtasten der Chakren gefühlt, wie Energie aus Ihren Händen strömte oder vom Chakrensystem Ihres Patienten ausgestrahlt wurde oder auch keins von beidem. Schreiben Sie sich die unterschiedlichen Empfindungen auf, die von den Chakren hervorgerufen werden. So bekommen Sie eine Idee, wie es um das Gleichgewicht des Systems bestellt ist und wo vielleicht Heilung benötigt wird.

Beim dritten Abtastdurchgang bewegen Sie sich auf die physische Ebene hinab, um energetische Informationen über das Gleichgewicht auf dieser Ebene und darüber zu bekommen, wie groß das Heilungsbedürfnis dort ist. Sie sollten Ihre Hände dabei etwa vier bis sechs Zentimeter vom Körper entfernt halten.

Übung 81: Das Abtasten der physischen Ebene

- Beginnen Sie mit dem Kopf des Patienten, und halten Sie Ihre Hände über diesen. Bewegen Sie Ihre Hände langsam und behutsam am Hinterkopf entlang und am Nacken hinunter. Achten Sie dabei darauf, wo der Körper Ihres Patienten Energie aufzunehmen scheint. Bewegen Sie Ihre Hände langsam und behutsam am Rücken hinunter zum Steißbein.
- Bei diesem ersten Teil des Abtastvorgangs haben Sie sich mit dem Hinterkopf, der Wirbelsäule und dem zentralen Nervensystem befaßt. Tasten Sie jetzt die rechte und

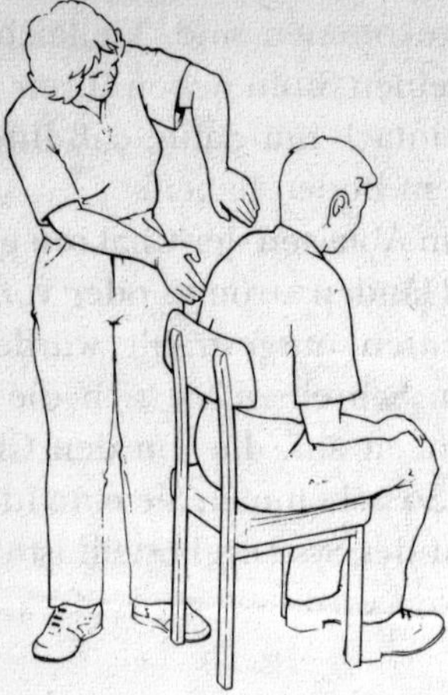

Abb. 43: Das Abtasten des Körpers.
Der Heiler tastet die Wirbelsäule des Patienten ab.

linke Seite des Rückens ab. Kehren Sie zum Kopf zurück, und bewegen Sie Ihre Hände langsam und behutsam von der Stirn über das Gesicht, den Hals und die Vorderseite des Körpers. Tasten Sie die beiden Seiten des Rumpfes ab, von den Achselhöhlen bis zu den Hüften. Achten Sie wieder darauf, welche Stellen Ihrem Empfinden nach Heilung brauchen.

– Wenden Sie sich nun der linken Schulter zu. Halten Sie eine Hand in der Nähe der Schulter, während die führende Hand sich abwärts zum Ellbogen bewegt. Bewegen Sie die Hand von der Schulter nun zum Ellbogen, während die führende Hand sich weiter zum Handgelenk und über die linke Hand weiterbewegt. Bleiben Sie auf der linken Seite des Körpers und halten Sie eine Hand über die Hüfte, während sich die führende Hand über den Oberschenkel zum Knie bewegt. Bringen Sie die eine Hand von der Hüfte nach unten zum Knie, während sich die führende weiter zum Knöchel und über den linken Fuß bewegt.

- Gehen Sie nun zur rechten Seite des Körpers, und tasten Sie den rechten Arm und das rechte Bein auf dieselbe Weise ab (siehe Abb. 43).
- Merken Sie sich, welche Teile des physischen Körpers die Heilenergien angezogen haben.

Der Abschluß der Heilung

Sie haben nun ein vollständiges energetisches Bild Ihres Patienten. Nun ist es an der Zeit, diese Information zu verwenden, um die Heilung abzuschließen. Das tun Sie, indem Sie zu den Stellen zurückkehren, wo Sie bei den drei Abtastvorgängen das Gefühl hatten, daß Heilung benötigt wird.
Wenn Sie den Eindruck haben, daß Sie zu irgendeiner Stelle in der Aura zurückkehren sollten, bewegen Sie ihre Hände langsam und behutsam dorthin zurück. Vielleicht haben Sie das Gefühl, daß Energie aus Ihren Händen strömt. Das ist ein sicheres Zeichen dafür, daß Sie am richtigen Platz sind. Lassen Sie Ihre Hände so lange dort, bis Sie das Gefühl haben, daß dieser Teil der Heilung abgeschlossen ist.
Da Sie sich bereits aufgeschrieben haben, wie es um das Gleichgewicht im Chakrensystem Ihres Patienten bestellt ist und welche Chakren Heilung benötigen, beginnen Sie nun auf dieser Ebene zu arbeiten. Halten Sie Ihre Hände stets im Abstand von ein paar Zentimetern vom Körper Ihres Patienten.

Beginnen Sie mit dem Wurzelchakra und arbeiten Sie sich in Richtung Kronenchakra aufwärts (in diese Richtung fließt die evolutionäre Kraft der Chakraenergien).

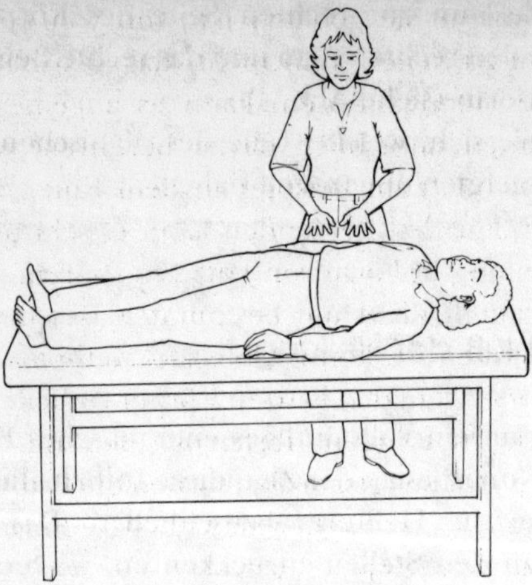

Abb. 44: Die Arbeit mit den Chakren.
Der Heiler leitet Energie in das Solarplexuschakra.

Halten Sie Ihre Hände so lange vor und hinter (auf der Rückseite des Körpers) das relevante Chakra, wie das Chakra es nötig hat. Bewegen Sie sich stets langsam und behutsam von einem Chakra zum nächsten. Machen Sie keine plötzlichen Bewegungen (siehe Abb. 44).

Wenn Sie das Chakrensystem Ihres Patienten ins Gleichgewicht bringen möchten, nachdem Sie damit gearbeitet haben, führen sie die Übung 24: *Wie man die Chakren ins Gleichgewicht bringt*, Kapitel 5, aus. Wenn Sie beim Abtasten der Chakren keine Eindrücke bekommen konnten, sollten Sie diese Übung auf jeden Fall ausführen.

Wenden Sie sich jetzt jenen Bereichen des physischen Körpers zu, die dringend einer Heilung bedürfen. Halten Sie Ihre Hand so lange über die entsprechenden Körperteile wie nötig.

Wenn Ihr Patient Sie gebeten hat, ihn von bestimmten Beschwerden zu heilen, und nichts dagegen hat, daß Sie bei ihm die Hand auflegen, kann es angemessen sein, Ihren Patienten tatsächlich da zu berühren, wo er die Beschwerden hat, zum Beispiel an dem Knie, in dem er Arthritis hat. Für den Leidenden kann es sehr angenehm sein, die Heilung in Form von Hitze zu spüren.

Wenn Ihr Patient nicht mit bestimmten Beschwerden zu Ihnen gekommen ist, können Sie die Methode des Abtastens verwenden, um den ganzen Körper zu heilen und ins Gleichgewicht zu bringen. Tasten Sie den Patienten einfach langsam und behutsam ab, machen Sie Pausen, wo Sie es müssen, und leiten Sie bewußt dabei Heilungsenergien in den physischen Körper.

Es kann hilfreich sein, mit Ihrem Patienten darüber zu sprechen, was Sie bei den verschiedenen Abtastdurchgängen entdeckt haben. Fragen Sie ihn, ob er Ihre Entdeckungen auf irgendeine Art und Weise bestätigen kann. Widerstehen Sie der Versuchung, zu »diagnostizieren«. Ermutigen Sie *Ihren Patienten* statt dessen, über seine Beschwerden zu sprechen, sofern Sie das Gefühl haben, daß es hilfreich sein könnte.

Ihr Patient könnte – genau wie Sie selbst – heilende Energien auf unterschiedliche Art und Weise erleben. Sie könnten von ihm als Hitze oder Kälte, Bewegung oder Schwingung empfunden werden. Sie könnten als Farben, Blitze oder Bilder gesehen oder auch als Geräusche, Gerüche oder Gefühle wahrgenommen werden. Ihr Patient könnte sich kraftvoll, entspannt, müde, benommen, schwer oder durstig fühlen.

Wenn Ihrem Patienten vielleicht bewußt wird, daß er seinen Körper verlassen hat, was während einer Heilung oft nötig ist, und er oder sie über diese Erfahrung sprechen möchte, sollten Sie Ihrem Patienten zu verstehen geben, daß Sie diese Erfahrung akzeptieren, und versichern Sie ihm oder ihr, daß solche Erfahrungen ziemlich normal und natürlich sind.

Seien Sie darauf vorbereitet, daß auch die Menschen, die der Heilung zusehen, ebenfalls eine Reihe von Erfahrungen dabei machen. Vielleicht fällt ihnen eine Veränderung der Atmosphäre auf, wenn die Heilung beginnt. Vielleicht stellen sie eine Temperaturänderung fest oder sehen Farben um den Patienten herum. Bei mir ist es schon vorgekommen, daß die Freunde von Patienten eingeschlafen sind oder sehr gerührt waren. Einige beschreiben ihre Empfindungen sogar als eine Art religiöser Erfahrung.

Ich fühle mich in der Regel nach einer Heilungssitzung gestärkt, und dieser Zustand bleibt auch bis abends bestehen. Sehr oft erweitern sich meine Wahrnehmungen, und es wird mir bewußt, daß ich auf verschiedenen Ebenen arbeite. (Ich werde auf diesen Aspekt im nächsten Kapitel noch näher eingehen.)

Sie müssen dafür sorgen, daß sowohl Ihr Patient als auch Sie am Ende der Sitzung wieder in Ihrem Körper sind. Das ist die zweite Bedeutung des »Erdens«. Bitten Sie Ihren Patienten, sich auf seine Füße zu konzentrieren, mit den Zehen zu wackeln, die Hände aneinanderzureiben und tief ein- und auszuatmen. Wenn es nötig ist, sollten Sie das gleiche tun.

Wenn sich Ihr Patient nach einer Heilungssitzung benommen fühlt, sollten Sie ihm Zeit geben, »zurückzukehren«. Manche Menschen müssen sich hinlegen, dafür sollten Sie eine Möglichkeit bereitstellen. Wenn Sie bereits wissen, daß Sie mit einem Patienten arbeiten werden, dem es so ergehen wird, sollten Sie Vorsorge am Tage der Planung Ihrer Heilungsaktivitäten treffen.

Das Heilen öffnet das energetische System, daher sollten Sie Ihren Patienten bitten, seine Chakren wieder etwas zu

schließen. Anschließend sollten Sie sich die goldene Sphäre des Schutzes um ihn herum vorstellen, wie in Übung 30: *Die Schutzsphäre*, Kapitel 5, beschrieben. Das stärkt den Patienten und signalisiert seinem Verstand, daß er die Kontrolle über seine Gesundheit hat und für sich selbst verantwortlich ist. Erst nachdem dies geschehen ist und Sie sicher sind, daß Ihr Patient ordentlich geerdet ist, ist er befähigt, zu gehen und sich wieder den alltäglichen Aktivitäten wie dem Autofahren zuzuwenden.
Jetzt sollten Sie das Geld für die Sitzung entgegennehmen und den nächsten Termin vereinbaren, sofern einer nötig ist.

Das Lösen der Verbindung

Wenn Ihr Patient sich selbst in sein eigenes Schutzlicht gestellt hat, können Sie sich vergegenwärtigen, daß Ihre Aura nun nur noch Sie selbst umschließt. Das ist der erste Schritt, um die Verbindung, die Sie vorübergehend zu ihm aufgebaut haben, wieder zu lösen. Dadurch stellen Sie sicher, daß Sie die Bedingung eines Patienten nicht auf einer feinstofflichen Ebene auf einen anderen übertragen und daß Sie frei sind, sich mit dem nächsten Patienten zu beschäftigen. Um die Verbindung vollständig zu lösen, waschen einige Heiler gerne ihre Hände mit Wasser, während andere sich vorstellen, daß ihre Hände durch Licht gereinigt werden.
Ist der Patient gegangen, sollte der Behandlungsstuhl oder die Behandlungsliege als Teil des Lösungsprozesses und im Rahmen der Vorbereitung auf den nächsten Patienten gereinigt werden. Visualisieren Sie, wie der Stuhl oder die Liege von silbernem Licht gereinigt werden. Sie haben die Arbeit mit Ihrem ersten Patienten abgeschlossen. Gut gemacht!

Kinder und Heilung

Eine große Anzahl von Kindern sind natürliche Heiler und ausgezeichnete Kanäle für Heilungsenergie, wenn man es ihnen erlaubt, bei einer Heilung eines anderen Menschen oder Kindes dabei zu sein. Kinder zeigen oft schon sehr früh durch ihren Wunsch, bei kranken Menschen zu sein oder kranke Tiere zu pflegen, daß sie diese Fähigkeit besitzen. Es ist sehr gut, wenn die Eltern ihre jungen Heiler ermutigen oder unterstützen, so daß sich ihre angeborenen Fähigkeiten entwickeln und eingesetzt werden können, um anderen zu helfen.

Mir ist aufgefallen, daß kranke Kinder für Heilung sehr empfänglich sind und das Handauflegen sehr genießen. Wenn ein kleines Kind von seiner Mutter gehalten werden muß, sollten Sie mit dem Kind einfach in dieser Position arbeiten. Wenn das Kind sehr aufgeregt ist, können sie mit Fernheilung arbeiten.

Kinder sollten von ihren Eltern oder ihrem Vormund zunächst zum Hausarzt gebracht werden, damit überprüft werden kann, ob eine medizinische Behandlung durchgeführt werden sollte.

Wie Erwachsene können auch Kinder meldepflichtige oder ansteckende Krankheiten haben. Wenn dies der Fall ist, sagen Sie den Eltern, daß sie zunächst zum Arzt gehen müssen und daß Sie Fernheilungen durchführen werden, bis die Ansteckungsgefahr vorbei ist. Danach würden Sie das Kind gerne auch in Ihrer Praxis behandeln.

Sie sollten Kinder wie Ihre sonstigen Patienten behandeln: mit Liebe, Umsicht und Aufmerksamkeit.

Der Rückblick auf die Sitzungen

Es ist sinnvoll, die Heilungssitzungen immer noch einmal zu rekapitulieren. Waren Sie entspannt und gut eingestimmt oder besorgt um die Resultate? Denken Sie über Ihre Kommunikationsfähigkeit nach. Konnten Sie Ihren Patienten das Gefühl der Befangenheit nehmen, so daß sie ihre Gefühle zum Ausdruck bringen konnten? Haben Sie ihnen zugehört, ohne sie zu unterbrechen? Haben Sie voreilige Schlüsse gezogen, ohne abzuwarten, was Sie den höheren Kräften nach tun sollten? Haben Sie sich dabei ertappt, eine Diagnose zu stellen?

Körpersprache ist wichtig. Hat Ihr Körper zum Ausdruck gebracht, daß Sie verwundbar und desinteressiert waren (siehe Abb. 45)? Haben Ihre Augen zu irgendeinem Zeitpunkt Mißbilligung oder Nichtakzeptanz signalisiert?
Einige Patienten möchten nicht viel sagen, während andere sprechen müssen, bevor sie sich von Ihnen heilen lassen können. Es ist für das Heilen außerordentlich wichtig, daß Sie die Fähigkeit besitzen, gut zuhören und aufmerksam sein zu können. Die Fähigkeit, Mitempfinden zum Ausdruck zu bringen, stammt vom Herzchakra. Das müssen Sie können, um sich in die Welt des Patienten hineinversetzen und verstehen zu können, was er oder sie denkt und fühlt. Diese Welt sollten Sie dann hinter sich lassen, sobald Sie sich vom Patienten gelöst haben.
Wenn Sie merken, daß immer mehr Ihrer Patienten Beratung brauchen, sollten Sie vor allen Dingen sicherstellen, daß Sie die Grenzen Ihrer Beratungstätigkeit realistisch einschätzen und innerhalb dieser Grenzen bleiben. Wenn Ihnen dieser Aspekt der Arbeit zusagt, wäre es eine gute Idee, wenn Sie, um Ihre Fähigkeiten zu erweitern, einen Beratungskurs besuchen. Schließlich sollten Sie nicht ver-

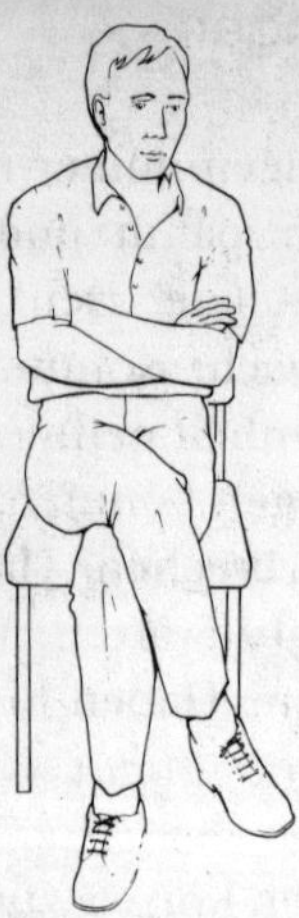

Abb. 45: Defensive Körpersprache.
Der Heiler schützt seinen Körper und verdeckt das Solarplexuschakra. Er bringt zum Ausdruck, daß er sich selbst verteidigen muß, nicht selbstsicher ist und auch keine Sympathie für den anderen Menschen empfindet.

gessen, sich selbst am Ende eines Tages, an dem Sie heilend tätig waren, zu reinigen und die Aktivität Ihrer Chakren wieder etwas zu drosseln, indem Sie die bereits gelernten Übungen anwenden.
Sie haben sich jetzt ausreichend Wissen angeeignet und mit den Übungen genügend Erfahrung gesammelt, um ernsthaft als verantwortungsvoller Heiler arbeiten zu können. Vergessen Sie jedoch nicht, daß Sie erst am Anfang stehen. Jeder Patient, der von nun an zu Ihnen kommt, wird mit Beschwerden kommen, aufgrund derer sich Ihre eigene Arbeitsmethodik erweitern und vertiefen wird. Sie werden von Ihren Patienten genauso lernen, wie diese von Ihnen profitieren. Es ist gut, sich vorzunehmen, alle sechs Monate die eigene Arbeit zu rekapitulieren, um zu sehen, wie weit man vorangekommen ist.
Die nächste Aufgabe, die Sie in Ihr Tagebuch schreiben können, ist die, Ihre Arbeit als Heiler in Ihr persönliches Entwicklungsprogramm zu integrieren.

13 Fortgeschrittenes Heilen

Tom saß in dem Patientenstuhl und hatte ein leichtes Lächeln auf den Lippen. Er war völlig entspannt und in Frieden mit allem. Noch vor fünf Minuten hatte er finster ausgesehen.

»Ich fühle mich wie ein Hypochonder«, hatte er gesagt. »Ich habe immer irgendwelche Beschwerden.«

Tom hatte in seinem Leben einige unglückliche Erfahrungen gemacht und war dabei, sich durch Beratungsgespräche und Geistheilung mit ihnen auszusöhnen. Eine Hiatushernie[1] *verursachte ihm zum Beispiel ständig Beschwerden. Er hatte auch häufig leichtere Asthmaanfälle. Er beschrieb Ereignisse aus seinem Leben, die an die Oberfläche kamen, während er sich auf den Bereich der Hiatushernie konzentrierte. Ich arbeitete mit dem Solarplexuschakra, welches bei seinen Ausführungen »zum Leben« zu erwachen schien. Heilende Energie ergoß sich in dieses Chakra.*

Dann wurde mir bewußt, daß zwei ätherische Wucherungen etwa fünf bis zehn Zentimeter aus Toms Hals herausragten. Ich nahm sehr behutsam eine dieser Wucherungen in die Finger und zog etwas an ihr. Toms Augen waren geschlossen.

»Fühlst Du das?« fragte ich ihn.

»Etwas zieht in meinem Hals.«

»Fühlt es sich unangenehm an?«

»Nein, ganz und gar nicht.«

»Auf der ätherischen Ebene steht etwas heraus, was entfernt werden muß. Sag mir Bescheid, wenn es unangenehm oder schmerzlich wird«, sagte ich.

Ich begann an dem hervorstehenden ätherischen Gebilde zu ziehen

[1] Zwerchfellbruch; Anm. d. Ü.

und hatte es bereits etwa zehn Zentimeter herausgezogen, als ich einen Widerstand spürte. »Wenn Du das Gefühl hast, daß ich ziehe, Tom, möchte ich, daß Du losläßt, so als ob Du eine angespannte Faust entspannen würdest.«
Tom ließ in seinem Hals los, und der Rest der hervorstehenden Energie kam heraus. Ich fühlte, wie sie mir von einer unsichtbaren Hand weggenommen und aufgelöst wurde. Bei dem zweiten hervorstehenden Gebilde mußte Tom sich noch etwas mehr bemühen. Tom mußte einem Menschen, den er sich zuvor wieder ins Gedächtnis gerufen hatte, verzeihen und ihn loslassen. Verstand er das? Tom nickte und lächelte. »Ich weiß, was ich zu tun habe«, sagte er. Ein paar Augenblicke später nahm ich das hervorstehende Gebilde, und es glitt so leicht aus seinem unteren Hals heraus wie ein Messer aus weicher Butter.
Tom war überrascht und legte seine Hand über seine Hiatushernie. »Irgend etwas ist hier passiert. Es hat sich etwas bewegt!«
Toms Symptome, das Brennen in der Brust, verschwanden und kehrten auch nicht wieder zurück. Er hatte begonnen, sich selbst zu heilen.

Die Arbeit mit dem ätherischen Körper

Bevor ich mit Tom arbeitete, wußte ich, daß manche Heiler nur mit dem ätherischen Körper ihrer Patienten arbeiten, da sie diesen aufgrund ihrer außergewöhnlich erweiterten Sensitivität sehr gut wahrnehmen können. Es ist äußerst wichtig, ein sehr hohes Bewußtsein dieser Ebene zu entwickeln, bevor man den Versuch unternimmt, auf diese Weise zu heilen. Und sogar dann sollte man *nur* auf der ätherischen Ebene arbeiten, wenn es die angemessene Behandlung für den Patienten ist.
Ich werde Ihnen in diesem Kapitel verschiedene Methoden vorstellen, mit dem ätherischen Körper zu arbeiten

und allgemeine Phänomene beschreiben, denen man bei Patienten wie Tom begegnen kann.
Wenn Sie einmal alle Techniken der Heilungssitzung (siehe Kapitel 12) gemeistert haben und sich dabei sicher fühlen, wird Ihnen das Material dieses Kapitels Ihnen helfen, Ihre Erfahrung zu erweitern. Probieren Sie die Übungen aus, und finden Sie heraus, ob Ihnen eine oder mehrere der Arbeitsmethoden zusagen. Wenn ja, sollten Sie sie leicht in Ihre Arbeitsroutine integrieren können.
Gehen Sie stets in der Geschwindigkeit vor, die für Sie angenehm ist, und werden Sie sich langsam, aber sicher in allem sicher, was Sie tun. Ihr Weg ist für Sie der richtige, daher gehört es zu der Verantwortung, die Sie für sich selbst tragen, herauszufinden, welche Arbeitselemente für Sie die richtigen sind. Dieses Buch ist eine Anleitung zum Heilen. Vielleicht fühlen Sie sich dadurch bestätigt, daß einige der Methoden, zu denen Sie sich hingezogen fühlen, ein Teil Ihrer natürlichen Entwicklung als Heiler sind. Vergessen Sie jedoch nie, daß die Bedürfnisse Ihrer Patienten an erster Stelle stehen. Die richtige Einstimmung wird dafür sorgen, daß Ihre Art der Behandlung beziehungsweise Ihre Arbeitsmethoden von Ihrer inneren Verbindung zum jeweiligen Patienten bestimmt werden.

Fortgeschrittene Fernheilung

Sie haben in Kapitel 11 bereits gelernt, daß die Fernheilung über jede Entfernung hinweg wirksam ist, da die heilenden Energien von einer Ebene stammen, die außerhalb der Raum-Zeit-Dimension der physischen Ebene liegt. Es kommt auch häufig vor, daß Heiler im Schlafzustand auf der astralen Ebene arbeiten. Daher berichten Patienten auch so häufig, daß Heiler ihnen in ihren Träumen

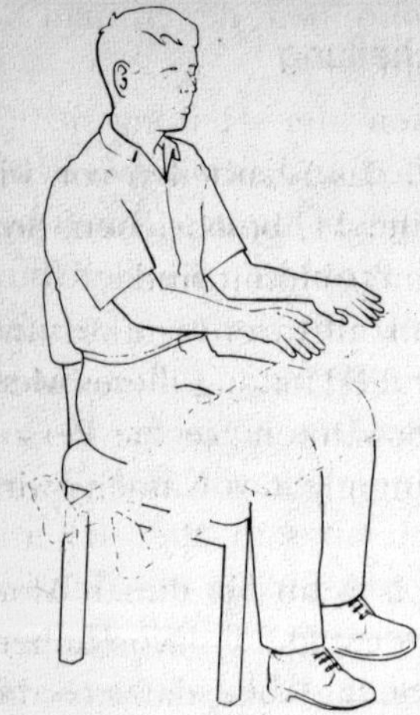

Abb. 46: Fortgeschrittene Fernheilung.
Der Heiler leitet Heilenergien in den Hals des Kindes, so, als ob das Kind physisch anwesend wäre.

erschienen sind, mit ihnen gesprochen haben und sie auf unterschiedlichste Art und Weise behandelt haben. Wenn Sie bedenken, daß wir alle unsere Körper im Schlaf verlassen, so ist das verständlich und gar nicht so überraschend.

Einige Heiler wissen aber auch, wie sie sich bewußt auf die astrale Ebene begeben können, um im Wachzustand von dort aus Fernheilungen durchzuführen. Wenn sich Heiler hinsetzen, um Fernheilungen durchzuführen, kann dies auf zwei verschiedene Weisen vonstatten gehen. Sie entdecken entweder, daß sie zu dem Menschen »reisen«, der Hilfe braucht, oder daß dieser Mensch in seinem Astralkörper zu ihnen gebracht wird. Einige Heiler arbeiten gerne auf diese Weise, wenn ein Notfall vorliegt oder wenn ihre Liste der Heilungsbedürftigen kurz genug ist, was ermöglicht, sich die dafür erforderliche Zeit zu nehmen.

Um herauszufinden, ob Sie auf diese Art und Weise arbeiten können, sollten Sie die folgende Übung machen.

Übung 82: Fortgeschrittene Fernheilung

- Bereiten Sie sich gründlich auf das Fernheilen vor, wie in Übung 78: *Fernheilung*, Kapitel 11, beschrieben. Sorgen Sie dafür, daß Sie richtig eingestimmt sind.
- Nehmen Sie sich den ersten Fall auf Ihrer Liste vor und bitten Sie darum, als Kanal für die Heilung dieses Menschen fungieren zu können (erwähnen Sie die Person namentlich – durch die Schwingung des Namens wird eine Verbindung hergestellt).
- Schließen Sie Ihre Augen. Auch wenn Sie diesen Menschen nicht kennen und keine Vorstellung davon haben, wie er oder sie aussieht, nehmen Sie wahr, daß sich dieser Mensch vor Ihnen befindet. Fragen Sie, wie Sie ihm oder ihr behilflich sein können.

  Wenn Sie zu diesem Menschen gebracht worden sind oder er oder sie zu Ihnen gebracht wurde, werden Sie wahrnehmen, daß sich Ihr Patient vor Ihnen befindet. Es wird leichter, wenn Sie sich entspannen und akzeptieren, daß so etwas möglich ist. Sie werden auch in der Lage sein, wahrzunehmen, ob die Person, das Kind oder Baby vor Ihnen sitzt oder liegt, wo sein oder ihr Kopf sich befindet, damit Sie sich richtig orientieren können. Greifen Sie wie beim Handauflegen auf Ihre Intuition, innere Führung oder innere Stimme zurück, die Sie anleitet und Ihnen zeigt, wo Sie Ihre Hände hintun sollen.

Zur weiteren Erläuterung nehmen wir uns ein einfaches Beispiel vor. Sie sind gebeten worden, einem Kind zu helfen, das gerade am Hals operiert wurde. Sie haben in diesem Fall den Eindruck, Sie sollten Ihre Hände über den

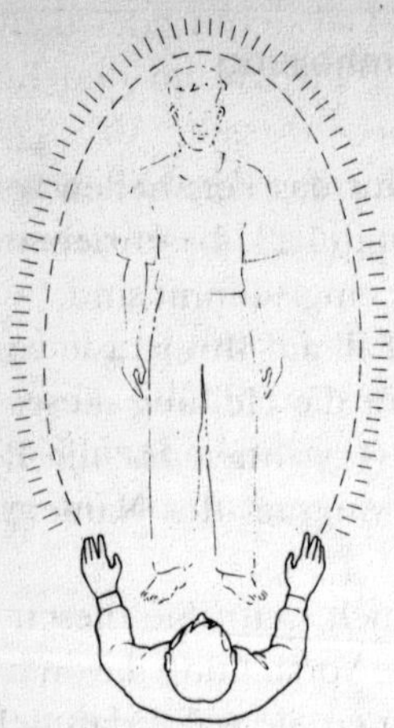

Abb. 47: Fernheilung – die Schutzsphäre.
Ein Heiler läßt eine Sphäre aus schützendem Licht um einen Fernheilungspatienten herum entstehen, bevor er die Sitzung beendet.

Hals des Kindes legen, welches sich vor Ihnen befindet (siehe Abb. 46). Wenn Ihre Sinne die Bedürfnisse des Kindes richtig interpretiert haben, werden Sie fühlen, daß Energie aus Ihren Händen strömt, oder Sie werden die Signale bekommen, die Ihnen vermitteln, daß Sie arbeiten. Lassen Sie Ihre Hände so lange dort, bis Sie das Gefühl haben, daß die Heilung abgeschlossen ist. Vielleicht werden noch an anderen Stellen Heilungsenergien benötigt, bleiben Sie daher aufmerksam.
Denken Sie nicht einen Augenblick daran, daß sich dies alles nur in Ihrer Vorstellung abspielt. Jemand mit erweiterten Wahrnehmungsfähigkeiten wäre in der Lage zu »sehen«, was geschieht, und würde bestätigen können, daß Sie auf diese Weise gearbeitet haben. Sie befinden sich an einem heiligen Ort und verrichten heilige Arbeit.

– Wenn Sie mit der ersten Person auf Ihrer Liste fertig sind, bedanken Sie sich auf einer seelischen Ebene bei ihr und umgeben Sie sie mit einer schützenden Sphäre aus Licht. Das können Sie im Geiste tun oder dadurch, daß Sie Ihre Hände so bewegen, daß um den Körper herum eine solche Sphäre entsteht (siehe Abb. 47).

- Der Fernheilungspatient (oder der Heiler) kehrt anschließend wieder zu seinem oder ihrem physischen Körper zurück.
- Lösen Sie die Verbindung mit dem Patienten, indem Sie sich vorstellen, daß reinigendes Licht über Ihre nach oben gestreckten Hände fließt. Jetzt können Sie, falls noch jemand auf Ihrer Liste steht, zum nächsten Patienten übergehen.

Ich würde Ihnen empfehlen, bei dieser Arbeitsmethode mit einem Patienten zu beginnen und sich nach und nach auf sechs in einer Sitzung zu steigern. Sie sollten bedenken, daß Sie durch die intensive Konzentration bei dieser Arbeitsweise Energie verbrauchen und die Arbeit daher ermüdend sein kann. Schreiben Sie sich all Ihre Eindrücke in Ihr Tagebuch. Wenn Sie vorhaben, regelmäßig auf diese Weise zu arbeiten, schreiben Sie sich auf, was jeweils geschieht, wie Sie das bei den Patienten tun, die zum Handauflegen kommen.

Ebenen der Heilung

Der ätherische Körper ist unser Zugang zu den feinstofflichen Körpern und deren Energien. Wir erreichen sie durch die Chakren, die »Tore aus Licht«. Die sieben Hauptchakren (siehe Kapitel 4), die sich entlang der Wirbelsäule befinden, repräsentieren die evolutionäre Reise des Menschen durch verschiedene Bewußtseinsebenen, bis eine Wiedervereinigung mit dem höheren Selbst oder der

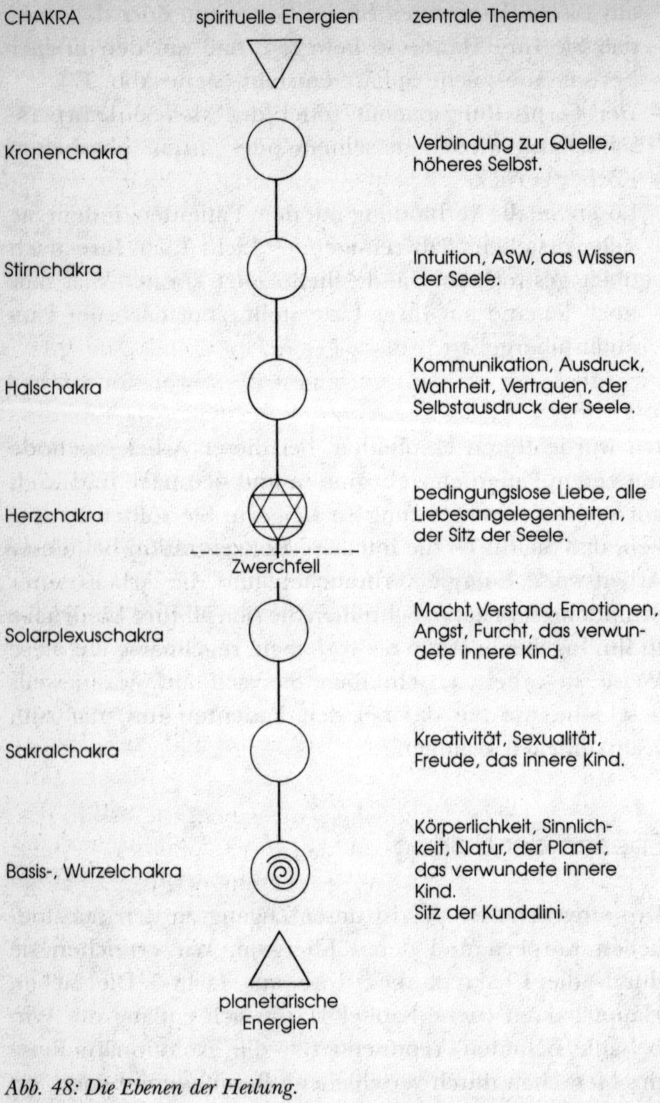

Abb. 48: Die Ebenen der Heilung.
Dargestellt anhand der zentralen Themen der Hauptchakren.

Seele stattfindet. Diese Bewußtseinsebenen stellen die gesamte menschliche Erfahrung dar, durch die wir gehen müssen, um vollständig integrierte Wesen auf der physischen Ebene zu werden. Auf diesen Ebenen erfahren wir Probleme, handhaben wir Dinge oder handhaben sie nicht, drücken wir die entsprechenden Energien aus oder nicht, oder speichern wir negative Energien, die dann zu Blockaden im Energiefluß werden. Also sind diese Bewußtseinsebenen im wesentlichen Ebenen der Heilung (siehe Abb. 48).

Die Arbeit mit den Chakren

Die Chakren verbinden die verschiedenen Körper oder Schichten der Aura miteinander. Auf diese Weise haben sie Zugang zu allen emotionalen, mentalen und spirituellen Zuständen unseres Seins. Sie sehen also, daß die Fähigkeit, mit den Chakren arbeiten zu können, ein mächtiges Heilungswerkzeug darstellt, durch das Sie Ihren Patienten noch mehr helfen können.

Sicherlich sind viele Patienten nicht am Fortschritt ihrer Seele interessiert, aber da der Zugang zur Ursache ihrer Befindlichkeit häufig über die Chakren möglich ist, können Sie auf dieser Ebene arbeiten, um zu helfen.

Anderen Patienten wiederum offenbart das indirekte Heilen, wo sie sich auf ihrem Weg befinden, wenn es die Probleme aufzeigt, die sie jetzt zu lösen haben.

Die Art und Weise, wie ein Mensch bislang in seinem Leben mit Problemen umgegangen ist, ist ausschlaggebend dafür, ob er energetisches Material in seinen oder ihren Chakren aufgestaut hat, wodurch der Energiefluß blockiert wird. (Energetische Blockaden wurden bereits ausführlich in Kapitel 5 besprochen.) In fortgeschrittener Phase der Chakrenarbeit können Sie beginnen, Ihrem Patienten zu helfen, herauszufinden, wo er Blockaden hat, in dem Sie die folgende Übung anwenden. Sie benötigen zum Üben einen Partner.

Übung 83: Herausfinden der energetischen Blockaden in den Chakren

Diese Übung ähnelt der Übung 23: *Wie man die Farben in den Chakren seines Partners wahrnehmen kann,* Kapitel 4. Sie versuchen Hinweise auf energetische Blockaden zu bekommen und gleichzeitig einzuschätzen, welche Störungen eventuell im Gleichgewicht des Systems bestehen. Sie werden die Chakren vom Wurzelchakra aus abtasten.

- Lassen Sie Ihren Partner sich bequem, mit den Füßen flach auf dem Boden hinsetzen. Seine Hände sollten auf den Oberschenkeln ruhen.
- Ihr Partner sollte dann dreimal tief ein- und ausatmen und seinen Körper entspannen.
- Setzen oder stellen Sie sich neben Ihren Partner. Ihre empfindsame Hand sollte sich ein paar Zentimeter vor seinem Wurzelchakra, die andere im gleichen Abstand vor seinem Halschakra befinden.
- Bitten Sie Ihren Partner, sich auf das Wurzelchakra zu konzentrieren und abzuwarten, bis er eine Farbe auf seinem inneren Bildschirm wahrnimmt. Bitten Sie Ihren Partner, Ihnen mitzuteilen, welche Farbe er sieht. Ist die Farbe blaß oder dunkel, trüb oder leuchtend, fleckig oder am Rand unregelmäßig, und gibt es einen dunklen Fleck in der Mitte?
- Wenn Sie ein vollständiges Bild des Zustandes des Wur-

zelchakras haben, prägen Sie es sich im Geiste ein, und bewegen Sie Ihre Hand weiter zum Sakralchakra. Möglicherweise spüren Sie eine energetische Blockade in Form eines leichten Widerstandes entweder in den Chakren oder zwischen ihnen. Merken Sie sich auch das, um diese Wahrnehmung am Ende der Übung mit dem zu vergleichen, was Ihrem Partner bewußt ist und was Sie beide noch zusammen entdecken.

- Bitten Sie Ihren Partner darum, seinen internen Bildschirm zu löschen und sich auf das Sakralchakra zu konzentrieren. Bringen Sie Ihre empfindsamste Hand vor dieses Zentrum, halten Sie die andere Hand weiterhin vor das Halschakra, um Ihrem Partner dabei zu helfen, zu kommunizieren.
- Wenn Sie alle sieben Chakren abgetastet haben, sprechen Sie mit Ihrem Partner über Ihre Beobachtungen. Ein Chakra, das sich völlig im Gleichgewicht befindet, wird gleichmäßig auf dem inneren Bildschirm in der richtigen Farbe erscheinen. Jede Veränderung der Farbe – zum Beispiel Gelb im Wurzelchakra – weist auf eine Störung im Gleichgewicht des Systems hin. Jegliche Unregelmäßigkeit in der Farbe weist auf kleine bis große energetische Blockaden hin, je nachdem, was Ihr Partner wahrnimmt. Ein dunkler Fleck in der Mitte des Bildschirms weist definitiv auf eine schon lange Zeit bestehende Blockade hin, die negative Auswirkungen auf den Menschen hat und um den man sich so bald wie möglich kümmern muß.
- Tauschen Sie die Rollen, und lassen Sie sich von Ihrem Partner helfen, Ihre eigenen energetischen Blockaden ausfindig zu machen. Sprechen Sie anschließend darüber.
- Sie können Ihren Partner jetzt heilen, indem Sie Ihre Hände über die erwiesenen Energieblockaden halten, um zu sehen, ob sie Energie absorbieren. Wenn alle

Blockaden auf diese Weise behandelt wurden, ist die Heilung abgeschlossen.

Einige Patienten werden mit der nächsten Übung noch einen Schritt weitergehen können. Dabei werden die Chakren abgetastet, um das Problem ausfindig zu machen, das den Grund für den Energiestau im System darstellt. Sie könnten diese Übung in der darauffolgenden Sitzung mit Ihrem Partner durchführen. Wenn er oder sie jedoch bereit ist, können Sie auch beide Übungen zusammen in einer Sitzung machen. Sie werden die Chakren wieder abtasten und auch wieder beim Wurzelchakra beginnen.

Übung 84: Herausfinden der Hauptprobleme im Chakrensystem

- Lassen Sie Ihren Partner sich bequem hinsetzen, so wie bei der vorherigen Übung.
- Ihr Partner sollte dreimal tief ein- und ausatmen und beim Ausatmen den Körper entspannen.
- Stellen oder setzen Sie sich neben Ihren Partner. Halten Sie Ihre empfindsamste Hand ein paar Zentimeter vor das Wurzelchakra. Ihre andere Hand befindet sich wieder vor dem Halschakra. Dies wird Ihrem Partner helfen, seine oder ihre Wahrnehmungen zum Ausdruck zu bringen.
- Bitten Sie Ihren Partner darum, sich auf sein Wurzelchakra zu konzentrieren und geduldig abzuwarten, bis ein Symbol, ein Mensch oder ein Ereignis auf seinem inneren Bildschirm auftaucht. Vielleicht fühlen Sie, wie Energie gegen Ihre Hand drückt, während Ihr Partner sich konzentriert und/oder mit einem zentralen Thema in Berührung kommt. Es könnte auch Energie aus Ihrer

Hand strömen, wenn das Chakra heilende Energie aufnimmt. Das Chakra könnte sich auch so anfühlen, als sei es inaktiv.

- Wenn etwas auf dem inneren Bildschirm Ihres Partners auftaucht, sollte er Ihnen erzählen, was er wahrnimmt und was es für ihn bedeutet – noch während er es betrachtet. Gehen Sie erst dann zum Sakralchakra über, wenn Ihr Partner soviel mit dem Bild gearbeitet hat, wie er möchte. Bitten Sie Ihren Partner darum, den Bildschirm wieder zu löschen, bevor er sich auf das nächste Chakra konzentriert.
- Gehen Sie auf die gleiche Art und Weise bei allen sieben Chakren vor. Nehmen Sie sich jeweils ein paar Minuten Zeit, um Ihrem Partner zu helfen, herauszufinden, ob es ein Muster gibt, welches den Bildern zugrunde liegt und welche Bedeutung die Bilder für ihn haben. Liegt ihnen ein zentrales Problem zugrunde, das einer Heilung bedarf?

  Ihr Partner könnte auch gar nichts wahrnehmen. In diesem Fall würden Sie sich darüber unterhalten, was dies bedeutet.
- Tauschen Sie die Rollen. Jetzt arbeitet Ihr Partner mit Ihnen. Vergleichen Sie Ihre Notizen, die Sie sich am Ende der Übung gemacht haben. Wenn Sie gerade mit der vorherigen Übung gearbeitet haben, in welcher Beziehung stehen die neuen Entdeckungen zu den festgestellten Energieblockaden?

Wenn Sie diese Übung in einer Heilungssitzung verwenden, beginnen Sie ebenfalls beim Wurzelchakra. Wenn ein Problemthema auf dem inneren Bildschirm Ihres Patienten erscheint, lassen Sie Ihre Hände vor dem betreffenden Chakra und helfen ihr oder ihm dabei, mit dem Bild zu

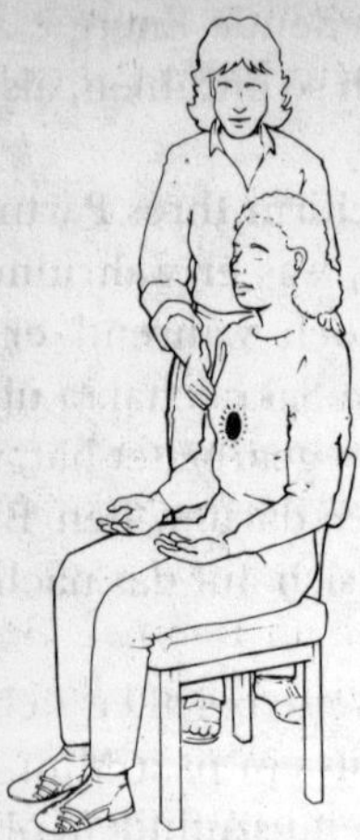

Abb. 49: Die Arbeit mit energetischen Blockaden.
Hier sitzt die Blockade zwischen dem Solarplexus- und dem Herzchakra. Heilende Energien werden während der Sitzung weitergeleitet, um die Blockade zu entfernen, wozu der Patient mit seiner eigenen Arbeit beiträgt.

arbeiten, während Sie heilende Energien in das Chakra leiten (siehe Abb. 49).

Sie können Ihren Patienten helfen, an einem Thema zu arbeiten, in dem Sie sie fragen, in welcher Beziehung sie selbst zu dem Bild stehen. Schauen Sie dann, ob sie in der Lage sind, eine eigene Lösung für das Problem zu finden. Ihre Hände sollten wachsam sein, denn es tritt gewöhnlicherweise eine bestimmte Folge von Ereignissen auf, wenn man derart mit dem Chakrensystem arbeitet. Zunächst wird aus einem Chakra Energie frei, wenn sich ein Patient auf das Chakra konzentriert oder mit einem Hauptproblem in Berührung gekommen ist. Dann strömt Energie aus Ihrer Hand, um mit dem Chakra zu arbeiten und die eigenen Bemühungen des Patienten zu fördern. Wenn das Material schließlich vom Chakra losgelassen wurde, wird noch einmal Heilungsenergie hineingeleitet, um die Heilung zu vervollständigen.

Vielleicht brauchen Sie mehr als eine Sitzung, um eine Blockade zu entfernen, doch werden Sie jedesmal eine

Veränderung im System feststellen können. Gehen Sie immer in der Geschwindigkeit vor, die für Ihren Patienten angenehm ist.

Helfer und Führer beim Heilen

In dem Maße, wie sich Ihre Wahrnehmung erweitert, werden Sie entdecken, daß diese von unbeschreiblichem Wert für Ihre Arbeit an den feinstofflichen Körpern ist. Es ist wichtig, daß Sie daran denken, immer im Rahmen Ihrer Fähigkeiten zu arbeiten. Auf diese Weise werden Sie sich selbst und Ihre Arbeit immer im Griff haben. Das brauchen Ihre Patienten, und das sollten sie von Ihnen auch erwarten können.

Eine große Zahl von Heilern ist sich bewußt, Hilfe von anderen »Wesen« zu erhalten, die auf höheren Schwingungsebenen als der physischen existieren. Sie könnten sie sehen oder sie auf irgendeine Weise mit Ihren erweiterten Wahrnehmungen erfahren. Diese Wesen scheinen sehr häufig außerordentlich fähig zu sein und führen sehr oft die eigentliche Heilung durch. Aufgrund des vom Heiler aufgebauten Kraftfelds können sie während der Heilung anwesend sein.

Man nennt diese Wesen auch »geistige Wesen«, »Geistführer«, »geistige Lehrer« oder »geistige Helfer«, je nachdem, welche Rolle sie spielen. Es ist sinnvoll, sich auf die Bezeichnung »geistige Wesen« zu einigen, wenn man Wesen beschreiben will, die auf vielen verschiedenen Frequenzen existieren und sich mit Sicherheit nicht in einem physischen Körper befinden, die jedoch kommen, um an Heilungen teilzunehmen. Sie sollten wissen, daß diese Wesen nur von Liebe motiviert sind und sie nichts anderes wollen, als helfen.

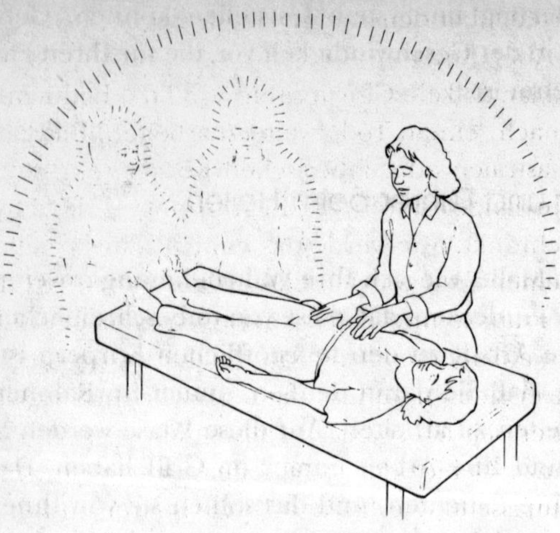

Abb. 50: Geistige Helfer, die mit einem Heiler zusammenarbeiten.
Man kann das energetische Kraftfeld erkennen, das während einer Heilung entsteht.

Ich habe das Gefühl, daß die meisten Heiler auf diese Weise geführt, ausgebildet und unterstützt werden, auch wenn sie es nicht eingestehen. Es ist doch ganz natürlich. Der Vorteil einer solchen Zusammenarbeit besteht darin, daß Sie jederzeit die Hilfe von Experten in Anspruch nehmen können, mit welchen Beschwerden Sie auch immer konfrontiert werden.
Ich bin mir oft meiner spirituellen Führer und Helfer bewußt – von denen es zahlreiche gibt –, und es freut mich immer, wenn jemand anderes sie auch bemerkt. Wenn ich mit bestimmten Beschwerden arbeite, fühle ich oft, daß sich Hände unter den meinen bewegen, wie wenn jemand eine »Operation« mit großer Leichtigkeit und Geschicklichkeit ausführt. Das wird mir auch häufig von Patienten bestätigt, die dann berichten, daß sie fühlen, daß in dem

Körperteil, über dem meine Hände liegen, etwas geschieht (siehe Abb. 50).

Mir ist klar, daß ein Chirurg sehr wohl das Bedürfnis haben kann, nach seinem Tode weiterzuarbeiten. Das kann er in einem astralen oder ätherischen Körper sehr gut, und er ist nicht länger durch die Begrenzungen des Physischen eingeschränkt. Mir wurde das einmal sehr bewußt, als ich mit meiner Frau an der Blase eines Patienten arbeitete. Meine Frau konnte einen »geistigen Chirurgen« bei der Arbeit wahrnehmen, und sah genau, was er tat. Plötzlich wandte er sich ihr zu und sagte ganz erfreut: »Es ist schon lange her, seit ich so einen Fall hatte!«

Das ganze Gebiet der spirituellen Lehrer und Helfer ist sehr umfassend. Sie kennen Ihren Lehrer im Bereich des Heilens wahrscheinlich schon von früher, und es ist sehr wahrscheinlich, daß Sie sich im Schlafzustand von ihm unterrichten lassen. Vielleicht sind Sie schon viele Leben mit ihm oder ihr zusammen. Ihr Lehrer versammelt viele andere Geisthelfer um sich, die in Ihrer Aura arbeiten können, so daß dieses Team von Helfern immer da ist, um Ihnen in Notfällen zur Seite zu stehen.

Geisthelfer arbeiten auf allen Ebenen. Sie werden dem Patienten auf diesen Ebenen helfen, wenn man sie darum bittet, doch wird das auch von der Qualität Ihres energetischen Feldes abhängig sein. Auf den höchsten Ebenen werden sie als Engel erscheinen, einige ziemlich formlos als wahre Lichtwesen. Jetzt verstehen Sie, warum die richtige Einstimmung so wichtig ist, denn von der Ebene, auf die Sie sich einstimmen, ist es abhängig, auf welchen Ebenen Ihrem Patienten von diesen Hilfe gewährt wird.

Heiler, die sich bewußt sind, was ihre Geisthelfer sagen und tun, sollten wissen, daß es oft weder hilfreich noch angemessen ist, dem Patienten etwas davon zu erzählen. Außerdem widerspricht es dem bereits erwähnten Verhaltenskodex, diese Art von Information während einer Heilungssitzung an einen Patienten in Form einer »hellsichtigen Deutung« seines Zustandes weiterzugeben. Diese Regel ist dazu da, zu vermeiden, daß ein vertrauensseliger Patient unter dem Deckmantel von »Belehrungen durch höhere Wesen« eventuelle falsche Informationen bekommt. Benutzen Sie bezüglich innerer Führung immer Ihren gesunden Menschenverstand und seien Sie, wenn Sie überhaupt solche Informationen an andere weitergeben, diskret. Jede Form von Selbsttäuschung macht Ihre Arbeit zunichte. Ihr Halschakra wird Ihnen immer raten, bei der Wahrheit zu bleiben. Dieser Aspekt der Geistheilung ist nicht dazu da, um andere irrezuführen oder zu beeindrucken, sondern um zu demonstrieren, daß wir von umfassender Liebe umgeben sind, auch wenn wir uns ihrer nur selten bewußt sind oder uns der Schwingung nach nicht auf dieser Ebene befinden.

Ich habe keine Übungen vorgestellt, die Ihren Geisthelfern helfen werden »durchzukommen«. Entspannen Sie sich einfach und lassen Sie zu, daß sich Ihre Bewußtheit auf natürliche Weise entwickelt. Es ist viel wichtiger, daß Sie Fortschritte beim Heilen machen, als sich zu wundern, wer Ihnen vielleicht über die Schulter schaut.

Die Arbeit mit negativem ätherischen Material

Sie haben einen viel größeren Zugang zu den energetischen Mustern des physischen und ätherischen Körpers, wenn Sie so arbeiten, daß Ihre Hände sich nur in einem Abstand von etwa zwei bis drei Zentimetern vom Körper Ihres Patienten befinden. Viele physische Zustände werden tatsächlich von einem energetischen, ätherischen

Gegenstück an Ort und Stelle gehalten, das sich entweder in der Nähe des Problems oder in einem anderen Körperteil befindet. Das kommt einfach daher, daß der physische Körper direkt davon beeinflußt wird, was im ätherischen Körper vor sich geht.

Die Energie, die im ätherischen Körper gespeichert wird, erzeugt energetische Blockaden, die sich auf den physischen Körper auswirken. Dadurch, daß er wie in Toms Fall Beschwerden entwickelt, will uns der Körper oft signalisieren, daß eine Störung vorliegt.

Heiler, deren Wahrnehmungen sehr weit entwickelt sind, sind in der Lage, in den ätherischen Körper hineinzuschauen und zu sehen oder auf sonst eine Weise wahrzunehmen, welche Formen die dort aufgestauten negativen Energien angenommen haben. Einige Heiler, die diese Fähigkeiten besitzen, wissen, wie man diese Formen herausziehen kann, um den ätherischen Körper wieder ins Gleichgewicht zu bringen und die Gesundheit des physischen Körpers wiederherzustellen. Die Heilerin und Autorin Betty Shine ist zum Beispiel in der Lage, so zu arbeiten.

Ich möchte Ihnen von meinen Erfahrungen berichten, auf deren Hintergrund Sie beruhigt arbeiten können. Ich kann den ätherischen Körper nicht immer sehen, sondern neige dazu, ihn zu erspüren. Daher war ich sehr überrascht, als ich eines Tages feststellen mußte, daß tatsächlich negatives ätherisches Material aus dem Körper einer Patientin herausragte, obwohl es zuvor in der Heilungssitzung nicht da gewesen war.

Aus dem Rücken der Patientin ragten »Stäbe« in einer Länge von etwa zehn Zentimetern heraus. Ich ging davon aus, daß dies kein guter Zustand war und daß die Stäbe entfernt werden mußten. Ich hatte das Gefühl, daß ich sie entfernen konnte, wenn ich vorsichtig war. Vorsichtshalber

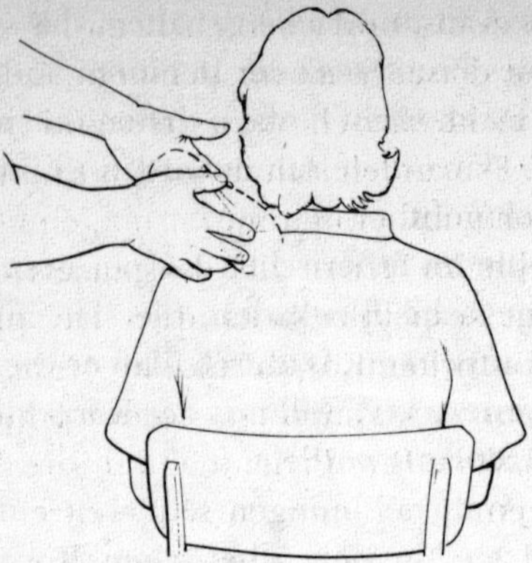

Abb. 51: Die Entfernung von negativem Material aus dem ätherischen Körper.

überprüfte ich erst, ob meine Patientin sie auch bemerkte. Ich zwickte vorsichtig einen nach dem anderen. Ja, sie konnte sie fühlen. (Wenn sich ein Patient solcher Dinge nicht sofort bewußt ist, warte ich immer ab, bis die Zeit gekommen ist, wo er es auf die eine oder andere Art ist.) Ich zog die Stäbe langsam und behutsam heraus, so wie ich es bei Tom getan hatte, und machte bei auftretenden Widerständen Pausen, bis sich der Widerstand durch die innere Arbeit der Patientin aufgelöst hatte (siehe Abb. 51). Man kann ätherisches Material, das entfernt werden muß, auf verschiedene Art und Weise wahrnehmen: als Flüssigkeit, als Beulen, als Masse im ätherischen Körper, als Fäden, als Stachel und so weiter. Sie vermitteln stets den manchmal sehr unangenehmen Eindruck, daß sie nicht da sein sollten.

Ich suche nicht nach solchem Material, doch stelle ich fest, daß meine Aufmerksamkeit während bestimmter Heilungssitzungen darauf gelenkt wird. In diesen Fällen bin ich mir meiner spirituellen Helfer sehr bewußt. Ich ziehe das Material heraus, und sie lösen es auf. Es ist wichtig zu wissen, was auf dieser Stufe vor sich geht, denn man kann das Material nicht einfach wegwerfen und hoffen, daß es verschwindet. Es handelt sich dabei um Energie, und man muß verantwortungsbewußt mit ihr umgehen.

Als Faustregel beim Heilen gilt, das ganze Wesen des Patienten stets mit Respekt zu behandeln. Der physische Körper, die feinstofflichen Körper und die Aura sind Teile des heiligen Raums des Patienten. Eine solche Einstellung stellt sicher, daß Sie Ihre Patienten und Ihre Arbeit immer in Ehren halten.

Die Arbeit mit Tieren, Pflanzen und dem Planeten

Sie können Ihre heilende Tätigkeit auch auf die anderen Königreiche – das tierische, pflanzliche und mineralische – erweitern. Die Arbeit derer, die sich mit diesen Königreichen beschäftigt haben, wie zum Beispiel Dorothy Maclean (siehe Literaturhinweise im Anhang), zeigt uns, daß auch sie Heilung benötigen. Wir haben durch unsere Interaktion mit diesen Königreichen große Störungen in ihrem Gleichgewicht verursacht, und es liegt an uns, die Gesundheit und Harmonie in ihnen wiederherzustellen, indem wir das wieder heilen, was Schaden genommen hat. Wenn Sie sich zu dieser Arbeit hingezogen fühlen, gibt es feinstoffliche Kräfte, die darauf nur warten, Ihnen zur Seite stehen zu können.

Tiere

Bevor Sie ein Tier behandeln, sollten Sie sicherstellen, daß es bereits von einem Tierarzt untersucht wurde. Wenn das noch nicht geschehen ist, sollten Sie dem Besitzer raten, das

zu tun. Es ist wichtig, nicht zu vergessen, daß nur der Tierarzt dem Gesetz nach berechtigt ist, Tiere zu behandeln.
Man sollte den Tierhaltern versichern, daß Geistheilung eine ergänzende Therapieform darstellt, die mit anderen therapeutischen Techniken nicht in Konflikt geraten kann. Meine Erfahrung hat mir gezeigt, daß das Geistheilen auf positive Weise andere Therapien unterstützen kann.

Wenn Tiere zu Ihnen gebracht werden, könnte das ein Zeichen dafür sein, daß dies ein Teil Ihrer zukünftigen Arbeit sein wird. Die meisten Tiere reagieren sehr gut auf Geistheilung. Sie gleiten sehr leicht vom physischen Bewußtsein zur ätherischen und astralen Ebene hinüber, was die Arbeit mit ihnen sehr leicht macht. Ich habe festgestellt, daß Tiere durch spirituelles Heilen normalerweise friedlich werden und häufig sogar einschlafen – was ein Zeichen dafür ist, daß sie ihren physischen Körper verlassen haben. Tiere mögen das Handauflegen, doch reagieren sie genausogut auf Fernheilung.
Ein nervöses Tier läßt man am besten bei seinem Besitzer, bis es sich beruhigt hat. Beginnen Sie in diesem Fall mit Fernheilung, bis das Tier sich beruhigt hat. Tiere, die unter einem mentalen, emotionalen oder physischen Trauma leiden, müssen freundlich, behutsam und rücksichtsvoll behandelt werden. Wenn Sie Ihre Hand irgendwo auf den Körper des Tieres legen können, werden die Energien dorthin fließen, wo sie benötigt werden. Wenn nicht, halten Sie Ihre Hände entweder in die Nähe des Tieres oder behandeln Sie es ganz und gar mit Fernheilung.
Auch Tiere haben ein Chakrensystem, das man in ihrem ätherischen Körper wahrnehmen kann, doch ist es nicht nötig, die Position ihrer Chakren zu lokalisieren. Arbeiten Sie einfach intuitiv, das heißt, legen Sie Ihre Hände einfach

dahin, wo sie hin wollen und wo der Körper Heilung benötigt.

Arbeiten Sie nicht mit Tieren, vor denen Sie *Angst* haben. Befassen Sie sich erst mit Ihrer Angst oder Ihrer Abneigung (ja, auch Schlangen und andere Reptilien brauchen manchmal Heilung!), damit Sie Selbstvertrauen haben und auf positive Weise auf sie zugehen können. Die einzigen Einschränkungen beim Heilen von Tieren sind die, die wir uns selbst auferlegen.

Machen Sie sich beim Heilen von Tieren genauso Aufzeichnungen, wie Sie es bei Ihren menschlichen Patienten tun.

Pflanzen

Vielleicht haben Sie schon bei Übung 75: *Nehmen Sie das Energiefeld einer Pflanze wahr,* Kapitel 11, festgestellt, daß Pflanzen sehr schnell auf den Heilungsvorgang reagieren. Das trifft vor allem auf Zimmerpflanzen zu, deren Besitzer die ausgewogenen Bedingungen nicht aufrechterhalten, die für das Wohlergehen der Pflanze notwendig sind.

Sie werden draußen, in Ihrem eigenen Garten, einzelne Pflanzen oder ganze Bereiche entdecken, in denen Pflanzen Ihre Hilfe brauchen. Wenn Sie auf Reisen sind, werden Sie oft Gelegenheit haben, mit dem Pflanzenreich zu arbeiten, wozu auch Bäume gehören. Die Landschaft wird ständig durch Straßenbauarbeiten, Erschließungsarbeiten, dem Bau von Häusern und sogar der Land- und Waldwirtschaft verwüstet. Wenn Sie solche Plätze aufsuchen, werden Ihnen Ihre Hände schon sehr bald mitteilen, was gebraucht wird. Wenn Sie Pflanzen helfen möchten, sollten Sie bei denen beginnen, die sich in Ihrer direkten Umgebung befinden. Diese können Sie beobachten, und Sie können sehen, wie gut den Pflanzen Ihre Hilfe bekommt. Die meisten Pflanzen lassen sich gerne berühren. Wenn es sich nicht um

Bäume oder große Büsche handelt, muß man das jedoch sehr behutsam tun. Sie können Pflanzen jedoch auch heilen, indem Sie Ihre Hände ein paar Zentimeter von den Pflanzen entfernt halten oder Fernheilung anwenden. Pflanzen, die beschnitten oder sonst irgendwie beschädigt wurden, sind dankbar, wenn Sie sich um sie kümmern, wenn dies bedeutet, daß Sie ihnen heilende Energien schicken.

Der Planet

Sie leben auf einem Teil des Planeten. Wenn Sie nicht außerordentliches Glück haben, wohnen Sie mit Sicherheit in der Nähe eines Gebietes auf der Erde, das Hilfe braucht. Das Mineralreich befindet sich genau wie wir auf einem evolutionären Pfad, und es gibt viel zu tun, um die menschlichen Forderungen mit den Bedürfnissen der Landschaft, des Bodens, der Metalle, der Edelsteine, Felsen und Steine in Einklang zu bringen.

Wenn Sie ein sehr intensives Gefühl für Ihre Umgebung haben, werden Sie die Weisheit der Kulturen der Ureinwohner, zum Beispiel der amerikanischen, der australischen und der polynesischen Ureinwohner, und deren positive Einstellungen und Lehren über den Boden unter unseren Füßen als Erleuchtung empfinden. Diese Kulturen haben auf dem Gebiet der planetarischen Heilung sehr viel zu sagen.

Lassen Sie sich zu Beginn am besten von Ihrer Intuition leiten, um herauszufinden, was sie in bezug auf eine verwüstete Landschaft tun können, um sie zu heilen. Sie könnten angenehm überrascht sein, später zu entdecken, daß Ihre Heilmethode der von Heilern aus weit entfernten Ländern sehr ähnlich war. Ihre Hände werden wie immer genau wissen, was sie zu tun haben, und Ihr Herz wird ein besserer Führer sein als Ihr Verstand.

Vergessen Sie nicht, daß die Arbeit mit dem Planeten eine spirituelle Übung ist. Es ist notwendig, vorher alle Übungen durchzuführen, mit denen Sie sich einstimmen, und zum Schluß die abschließenden Übungen zu machen.
Patienten wie Tom, können den Gesichtskreis Ihrer Arbeit erweitern. Ein Tier mit einem Trauma oder ein beschädigtes Flurstück könnten Sie brauchen. Was auch immer bei Ihnen der Fall sein mag, ein Teil des großen Abenteuers und der Herausforderung des Heilens besteht darin, mit dem zu arbeiten, was Ihnen begegnet. Ich bin der Meinung, daß die Beschwerden, mit denen Sie konfrontiert werden, deswegen an Ihre Tür klopfen, weil Sie der oder die Richtige sind, um die Arbeit zu erledigen. Gleiches zieht Gleiches an, und Sie werden genau das anziehen, womit Sie arbeiten sollten. Vertrauen Sie in das Höchste, bitten Sie darum, ein Kanal für das Beste sein zu dürfen, und erwarten Sie das Beste.
Der Heiler sollte seinen Patienten nicht eine bestimmte Technik aufdrängen, sondern ihnen ermöglichen, mit dem in Berührung zu kommen, was *sie* brauchen.
Meine Patienten haben mir über die Jahre hinweg gezeigt, wie sie die heilenden Energien nutzen, um sich selbst zu zeigen, was die wirkliche Ursache für die Störung in ihrem Gleichgewicht ist. Indem ich mit dem arbeitete, was die Patienten mir präsentierten, wurden mir ganz neue Gebiete des Heilens eröffnet.
Heiler haben dieses Vertrauen, wenn sie spüren, daß die Energie der Liebe durch sie hindurchfließt. Und durch die Liebe wird Ihre Fähigkeit zu Heilen immer weiter wachsen.

14 Geburt, Reinkarnation und das innere Kind

Lesley fand sich in einer dunklen Höhle wieder, die von einem seltsamen grünen Licht erhellt wurde. Die Wände der Höhle schienen mit verschiedenen Arten von Moos bedeckt zu sein, die vor Feuchtigkeit trieften. Sie sah sich in der Höhle um und mochte das feuchte und beengte Gefühl überhaupt nicht, das sich in ihr ausbreitete.

Sie bewegte sich nervös in ihrem Stuhl hin und her und mußte schlucken: »Ich will hier raus, es ist mir unangenehm hier drin.«

Endlich begann Lesleys Sakralchakra Energie aufzunehmen, gleichzeitig mußte ihr Solarplexus beruhigt werden. In ihr baute sich langsam ein Gefühl der Frustration auf, das ihr großes Unbehagen bereitete.

»Ich möchte meine Beine bewegen, aber es geht nicht. Hilf mir bitte!«

Ich wußte, daß sie sich selbst nicht erlauben würde, die Höhle zu verlassen, bis dieser Teil der Heilung abgeschlossen war, doch ermutigte ich sie dazu, einen Ausgang zu suchen. Ihr Sakralchakra nahm nun immer weniger Energie auf. Schließlich entdeckte Lesley ein Licht und ging darauf zu. Sie mußte Felsen hinaufklettern, um zu dem Licht zu kommen, doch schaffte sie es schließlich, nach draußen zu kommen. Sie befand sich nun auf einer Lichtung am Rande eines Waldes.

Ein Seufzer der Erleichterung war zu hören. »Dahin möchte ich nicht wieder zurück.«

Ich forderte sie auf, sich umzusehen und einen Platz auf der Lichtung zu finden, wo sie sich ausruhen konnte. Ein paar Minuten später ging sie in ihrer Erinnerung noch weiter zurück. Plötzlich schnappte sie nach Luft: »Diese Höhle lag in meiner

Mutter! Ich wurde gerade geboren, kam jedoch nicht raus.« Sie schüttelte sich. »Das Gefühl, nicht entkommen zu können, war schrecklich.«

Sie hatte sich selbst gezeigt, daß sie eine Erinnerung heilen mußte und daß es auch möglich war, zurückzugehen und das zu tun. Die Erinnerung war nichts anderes als aufgestaute Energie, die sie nicht mehr benötigte. Widerwillig willigte Lesley ein. Sie ging noch einmal in die Höhle. Dieses Mal war die Höhle größer und höher. Sie strahlte ein mysteriöses, aber einladendes Licht aus. Ihr Solarplexuschakra hatte sich inzwischen völlig beruhigt.

»Hast Du Angst, oder fühlst Du Dich gefangen?« fragte ich.

»Nein, ich kann hingehen, wohin ich möchte.«

Sie erblickte, was sie »kleine Schätze« nannte und entschied, einige davon mitzunehmen, als sie problemlos wieder die Höhle verließ. Jetzt hörte ihr Sakralchakra ganz und gar auf, Energie aufzunehmen.

Durch diesen Teil der Heilung konnte sich Lesley mit der Geburt ihres Sohnes aussöhnen. Sie hatte die Erinnerung daran unterdrückt, da diese Macht besaß, in ihr ihre eigene traumatische Geburt wieder wachzurufen.

In einer späteren Sitzung erinnerte sich Lesley daran, daß ihre Mutter sich einen Jungen gewünscht hatte. Während ihrer Kindheit und Jugend mochte sie sich selbst, speziell ihre Weiblichkeit, nicht besonders. Die Abscheu vor sich selbst verlor sich im späteren Leben durch die komplizierte Geburt ihres Sohnes. Zu diesem Zeitpunkt war ihr Sakralchakra bereits blockiert, was sehr wohl zur schwierigen Geburt ihres Kindes beigetragen haben könnte.

Das Heilen kann in jeder Phase des Lebens eines Kindes eine Rolle spielen, vom Augenblick der Empfängnis an, denn heilende Energien sind sowohl für die Mutter, den Fötus als auch das heranwachsende Baby wohltuend. Ich finde es immer amüsant, wenn ein Patient wie Lesley in einer Heilungssitzung wieder zu seiner eigenen Geburt zurückkehrt, da es Geistheilern per Gesetz in England untersagt ist, sich während der Geburt um Frauen zu kümmern! Doch könnten Sie sich veranlaßt sehen, genau mit diesem Aspekt der Kindheit – dem Geburtstrauma – zu arbeiten. Sie sollten die Heilung in so einem Fall einfach ganz normal durchführen und dem Patienten erlauben, Sie dahin zu führen, wo *er* Hilfe braucht. Solange Sie richtig eingestimmt sind, müssen Sie keine Angst haben, jemals nicht zu wissen, was Sie als nächstes tun sollen.

Die Bedeutung der Geburt

Durch die Arbeit mit Patienten, die viele Beschwerden hatten, die mit der Empfängnis, der Schwangerschaft und der Geburt zusammenhingen, konnte ich mir ein Bild davon machen, wie und warum die menschliche Seele auf die irdische Ebene kommt. Die Seele kommt hierher, um Erfahrungen zu machen, zu lernen oder sich zum Ausdruck zu bringen, oder eine Kombination dieser drei Aspekte. Möglicherweise spielt auch der ausgleichende Faktor des Karmas (das Gesetz von Ursache und Wirkung) dabei eine Rolle. Wie bereits erwähnt, tritt das Karmagesetz immer dann in Kraft, wenn sich eine Seele entscheidet, sich mit Störungen im Gleichgewicht zu befassen, die in vergangenen Leben verursacht worden sind. Situationen, die karmisch betrachtet nicht im Gleichgewicht sind, können mit anderen Seelen oder mit Erfahrungen zusammenhängen, in denen der Mensch das zu Lernende nicht gelernt oder sich nicht richtig zum Ausdruck gebracht hat.
Die Bedürfnisse der Seele haben daher einen direkten Einfluß auf die Entscheidungen, die in bezug auf die nächste Inkarnation getroffen werden müssen. Wenn wir uns ent-

scheiden, hierherzukommen, suchen wir uns unsere Mutter, unseren Vater, den Zeitpunkt und den Ort der Geburt, unseren Namen (dessen Schwingung unseren Lebensweg und unsere Gesundheit beeinflußt) und die spirituelle Umgebung aus, in der wir wahrscheinlich aufwachsen werden. Wir haben uns auch für unsere Gesundheitsstruktur entschieden sowie für die Rolle, anderen zu helfen oder ihr Lehrer zu sein. Manchmal besteht unsere Rolle darin, anderen Gelegenheiten zu bieten, aus denen sie etwas lernen können. Die Entscheidungen, die die Seele in bezug auf ihre Inkarnation trifft, werden sich auch auf die Entstehung der Persönlichkeit (Ego) und ihre Prägungen auswirken. Durch diesen Aspekt unseres Selbstes hindurch wird die Seele das Leben erfahren und sich selbst zum Ausdruck bringen. Die Auswirkungen der konditionierenden Faktoren und der seelischen Kräfte auf die sich entwickelnde Persönlichkeit werden im Verlauf dieses Kapitels noch besprochen.

Der Zeitpunkt der Inkarnation

Mehrere Seelen stehen mit dem wachsenden Embryo in Verbindung und versuchen herauszufinden, ob dies für sie eine Möglichkeit ist, sich zu inkarnieren. Eine davon wird sich entscheiden, sich etwa zum Zeitpunkt der Geburt mit dem Embryo zu vereinigen, da die Bedingungen mit den Bedürfnissen der Seele vereinbar zu sein scheinen. Da die meisten Seelen das Trauma der Geburt nicht erleben wollen, findet die Vereinigung meist ein paar Minuten nach der Geburt statt. Einige Seelen vereinigen sich auch schon vor, während oder aber erst ein paar Stunden nach der Geburt eines Menschen, je nachdem, welche Erfahrungen sie machen möchten.

Die sich inkarnierende Seele bringt Aufzeichnungen all ihrer gemachten Erfahrungen mit. Wenn sie sich inkarniert, durchdringen die Ausstrahlungen dieser energetischen Struktur rasch jede Zelle des Körpers. Auf diese Weise nimmt der kleine Mensch seine Aufgabe in Angriff, sich als Seele auf der irdischen Ebene zum Ausdruck zu bringen. Diese Aufgabe kann dadurch erweitert oder durchkreuzt werden, daß sie mit den Aspekten der Persönlichkeit in Harmonie gebracht werden muß, die auf genetische Weise oder durch Konditionierung vererbt worden sind.

Nur selten sind sich die Eltern der Bedürfnisse der sich inkarnierenden Seele bewußt oder verstehen sie. Im Jahre 1991 wurde von dem Herzchirurgen Michel Bercot und seiner Frau in Frankreich eine Institution geschaffen, die zu diesem Bewußtsein und Verstehen beitragen will. Das »Institut de Luminaissance« wurde gegründet, um Eltern und Menschen, die im Gesundheitswesen arbeiten, in »der Kunst, eine sich neu inkarnierende Seele zu begrüßen und die spirituelle Absicht des Neugeborenen zu fördern«, auszubilden.

Natürlich betrachten die Eltern das Überleben des Kindes als höchste Priorität, doch hat mir meine Arbeit gezeigt, daß einige Seelen nur eine kurze Zeit auf der Erde verbringen möchten, und diese Zeit kann wirklich sehr kurz sein. Die Seele wird sehr oft durch die wohlgemeinte Intervention der Medizin und den Wünschen anderer daran gehindert, dann zu gehen, wenn sie es möchte. Wenn die Seele tatsächlich geht, kann das Baby nur durch Einsatz von Maschinen und Transplantaten »am Leben« erhalten werden. Wenn die Seele den Körper verlassen hat, wird das Baby oder das Kind sterben, egal welche Eingriffe vorgenommen werden.

Wenn Eltern und Pflegekräfte erst einmal gelernt haben,

mit den Seelen zu kommunizieren, die sie angezogen haben, wird sich so auf beiden Seiten viel Leiden vermeiden lassen. Dann werden die Menschen in der Lage sein zu erkennen, daß die Beziehung zwischen ihnen und ihrem Kind nicht notwendigerweise mit dessen Tod beendet ist. Sie gehen mit ihrem Kind einfach eine neue Art der Beziehung ein.

Der Verlust der Verbindung zur Quelle

Die Geburt ist für das physische Bewußtsein, das sich seit der Empfängnis entwickelt hat, ein traumatisches Ereignis. Das Baby kommt von einem dunklen, warmen und behaglichen Ort in seiner Mutter an einen gegensätzlichen. Die Dunkelheit der Gebärmutter, die das völlige Gegenteil des lichten Ortes ist, von dem wir stammen, ist in der Tat ein Zustand, der uns auf den Eintritt in die physische Welt vorbereitet.

Das Baby ist in bezug auf das, was es körperlich tun kann, eingeschränkt und muß erst durch viele Jahre des Wachstums gehen, bevor es ein unabhängiger Mensch mit eigenen Rechten wird. Während dieser Zeit ist es, was Ernährung, Liebe und Fürsorge anbelangt, von anderen abhängig.

Das Baby versucht, sich seinen neuen Erfahrungen anzupassen, indem es viel Zeit schlafend verbringt. Dadurch kann es sein Bewußtsein auf andere Ebenen verlagern und mit der Quelle allen Seins in Verbindung bleiben. Die Bedürfnisse des wachsenden Körpers nach körperlicher Aktivität und der Akklimatisation an das irdische Leben haben jedoch zur Folge, daß die Schlafphasen kürzer werden. Im Alter von drei Jahren sind die starken Verbindungen des Kindes zur Quelle bereits geschwächt.

Immer weitere Wahrnehmungen strömen herein, die vom Gehirn verarbeitet werden müssen. Diese Forderungen beginnen allmählich die Illusion eines losgelösten Ichs aufzubauen. Das Kind wird sich in dem Maße, wie es in die Erfahrungen des Lebens eintaucht, seiner eigenen Persönlichkeit und der Persönlichkeiten in seiner Umgebung immer bewußter. Es wird viele Jahre lang sehr stark von allem beeinflußt, was körperlich, emotional, mental und spirituell vor sich geht.

Dann etwa im Teenageralter kommt es aufgrund vieler verschiedener Erfahrungen zu einem Wiedererwachen der inneren Realität. Diese können mystische oder religiöse Erfahrungen, überwältigende Gefühle oder tiefe Liebe für eine andere Person sein. Sogar das Trauma eines Unfalls oder eines Verlustes kann Bereiche des spirituellen Bewußtseins wiedereröffnen, die vorübergehend nicht zugänglich waren.

Ob ein Mensch jedoch auf das Wiedererwachen reagiert oder sich dessen überhaupt bewußt ist, hängt von seinen Konditionierungen ab sowie davon, wie sehr der junge Mensch durch schmerzliche Erfahrungen in seine Persönlichkeit eingeschlossen wurde. Es könnten noch viele Jahre vergehen, bevor er die Stimme seiner Seele vernimmt. Wenn einmal ein Bewußtsein von den tieferen Bedürfnissen vorhanden ist, kann das Geistheilen eine wichtige Rolle dabei spielen, Menschen zu helfen, sich mit ihnen auseinanderzusetzen. Sie reagieren auf Ihre inneren Bedürfnisse aufgrund Ihres Interesses am Heilen. Wir wollen uns nun mit Hilfe der folgenden Übungen die lange und gewundene Straße anschauen, die Ihre Seele vom Zeitpunkt Ihrer Ankunft auf diesem Planeten entlanggewandert ist. Vergessen Sie nicht, sich all Ihre Entdeckungen in Ihr Tagebuch einzutragen.

Übung 85: Herzlichen Glückwunsch zum Geburtstag!

Wissen Sie genau, wann und wo Sie geboren wurden?

- Finden Sie alles mögliche über Ihre eigene Geburt heraus. Schreiben Sie sich auf, was Sie über Ihre Eltern von damals wissen und wo sie damals lebten. Unter welchen Bedingungen lebten Sie zu der Zeit? Welches Wetter herrschte zum Zeitpunkt Ihrer Geburt? Fügen Sie die astrologischen Einzelheiten hinzu, wenn das für Sie von Interesse ist.
- Überprüfen Sie jetzt, ob diese Fakten ein Muster ergeben, das Ihnen zeigt, wie diese Ihre Persönlichkeit geformt haben.

Für diese Übung mußten Sie viele Fakten zusammentragen. In der nächsten Übung sollen Sie etwas mehr darüber nachdenken, was für Folgen diese Fakten hatten.

Übung 86: Welche Entscheidungen haben Sie bezüglich Ihrer Geburt getroffen?

- Versuchen Sie mit den Gründen in Kontakt zu kommen, die Sie veranlaßt haben, sich speziell diese Eltern, Ihren Geburtsort, Ihre Geburtszeit auszusuchen (aus letzterem folgt, daß Sie *jetzt* auf diesem Planeten sind).
- Warum, glauben Sie, sind Sie diesmal ein Mann beziehungsweise eine Frau?

Wenn irgendeine dieser Fragen für Sie emotional belastend ist, haben Sie wahrscheinlich schwierigere Lektionen zu lernen, oder Sie müssen Arbeit investieren, um herauszufinden, welche Lektionen es überhaupt sind.

Übung 87: Schauen Sie sich Ihre Familie an

- Wie sieht es mit Ihrem familiären Verbund aus? Haben Sie Brüder, Schwestern und so weiter?
- Welche Rolle spielen Sie in diesem Verbund, und wie sind Sie von Ihrer Familie beeinflußt worden?
- Wie weit sind Sie Ihrer Meinung nach in Ihrer seelischen Entwicklung im Vergleich zu den restlichen Familienmitgliedern?
- Wem fühlen Sie sich nahe und warum? Schreiben Sie Ihre Antworten in Ihr Tagebuch.

Ihre Antworten auf die Fragen der letzten beiden Übungen werden Ihnen vieles über sich selbst verraten haben. Sie beginnen ein Muster zu erkennen, welches Ihnen zeigt, auf welche Weise Ihre Familie eine wichtige Rolle auf Ihrem seelischen Weg gespielt hat. Die ganzen Faktoren, auf die Sie in den letzten drei Übungen gestoßen sind, haben Sie für Ihre seelischen Erfahrungen ausgerüstet. In ihnen haben Sie Möglichkeiten, sich selbst auszudrücken und zu lernen. Schauen wir uns das Lernen einmal an.

Übung 88: Die Pubertät

- Denken Sie an Ihre Pubertät zurück. Vielleicht gehen Sie sogar in die Zeit zurück, als Sie erst elf oder zwölf Jahre alt waren.

- Welche Ereignisse können Sie sich zurückrufen, die – rückblickend betrachtet – Ihre Aufmerksamkeit auf spirituelle Realitäten und Ideale gelenkt haben (oder die es zumindest versuchten)?
- Was geschah aufgrund dieser Ereignisse? Sind sie jetzt Bestandteil Ihres Lebens?
- Wie, glauben Sie, haben Sie sich seitdem als Mensch entwickelt? Schreiben Sie Ihre Antworten in Ihr Tagebuch.

Übung 89: Die Lektionen des Lebens

- Sind Sie mit dem Verstehen, welches Sie bislang durch die Arbeit mit diesem Buch erworben haben, in der Lage, in bezug auf die scheinbar – aus damaliger Sicht gesehen – »negativen« Ereignisse Ihres Lebens umzudenken? Vielleicht haben Sie in Ihrem Leben eine Stufe erreicht, auf der Sie einige der Lektionen, die Sie bereits gelernt haben, erkennen können. Freuen Sie sich darüber, daß Sie sie erkennen, besonders die schmerzlichen. Wenn Sie erkennen, daß Sie diese Lektionen tatsächlich gemeistert haben, sagen Sie zu sich selbst, daß Sie sie nicht noch einmal durchmachen müssen und freuen Sie sich sogar noch mehr darüber!

Ist Ihnen aufgefallen, daß die meisten Erfahrungen in Ihrem Leben eher Ihr Gefühl verstärkt haben, allein zu sein, statt *einzigartig* zu sein? Ihr Leben, in dem Sie so offensichtlich von anderen getrennt waren, war eine große Herausforderung. Vielleicht lag die größte Herausforderung darin herauszufinden, wie Sie Ihren Weg zurück zur Quelle und zum Einssein finden können. Ihre Reaktion für die nächste Übung wird Ihnen zeigen, wie nah Sie dem Bewußtsein einer umfassenderen Realität sind.

Übung 90: Eine umfassendere Realität

- Versuchen Sie sich Situationen zurückzurufen, in denen Sie sich einer umfassenderen Realität jenseits Ihrer selbst bewußt waren.
- Was vermittelte Ihnen diesen Eindruck?
- Machen Sie sich dazu Notizen in Ihrem Tagebuch.
- Hat es Augenblicke gegeben, in denen Sie sich mit einem anderen Menschen, einem Tier, einer Pflanze oder einem Ort eins fühlten?
- Hat es Momente gegeben, in denen Sie sich mit allem eins fühlten? Versuchen Sie diese Erfahrung des Einsseins auf irgendeine Art und Weise zu beschreiben, darzustellen oder zum Ausdruck zu bringen.

Reinkarnation und die Rückkehr in eine vorgeburtliche Zeit

Viele Heiler haben festgestellt, daß einige ihrer Patienten in eine Zeit vor der Geburt und vor der Schwangerschaft zurückkehren müssen, um sich Ereignisse aus einem völlig anderen Leben zurückzurufen. Die Heilerin und Autorin Diana Cooper hat herausgefunden, daß viele ihrer Patienten frühere Leben kontaktieren müssen, um ihren gegenwärtigen Gesundheitszustand zu verstehen. In diesen Leben entdecken sie den ursprünglichen Grund für ein Problem, das, da es nie geheilt wurde, ständig in unterschiedlicher Form auftaucht, um Aufmerksamkeit auf sich zu ziehen.

Das Bewußtsein früherer Leben ist auf der ganzen Welt ein so weitverbreitetes Phänomen, daß dieses Thema inzwischen gut dokumentiert ist. Ein Bericht, der im Jahre 1990 von Satwant Pasricha vom »National Institute of Mental Health and Neurosciences« in Banglore veröffentlicht wurde, beschreibt detailliert 250 Fälle von Reinkarnation. Mehr als 25 Prozent der untersuchten Fälle zeigten körperliche Merkmale, Phobien oder Beschwerden auf, die mit früheren Leben in Zusammenhang gebracht werden konnten.

Die Arbeit von Pasricha ergänzt die Berichte von Menschen, die mit Brandmalen am Körper geboren wurden und sich Leben zurückrufen können, in denen sie als Katharer in Südfrankreich lebten. (Diese christliche Sekte, die im 12. und 13. Jahrhundert in der Provence aktiv war, wurde von der katholischen Kirche wegen ihres »ketzerischen« Glaubens, daß das Gute einzig und allein in der spirituellen Welt zu finden ist, verfolgt.)

Das kürzlich von Rabbi Yonasson Gershom erschienene Buch *Beyond the Ashes* beschreibt 78 Fälle, Menschen aus vielen verschiedenen Ländern, die sich an vergangene Leben im Holocaust erinnern können. Interessanterweise sind 55 von ihnen in diesem Leben keine Juden. In den meisten Fällen führte der Rückruf zu einer Heilung dieser Menschen (siehe Literaturhinweise im Anhang). Ich ermutige keinen meiner Patienten dazu, zu einem früheren Leben zurückzukehren, wenn dies während einer Heilungssitzung jedoch geschieht, lasse ich es in dem Vertrauen zu, daß der Patient den Schlüssel zu seinen oder ihren Beschwerden selbst hat. Wenn Ihnen als Heiler so etwas passiert, empfehle ich Ihnen, Ihre Heilung auf die gewohnte Art und Weise weiterzuführen. Die heilenden

Energien werden nichtsdestotrotz so verarbeitet werden, wie es für Ihren Patienten am besten ist. Sie tragen dazu am effektivsten bei, indem Sie die entspannte, offene und vertrauensvolle Einstellung während Ihrer Arbeit beibehalten. Ich bin mir jedoch sicher, daß Sie durch eine solche Erfahrung ermutigt werden, die Möglichkeit früherer Leben in Erwägung zu ziehen. Halten Sie sich einfach an die Richtlinien, die in diesem Buch empfohlen werden, das heißt, bauen Sie sich einen eigenen Datenstock auf, bleiben Sie geistig offen und vertrauen Sie Ihrer inneren Führung.

Mich hat die Arbeit mit Patienten davon überzeugt, daß es sehr unwahrscheinlich ist, daß eine Seele im Verlauf eines einzigen Lebens alles erfahren kann, was sie erfahren möchte, alles lernen kann, was sie lernen möchte, und alles zum Ausdruck bringen kann, was sie zum Ausdruck bringen möchte. Außerdem haben wir durch Reinkarnation die Möglichkeit, zur Erde zurückzukehren und etwas wiedergutzumachen, wenn wir nach dem Gesetz von Ursache und Wirkung (Karma) die irdische Ebene mit einem Ungleichgewicht in unserer Erfahrung verlassen haben.

Wenn Reinkarnation eine Tatsache ist, wird man im Chakrensystem eines Patienten karmische Energien entdecken können, die sich auch in seiner Aura zeigen. Und ich habe festgestellt, daß dem so ist. Manchmal schaue ich einen Patienten voller Ehrfurcht an, wenn mir in den Sinn kommt, welche kosmische Reise diese Seele bereits hinter sich hat. Durch Reinkarnation rückt die Gesamtheit des menschlichen Lebens in eine heilende Perspektive. Durch sie bekommen Dinge Sinn, die sonst so sinnlos aussehen, zahlreiche leidvolle Leben werden bedeutungsvoll, und sie verspricht dort, wo die Ungerechtigkeit scheinbar die Oberhand gewonnen hat, Gerechtigkeit.

Einflüsse auf die kindliche Entwicklung

Was in erst kürzlich veröffentlichten Berichten über Reinkarnationsfälle ins Auge sticht, ist die große Anzahl von Kindern, die scheinbar in der Lage sind, ihr vorheriges oder ihr früheres Leben sehr klar zu beschreiben. Sie haben keine Probleme mit der Vorstellung, schon einmal gelebt zu haben. Vielleicht wird ihnen ihre Fähigkeit, die offensichtliche Tatsache der Reinkarnation zu akzeptieren, helfen, mit den Problemen dieses Lebens besser umzugehen.

Unsere Entwicklung als Kinder hängt von vielen Faktoren und Einflüssen ab, die, wie wir bereits besprochen haben, ihre Ursache auf einer seelischen Ebene haben. Wenn wir jedoch hier ankommen, verwandeln sich diese Ursachen rasch in die Tatsachen des Lebens, mit denen die Persönlichkeit klarkommen muß.

Die Persönlichkeit ist die Verkörperung der Entscheidungen der Seele, die wiederum den Einfluß der Gene, der Familienstruktur, der Freunde, der Ernährung, der Erziehung, der planetarischen Kräfte, der Umgebung, Gesundheit oder Krankheit und der Konditionierung bestimmt haben, die von diesen Faktoren ausgehen.

Die Persönlichkeit wird auch Veränderungen in der Umgebung und dem Weltgeschehen unterworfen sein und von der Fähigkeit der Seele beeinflußt, sich an die physische Ebene anzupassen. Später wird die Persönlichkeit von dem Druck beeinflußt, der von der Seele ausgeht und der sie dazu bewegen will, ihre seelische Aufgabe zu erfüllen. Schließlich wirken auch noch die karmischen Kräfte auf sie ein (siehe Abb. 52).

Da all diese Faktoren auch einen Einfluß auf die Gesundheit haben, folgt daraus, daß jede Art von Heilung davon abhängig ist, aus welchen Gründen die Seele auf die Erde kam.

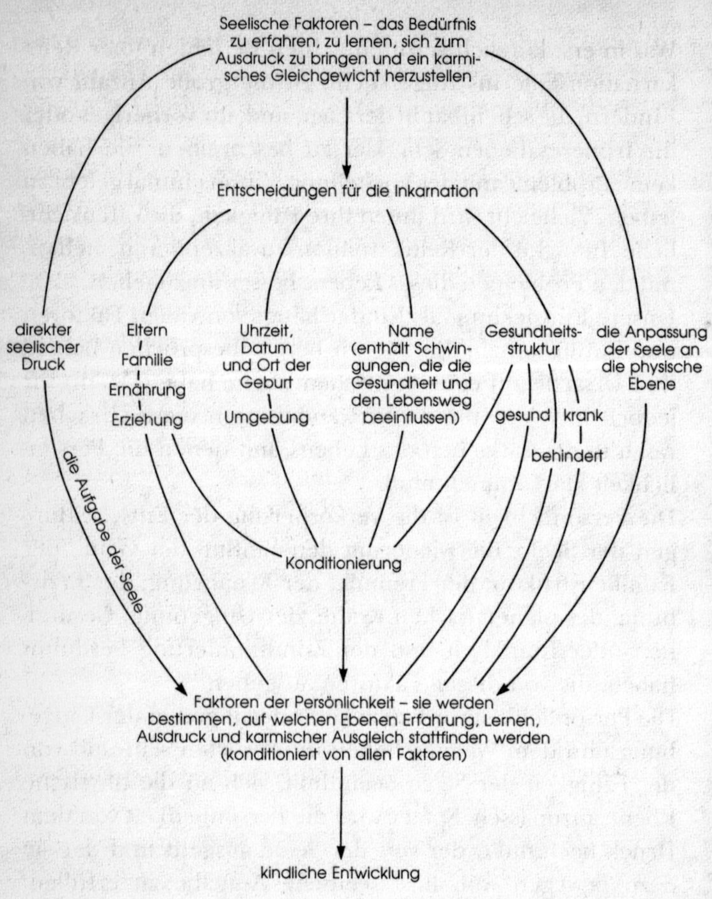

Abb. 52: Die Einflüsse auf die Entwicklung des Kindes.
Das Diagramm zeigt, wie physische Einflüsse von der seelischen Ebene ausge*hen.*

Ein Überblick über vergangene Einflüsse

Die folgende Übung hilft Ihnen dabei, sich einige der Einflüsse anzuschauen, die aus Ihnen den Menschen gemacht haben, der sie heute sind. Sie sollten die Übung mit einem Partner zusammen machen.

Übung 91: Einflüsse, denen Sie in Ihrer Kindheit ausgesetzt waren

- Sprechen Sie mindestens 15 Minuten lang mit Ihrem Partner über Ihre Kindheit. Konzentrieren Sie sich dabei auf Ihre Eltern, Ihre Familie, den Ort sowie den Zeitpunkt Ihrer Geburt.
- Schauen Sie sich anschließend die Umgebung an, in der Sie aufgewachsen sind, wo Sie zur Schule gegangen sind, welche Freunde Sie hatten und all jene Menschen, durch die Sie beeinflußt wurden. Konzentrieren Sie sich möglichst nicht zu sehr auf negative Einflüsse.
- Schreiben Sie sich alles auf, was Ihnen bezüglich Ihrer Kindheit besonders wichtig erscheint. Gab es irgendwelche Einflüsse, die Sie auf den Weg gebracht haben, und welche, die dazu führten, daß Sie nun mit diesem Buch arbeiten? Sie sind dabei, wieder mit dem Kind in sich in Berührung zu kommen.

Das innere und das verwundete Kind

In einem gesunden, integrierten menschlichen Wesen sitzt ein Aspekt des höheren Selbst im Sakralchakra. Dies ist das innere Kind oder das Seelenkind. Dieser Aspekt der Seele kann durch nichts verletzt oder verwundet werden. Durch die Weisheit des inneren Kindes sind wir mit unserer Kreativität und Freude verbunden. Es bringt durch Spiel und Spontaneität Spaß in unser Leben. Dieser Aspekt unseres Selbst überwacht von der Kindheit bis zum Erwachsenenalter das Wachstum unserer Persönlichkeit und hat auch den Schlüssel zur Heilung in der Hand, wenn dieses Wachstum nicht angemessen erfolgt ist, andere sich zu sehr eingemischt haben oder das Wachstum aus irgendeinem Grund ganz und gar zum Stillstand gebracht worden ist.

Es gibt in jedem Menschen auch einen kindlichen Aspekt der *Persönlichkeit.* In dem Augenblick, in dem die Seele in den kleinen Menschen bzw. den physischen Körper hineingeht, befinden sich diese beiden kindlichen Aspekte – der Seele und der Persönlichkeit – in völliger Übereinstimmung. Die meisten von uns eignen sich jedoch Persönlichkeitszüge an, durch die diese Übereinstimmung verlorengeht.

Für unser Wachstum benötigen wir alle eine bestimmte Menge an Liebe, Anerkennung, Zuneigung und Respekt. Ganz egal wie liebevoll Eltern auch sein mögen, sie können unmöglich all unsere Bedürfnisse erfüllen. Manche Kinder haben niemanden, der sie liebt. Andere meinen, daß die Liebe von elterlichen Verhaltensweisen wie Gewalttätigkeit, Labilität oder Unzuverlässigkeit, Abwesenheit, Mißbrauch und so weiter unterhöhlt wird.

Daher haben die meisten von uns irgendeine Struktur, die unerfüllte kindliche Bedürfnisse enthält. In meiner Praxis hat sich gezeigt, daß bei vielen meiner Patienten emotionale, mentale und spirituelle Traumen hinzukommen.

Der Augenblick, in dem der Fötus, das Baby oder das kleine Kind zum erstenmal auf irgendeine Weise verletzt wird, ist der Moment, in dem die Übereinstimmung mit dem Seelenkind endet. An diesem Punkt wird es zu dem sogenannten verwundeten Kind. Alle weiteren Verletzungen und Traumen werden anschließend das Gefühl des Egos stärken, losgelöst zu sein und etwas verloren zu haben. Gewisse Schlüsselerlebnisse ereignen sich, die die angeknacksten Vorstellungen des verwundeten Kindes von sich selbst bestärken. Diese sind dem inneren oder Seelenkind ebenfalls bekannt. Wir können uns unserer chronologischen Entwicklung zwar nicht entziehen, das Wachstum auf anderen Ebenen wird jedoch unterbrochen. Sogar das Wachstum und die Entwicklung des physischen Körpers können durch die erdrückenden Wirkungen der energetischen Blockaden in den Chakren negativ beeinträchtigt werden. Daher haben zwar viele Menschen einen erwachsenen Körper, doch fühlen sie sich nicht immer »erwachsen« oder verhalten sich nicht immer auf eine reife Art und Weise, was wiederum darauf zurückzuführen ist, daß das verwundete Kind in ihnen voller Ängste, Sorgen, Wut, Frustrationen und unerfüllter Bedürfnisse ist.

Immer dann, wenn wir uns in einer Situation befinden, die mit Liebe oder Gefühlen zu tun hat, oder wenn das Verhalten eines anderen Menschen unbewußte Erinnerungen vergangener Verletzungen auslöst, kommt unser verwundetes Kind auf die Bühne und bestimmt, auf welche Weise wir reagieren, welche Einstellungen wir haben und wie wir uns fühlen – der Erwachsene verhält sich wie ein verwundetes Kind.

Das bedeutet auch, daß wir die Welt und andere Menschen durch einen Schleier des Schmerzes und der Verwirrung wahrnehmen und sie unmöglich so wahrnehmen können, wie sie wirklich sind. Wenn die Wunden des verletzten Egos nicht geheilt werden und wir seinen Forderungen nach emotionalem Wachstum nicht nachkommen, werden wir vielleicht feststellen, daß dieser Aspekt der Persönlichkeit die Tendenz hat, unser Leben zu bestimmen und zu zerstören.

Die nächste Übung ist eine Erweiterung der letzten. Sie schauen sich dabei die Kindheitseinflüsse an, die Ihnen möglicherweise Schmerzen verursacht haben und vielleicht sogar eine negative Auswirkung auf Ihr persönliches Wachstum hatten. Auch diese Übung wird am besten mit einem Partner durchgeführt, obwohl Sie sich auch alleine daran wagen könnten.

Übung 92: Schauen Sie sich die Verletzungen aus Ihrer Kindheit an

- Nehmen Sie sich mindestens 15 Minuten Zeit, um mit Ihrem Partner über schmerzhafte Kindheitserinnerungen zu sprechen. Konzentrieren Sie sich zunächst auf ein oder zwei Ereignisse.
- Versuchen Sie dem anderen ein interessierter, mitfühlender Zuhörer zu sein. Derjenige, der spricht, muß sich sicher und angenommen fühlen.
- Während Sie miteinander sprechen, könnten Erinnerungen wachgerufen werden, die Sie schon vergessen hatten. Versuchen Sie, sie an die Oberfläche kommen zu lassen. Wechseln Sie sich so lange beim Sprechen ab, bis Sie beide das Gefühl haben, so viel gesagt zu haben, wie Sie möchten.

Hat sich im Verlauf der Unterhaltung bei Ihnen eine körperliche Veränderung vollzogen? Haben Sie abgeblockt oder wollten Sie das Thema wechseln? Hat Ihr Herz schneller geschlagen, oder hat sich Ihre Atemfrequenz verändert? Fühlten Sie sich im Bereich des Solarplexus unwohl, oder hatten Sie Schmerzen in der Brust oder im Hals? Sprechen Sie über diese Veränderungen. Schreiben Sie auf, was Sie über sich herausgefunden haben. Sie können diese Übung als Mittel einsetzen, um mit Schmerzen aus Ihrer Kindheit in Berührung zu kommen. Noch besser ist es, wenn Sie ein oder zwei Stunden nach dieser Übung auch die folgende durchführen.

Die Arbeit mit dem verwundeten Kind

Durch die Arbeit von Therapeuten wie John Bradshaw hat die Heilung des verwundeten Kindes inzwischen einen hohen Stellenwert erhalten und wird allgemein als eine mächtige Therapieform im Bereich von Wiedergutmachung und Behandlung von Folgen dysfunktionaler Familienstrukturen verstanden (siehe Literaturhinweise). Sie ist unter der Bezeichnung »Arbeit mit dem inneren Kind« sehr bekannt, wobei der kindliche Aspekt des *Egos* gemeint ist. Wie ich bereits erklärte, sind das Seelenkind und die Persönlichkeit oder das Ego zwei verschiedene »innere« Kinder. Das Seelenkind kann weder verwundet noch konditioniert werden und kann auch keine Traumen erleiden, während die kindliche Persönlichkeit in der Regel unter mindestens zwei dieser Einwirkungen zu leiden hat. Wenn ein Heiler darum gebeten wird, mit den inneren Problemen oder Konflikten eines Patienten zu arbeiten, liegt der Schlüssel zu den blockierten und aufgestauten Energien in den Chakren, also würde man sich bei der Heilung zum Teil auf sie konzentrieren. Wenn die Energien in diese Ebene geleitet werden, können eines der beiden oder beide innere Kinder an die Oberfläche kommen und wertvolle Informationen über entscheidende Ereignisse und Gefühle aus der Vergangenheit, die einer Heilung bedürfen, offenlegen.

Das verwundete Kind taucht in einem der drei unteren Chakren auf. Wenn das Überleben bedroht war oder körperliche Gewalt oder Mißbrauch vorliegen, könnte man das verwundete Kind im Wurzelchakra finden. Wenn Angst oder Beklemmungen vorherrschen oder wenn mentale Grausamkeiten erlitten wurden, befindet sich das verwundete Kind eher im Solarplexuschakra.

Sie werden beim spirituellen Heilen entweder dem verwundeten Kind oder dem inneren Kind oder beiden begegnen. In den Augen des Patienten mögen beide ein und das gleiche Kind sein. Es ist in den frühen Phasen der Arbeit auch nicht notwendig, die Unterschiede zwischen den beiden hervorzuheben. Wenn der Patient jedoch den Wunsch hat, sie unterscheiden zu lernen, wird er das innere Kind daran erkennen können, daß es unverwundet, frei und voller Freude ist. Beide kindlichen Aspekte sind in der Lage, den Heilungsvorgang zu lenken, wobei die Weisheit des inneren Kindes besonders verläßlich ist.

Die Rolle des Heilers besteht darin, dem Patienten zu helfen, mit seinem verwundeten und inneren Kind in Kontakt zu kommen, damit der eine zeigen kann, was verletzt ist und wie es geschah, und der andere inspirierende Hinweise geben kann, wie die Heilung am besten durchgeführt werden kann. Ich füge an dieser Stelle einen Auszug einer Heilungssitzung an, um zu zeigen, wie das vor sich gehen kann.

»Ich habe mich oft gewundert, ob es schon angefangen hat, als ich noch ein kleiner Junge war«, sagte Harry.

»Vermittelt Dir etwas das Gefühl, daß es so sein könnte?«

Harry runzelte die Stirn. Er sah aus dem Fenster, legte seine Hand auf den Mund und schluckte.

Harry glaubte nicht, daß es viel Sinn machte, in die Kindheit zurückzuschauen, da er schon 62 Jahre alt war. Gutes Zureden schien nötig, das ihm vermittelte, daß ihm vielleicht in bezug auf seine »grundlosen Ängste« geholfen werden könnte. Wir sprachen etwa zehn Minuten miteinander, und allmählich wurden seine Erinnerungen durch das Gespräch wachgerufen.

Es fiel ihm schwer, die Tränen zurückzuhalten, als ihm einfiel, daß seine Eltern sich ständig stritten. Ihre Auseinandersetzungen endeten häufig damit, daß etwas zu Bruch ging. Als er ein kleiner Junge war, hatte ihm das immer wieder Angst eingejagt. Er hatte diese Erinnerungen tief vergraben, und doch fürchtete er sich noch heute, wenn jemand die Stimme erhob, und tat sich schwer, seinen Standpunkt in einer Diskussion zu vertreten.

Etwas später während der Heilungssitzung konnte ich Harry helfen, sich mit dem Problem, das hochgekommen war, auseinanderzusetzen. Er mußte erkennen, daß dies jetzt geschehen war, weil er bereit war und fähig war, das Problem loszulassen. Es handelte sich um alte Energien, die er nicht länger speichern mußte. Zunächst kam Harry mit dem Schmerz des Problems in Berührung. Er sah sich als kleiner Junge und lokalisierte Schmerzen im Solarplexuschakra. Ein weiterer Schmerz befand sich im Herzchakra. Das war ein Zeichen dafür, daß die Auseinandersetzungen seine Liebe zu seinen Eltern unterminiert hatten.

»Klein Harry« tauchte auf seinem inneren Bildschirm auf und forderte eine Menge Liebe und Bestätigung. Er wollte auch mit seinen Eltern sprechen und ihnen sagen, wie er sich während ihrer heftigen Auseinandersetzungen gefühlt hatte. Harry war erstaunt zu sehen, wie seine Eltern auf seinem inneren Bildschirm erschienen und daß es ihm genauso leichtfiel, ihnen zu vergeben und sich mit ihnen auszusöhnen. Als seine Eltern wieder von der Szene verschwunden waren, hatte Klein Harry noch immer das Bedürfnis, hochgehoben und geknuddelt zu werden, und die Bestätigung zu erfahren, daß er – in Harrys erwachsenem Leben – erwünscht war.

Diese Sitzung erwies sich als die erste einer Reihe von erfolgreichen Heilungssitzungen, in denen Harry mit seinem inneren Kind arbeitete, um wieder eine emotionale Ganzheit zu werden.

Mit der folgenden Übung können Sie eine Kindheitsverletzung heilen, mit der Sie in der vorherigen Übung, 92, in Berührung gekommen sind. Sie sollten sie mit einem Partner zusammen machen. Sie können sich alternativ auch eine Kassette besprechen, auf der Sie an den entsprechenden Stellen Pausen lassen.

Übung 93: Das Heilen einer Kindheitsverletzung

Bevor Sie mit dieser Übung beginnen, sollten Sie etwas tun oder eine Übung wie die vorherige ausführen, wodurch Sie mit einem Problem aus Ihrer Kindheit in Berührung kommen. Dadurch signalisieren Sie Ihrem inneren Kind, daß es sicher ist, Ihnen das Problem zu präsentieren, und daß Sie sich damit beschäftigen möchten. Sie und Ihr Partner sollten sich gegenseitig abwechselnd die Übung vorlesen, oder Sie könnten auch gemeinsam von der Kassette Gebrauch machen.

– Zünden Sie zwischen sich eine Kerze an, und widmen Sie das Licht zum Beispiel allen verwundeten Kindern auf der Welt. Stellen Sie sich nun das Licht bedingungsloser Liebe vor, wie es Ihre beiden Herzchakren miteinander verbindet. Sehen Sie, daß Sie durch einen weiteren Lichtstrahl mit der Quelle allen Seins verbunden sind und daß ein dritter Strahl Ihren Partner mit der Quelle verbindet, wodurch das Dreieck der Heilung entsteht. Lesen Sie Ihrem Partner den Rest der Übung vor und machen dabei entsprechende Pausen, damit er oder sie die innere Arbeit vollziehen kann. Das bedeutet, daß Sie für die Bedürfnisse Ihres Partners offen und empfänglich sein müssen.

- Betrachten Sie das Problem, das in der letzten Übung hochkam. Sehen Sie sich selbst in dem Alter, als es entstand. Lassen Sie zu, daß sich die Situation vor Ihrem inneren geistigen Auge entfaltet, und verlassen Sie sich nicht nur auf Ihre Erinnerung. Finden Sie heraus, in welchem Bereich Sie das Problem fühlen – irgendwo in Ihrem Körper oder in einem Chakra – und konzentrieren Sie sich auf diesen Ort.
- Fragen Sie das Kind, das Sie sehen, was Sie für dieses Kind tun können. Tun Sie, was das Kind Ihnen sagt. Wenn Sie keine Antwort erhalten, tun Sie das, was Sie Ihrem Gefühl nach für ein Kind tun sollten, welches diese schmerzlichen Erfahrungen macht. Dadurch heilen Sie sich selbst.
- Das Problem ist deswegen hochgekommen, weil Sie bereit sind und in der Lage sind, es loszulassen. Sehen Sie nun, daß das Problem von einem Lichtball umgeben ist. Nehmen Sie den Lichtball mit dem Problem darin und lassen Sie ihn behutsam los. Sagen Sie sich, daß Sie diese alte Energie nicht mehr brauchen.
- Jetzt gibt es in Ihnen einen leeren Raum, dort, wo die alte Energie zuvor war. Atmen Sie Liebe ein, um diesen Raum zu füllen. Atmen Sie Frieden ein, um diesen Raum zu füllen.
- Nehmen Sie Ihr inneres Kind an die Hand und schicken Sie ihm neue, positive Botschaften, die Ihrem inneren Kind sagen, welche Gefühle Sie ihm gegenüber empfinden. Sagen Sie Ihrem inneren Kind, wie sehr Sie es lieben.
- Halten Sie weiterhin die Hand Ihres inneren Kindes, und gehen Sie mit ihm spazieren. Lassen Sie sich zeigen,

was Ihr Kind Ihnen zeigen will. Wenn Sie beide bereit sind, kommen Sie wieder in die Gegenwart zurück.
- Sorgen Sie dafür, daß Ihr Partner nach Abschluß der Übung richtig geerdet ist.
- Wenn Sie diese Übung in Ihr eigenes Selbstheilungsprogramm integrieren möchten, folgen Sie einfach den einzelnen Schritten wie angegeben.

Die verspielte Seele und die verwundete Persönlichkeit

Wenn man als Geistheiler mit dem inneren Kind eines Patienten arbeiten will, muß man sich darüber im klaren sein, daß dies die Arbeit eines Spezialisten ist und man dafür viel Erfahrung braucht, selbst gut entwickelt sein muß und Vertrauen in die eigene innere Führung haben muß. Sie sollten wie bei allen Aspekten des Heilens nicht versuchen, auf diese Art und Weise zu arbeiten, bis Sie wissen, was Sie tun, oder jemand da ist, der Sie anleiten kann. Da ich Ihnen das nun gesagt habe, könnte es geschehen, daß Ihnen ein Fall unterkommt, indem Sie – da Sie die Notwendigkeit erkennen und verstehen – dem verwundeten Kind eines Patienten Heilung anbieten.

Ich habe herausgefunden, daß die Arbeit mit dem inneren Kind eine der effektivsten Wege ist, um eine persönliche Integration herbeizuführen. Wenn die Persönlichkeit durch Ereignisse aus der Kindheit verletzt ist, kann sich die Seele aufgrund dieses Hindernisses nicht vollständig zum Ausdruck bringen. Beim Heilen arbeitet man daher mit beiden inneren »Kindern« des Patienten. Die Menschen müssen die Verbindung zu ihrer eigenen Lebensfreude, ihrer Spontaneität, ihrer Kreativität und ihrem Sinn für

Spaß im Leben wieder stärken. Indem Sie entweder mit der verspielten Seele oder der verwundeten Persönlichkeit arbeiten, wird das »innere Kind« frei, welches dann dem Erwachsenen zeigen kann, wie er ganz und glücklich werden kann.
Wenn das geschieht, wird die innere Übereinstimmung, die zum Zeitpunkt der Geburt vorhanden war, wiederhergestellt, und wir können getrost »wie die Kinder« sein.

15 Die Reise ins Licht

Claire sah sich die Szene unter sich an. Die Menschen waren mit etwas ganz fürchterlich beschäftigt, was wie ihr Körper aussah. Sie konnte sehen, daß die »andere« Claire, die auf dem Operationstisch lag, sehr friedlich aussah. Die Menschen um sie herum schienen jedoch beunruhigt und besorgt. »Ich wünschte, sie würden mich einfach in Ruhe lassen«, dachte sie. »Da, wo ich jetzt bin, fühle ich mich ganz glücklich.«

Im nächsten Augenblick bewegte sie sich bereits mit großer Geschwindigkeit durch einen Tunnel. Am Ende des Tunnels sah sie ein Licht. Sie bewegte sich in das Licht hinein und war von einem tiefen Empfinden von Frieden und Glück erfüllt. Obwohl sie sie nicht sehen konnte, war sie sich zweier Lichtwesen an ihrer Seite bewußt. Statt zu gehen, schwebte sie nun durch einen Garten. Dort erblickte sie ihren Vater, der sich um ein paar Blumen kümmerte. Sie erinnerte sich, daß ihr Vater vor ein paar Jahren gestorben war. Sie mußte im Himmel sein.

Ihr Vater war überglücklich, sie zu sehen, und begrüßte sie mit einer Umarmung. »Es ist wundervoll hier, Claire, Du wirst es lieben. Doch ist Deine Zeit noch nicht gekommen – Du wirst bald zurückkehren müssen.«

Sie spazierten Arm in Arm durch den Garten und unterhielten sich. Ihr Vater erklärte ihr, daß sie noch Dinge in ihrem irdischen Leben zu erledigen und noch eine Rolle im Leben ihres Mannes und ihrer Kinder zu spielen hätte. Claire fühlte Traurigkeit hochsteigen, als sie daran dachte, ihren Vater wieder zu verlassen.

Aber er beruhigte sie. Er schaute ihr in die Augen und sagte: »Ich werde bei Dir sein, mach' Dir keine Sorgen. Schau Dir die Blumen an. Es wird alles gut werden, Du wirst schon sehen.«

Sie umarmten sich noch einmal, und dann folgte sie ihren Schrit-

ten zurück aus dem Garten hinaus, an den Bäumen vorbei. Sie bewunderte einen Busch, der gerade begonnen hatte zu blühen …
»Claire! Kannst Du mich hören? Blinzele mit den Augen, wenn Du mich hörst!«
Sie öffnete ihre Augen. Viele besorgte Augenpaare schauten auf sie herab. Sie war zurück. Die anderen schienen erleichtert. Sie war wütend, als sie einen intensiven Schmerz durch ihren Körper schießen fühlte. Doch konnte dies die Wirklichkeit ihrer Erfahrung nicht auslöschen. Und die Erinnerung blieb über die Jahre hinweg frisch und lebendig.

Nah-Tod-Erfahrung

Claire hatte eine Nah-Tod-Erfahrung gemacht (NTE). Sie verwandelte die Angst, die sie zuvor vor dem Tod gehabt hatte, in eine offene und bereitwillige Akzeptanz, wann auch immer er sich tatsächlich ereignen würde. Jeder Tag war nun ein Geschenk, in dem sie einen spirituellen Sinn sehen konnte.
Das Phänomen der Nah-Tod-Erfahrung ereignet sich dann, wenn Menschen wiederbelebt werden, die bereits im Sterben lagen. Solche Menschen sind in ihren physischen Körper zurückgekehrt und können von einer Erfahrung (dem NTE) berichten, die heutzutage bereits durch weltweite Untersuchungen in vielen Kulturen und Religionen bestätigt wurde. NTEs hat es immer schon gegeben, doch sind sie erst in jüngerer Zeit aufgrund der modernen Technik, Menschen in einer klinischen Umgebung wiederzubeleben, gut dokumentiert worden.
Einer der führenden amerikanischen Forscher, Melvin Morse von der Washington University, hat bestimmte Aspekte identifiziert, die allen NTEs eigen sind. Dazu gehört ein Gefühl des Friedens, eine außerkörperliche

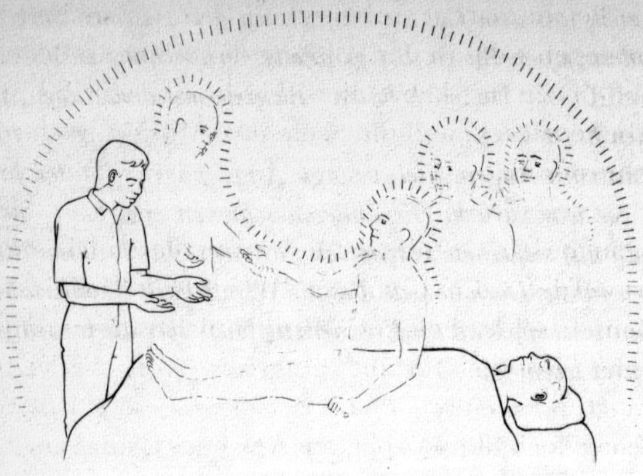

Abb. 53: Der Vorgang des Hinübergehens.
Der Tote setzt sich im Bett in seinem ätherischen Körper aufrecht hin. Lichtwesen beugen sich herab, um ihm dabei zu helfen. Geistige Heiler, die mit dem Toten gearbeitet haben, stehen neben dem Bett.

Erfahrung, das Empfinden, durch einen Tunnel zu reisen, die Bewegung mit Lichtwesen, der Widerwille zurückzukehren, ein Überblick über das bisherige Leben und eine durch dieses Ereignis ausgelöste Transformation der Persönlichkeit. Morse ist der Meinung, daß die Nah-Tod-Erfahrung Erkenntnisse der moderenen Physik bestätigt, nach denen wir alle »Lichtwesen« sind (siehe Literaturhinweise). Untersuchungen wie die von Morse sind wertvolle wissenschaftliche Bestätigungen der Erfahrungen von Heilern bezüglich des Sterbevorgangs. Vor der NTE-Forschung trösteten Heiler die Hinterbliebenen und die unheilbar Kranken mit ihrem eigenen Wissen. Heutzutage sind wir in einer Position, in der wir die NTE als weiteren Beweis dafür heranziehen können, daß der Tod eine sehr wichtige und positive Phase im Leben eines Menschen ist. Wenn die Aufgabe einer Seele vollbracht ist, wird sich die Person darauf vorbereiten, ihren physischen Körper abzulegen – das ist der Vorgang des Sterbens. Bei einer Nah-Tod-Erfahrung kehrt die Seele immer auf die physische Ebene zurück, weil die Seele ihre Mission noch nicht abgeschlossen hat.

Es gibt auch viele Gründe dafür, warum diese nicht durchgeführt werden kann, bevor der Tod eintritt. Vielleicht hat der Mensch seine seelische Mission nicht angenommen, oder der Körper zerfällt aufgrund von Verletzung, Mißbrauch oder einer Gefahr, der er ausgesetzt ist. Wenn die Seele jedoch den Körper, aus welchem Grund auch immer, nicht länger unterstützen will, wirft sie ihn ab. Wenn dies geschieht, löst sich die Verbindung zwischen den feinstofflichen und dem physischen Körper, und die Lebenskraft hört auf, in ihm zu zirkulieren. Das Wesen kehrt in seinem ätherischen Körper zur ätherischen Ebene zurück (siehe Abb. 53). Sämtliche physische Schmerzen, Krankheiten oder Behinderungen werden dabei Vergangenheit.

Vorbereitung auf den Tod

Die meisten Menschen treten vor ihrem Tode in eine vorbereitende Phase ein, in der das Bewußtsein von ihrer spirituellen Herkunft wieder erwacht. Geliebte Wesen, die sich schon auf den feinstofflichen Ebenen befinden, kommen zu Besuch und erklären den Sterbenden, was geschehen wird, wenn sie von der irdischen Ebene auf die feinstofflichen Ebenen hinüberwechseln. Darum hört man Menschen auf der Station für unheilbar Kranke häufig »zu sich selbst sprechen« oder zu anderen sprechen, die »gar nicht da sind«. Manchmal kann man diesen Helfern auch im Traumzustand begegnen.

Es wird alles Mögliche getan, um einen Menschen mit der Idee des Übergangs vertraut zu machen, so daß das tatsächliche Ereignis für das Bewußtsein kein Schock ist. Das körperliche Bewußtsein schwindet zwar, doch bleiben alle Erfahrungen aus diesem Leben als Aufzeichnungen im Unterbewußtsein der Seele erhalten. Für die Seele gibt es keinen wirklichen Tod, sie geht vielmehr von einer Phase des Lebens in eine andere über.
Von diesem positiven Gesichtspunkt aus ist es gesund, über den eigenen Tod nachzudenken. Der Tod kann Sie ereilen, wenn Sie am wenigsten darauf gefaßt sind. Sind Sie bereit? Wenn Sie über Ihren Tod nachdenken, wird Ihnen das helfen, ihn als Bestandteil Ihres Lebens anzusehen und sich auf die nächste Phase ihrer seelischen Reise vorzubereiten.

Übung 94: Schauen Sie auf Ihr Leben zurück

Lassen Sie sich diese Übung von einem Partner vorlesen, oder besprechen Sie eine Kassette, die Sie sich vorspielen können. Lassen Sie dabei zwischen den Anweisungen angemessene Pausen.

- Setzen Sie sich in Meditationshaltung. Atmen Sie dreimal tief ein und aus, und entspannen Sie Ihren Körper.
- Schauen Sie ohne Reue oder Gewissensbisse auf Ihr Leben zurück, um zu sehen, was Sie erreicht haben. Was ist noch zu tun? Machen Sie sich einen Plan, wie Sie dies erreichen werden.
- Wenn Sie noch unabgeschlossene Zyklen mit irgend jemandem haben, denken Sie darüber nach, wie Sie sie abschließen könnten. Gibt es in Ihrem Leben zum Beispiel Disharmonien, die Sie klären könnten?

- Haben Sie einen Weg gefunden, um anderen zu helfen und einen Beitrag zu leisten?
- Sind Sie froh, daß Sie so sind, wie Sie sind? Sind Sie für die Menschen dankbar, die um Sie herum sind? Empfinden Sie diesem Planeten und all den Pflanzen und Tieren, die hier gewesen sind und ihr Leben mit Ihnen geteilt haben, gegenüber Dankbarkeit? Finden Sie heraus, wie Sie Ihr Gefühl von Dankbarkeit steigern könnten.
- Haben Sie Kontakt zu Ihrer Seele? *Sie* als Seele werden diesen Ort verlassen. Jeder Tag ist kostbar, Ihre Zeit ist kostbar und Ihre Energie ist kostbar. Finden Sie Möglichkeiten, sich so zu verhalten, als ob diese Aussagen auf Sie zuträfen.

Wenn Sie wirklich gut auf positive Weise mit Ihrem jetzigen Leben verbunden sind, können Sie dazu übergehen, über Ihren eigenen Tod nachzusinnen. Sie sollten sich auch diese Übung vorlesen lassen oder sie auf ein Band sprechen. Sorgen Sie dafür, daß Sie während dieser Übung nicht unterbrochen werden.

Übung 95: Eine Meditation über den Tod

- Setzen Sie sich in Meditationshaltung, und bereiten Sie sich genauso vor wie in der vorherigen Übung. Geben Sie sich selbst in die Hände Ihres spirituellen Ideals, und bitten Sie um Schutz.
- Stellen Sie sich zum Zwecke der Übung vor, daß der Zeitpunkt Ihres Todes jetzt gekommen ist. Sie fühlen tiefen Frieden in sich. Nehmen Sie dieses Gefühl des inneren Friedens ganz und gar auf.

- Sie lassen Ihren physischen Körper zurück. Jetzt reisen Sie zum Licht. Sie können das Licht vor sich sehen.
- Erlauben Sie sich, in dieses Licht einzutauchen, und warten Sie geduldig ab. Gehen Sie in den Frieden, der dieses Licht durchdringt, und heißen Sie jede Erfahrung willkommen.
- Wenn Sie bereit sind zurückzukehren, danken Sie jedem Wesen oder jeder Person, der Sie begegnet sind. Kommen Sie sanft und behutsam zurück in Ihren physischen Körper. Stellen Sie sicher, daß Sie sich Ihres physischen Körpers bewußt sind.
- Lassen Sie die Erfahrung anschließend auf Sie wirken, und schreiben Sie sich die relevanten Aspekte davon auf. Wiederholen Sie diese Übung immer dann, wenn Sie das Bedürfnis danach verspüren.

Die Arbeit mit unheilbar Kranken

Wenn Sie bereits über Ihren eigenen Tod und Ihr bisheriges Leben kontempliert haben, sind Sie in einer besseren Ausgangsposition, um anderen helfen zu können, sich auf ihren Tod vorzubereiten. Das könnte einfach nur bedeuten, daß Sie für sie da sind und sie mit Ihnen darüber sprechen. Wenn Sie als Heiler mit Menschen arbeiten, die unheibar krank sind, können Sie sicher sein, daß Ihre bloße Gegenwart und das stille Übermitteln von heilenden Energien eine sorgenvolle und angstbesetzte Atmosphäre in eine des Friedens und der Gelassenheit verwandeln können. Es ist bekannt, daß sich das Geistheilen beim Lindern von Schmerzen als sehr erfolgreich gezeigt hat. Wenn Drogen nicht mehr helfen und auch nicht mehr anzuraten sind, werden Heiler in England häufig in die Krankenhäuser und auf die Stationen der Unheilbaren gerufen, um ihnen zu helfen.

Wie bereits erwähnt, kommt es häufig vor, daß Menschen, die im Sterben liegen, mit Menschen sprechen, die für andere nicht sichtbar sind. Das sind normalerweise geliebte Menschen und Freunde, die bereits hinübergegangen sind und gekommen sind, um ihnen zu helfen, mit dem Vorgang des Sterbens vertraut zu werden. Wenn Sie von Verwandten diesbezüglich angesprochen werden, können Sie ihnen versichern, daß der Patient weder im Delirium ist noch Halluzinationen hat und daß diese Art von Gesprächen recht häufig vorkommt. Ich bitte die Freunde und Verwandten immer darum, mit den Menschen, die im Koma liegen, so zu sprechen, als wären sie *tatsächlich anwesend*, denn auf einer bestimmten Ebene sind sie bewußt und dankbar, wenn die Umgebung mit ihrem unbewußten Zustand liebevoll umgeht.

Die Arbeit mit Aidspatienten

Geistheiler müssen sich mit dem Thema Aids auseinandersetzen. Wenn Sie irgendwelche Probleme haben, mit HIV-positiven Menschen oder Aidskranken zu arbeiten, rate ich Ihnen dringend, sich mit Menschen zu unterhalten, die mit solchen Menschen arbeiten, und die Literatur dazu sorgfältig zu studieren. Vielleicht müssen Sie erkennen, daß Sie dadurch auch in bezug auf Ihre Angst vor dem Tod und Ihre Einstellung zu Sexualität herausgefordert werden. Aus meiner Erfahrung heraus kann ich sagen, daß das spirituelle Heilen beiden Gruppen auf allen Stufen sehr viel zu bieten hat.

Menschen, die Aids haben, brauchen die spirituelle und emotionale Unterstützung, die das Heilen auf sehr besondere Weise geben kann. Aids ist ein Teil des spirituellen Weges mancher Menschen, und die Arbeit mit solchen Menschen könnte Bestandteil des Ihrigen sein.

Die Auseinandersetzung mit den Hinterbliebenen

Unsere Aufmerksamkeit ist durch Aids auf den Schock und die Trauer gelenkt worden, die mit dem Tod von jungen Menschen und Babys einhergehen. So fühlen sich besonders die Eltern und Freunde der Verstorbenen. Sie können über den heilenden Aspekt des Todes sprechen, *wenn Sie darum gebeten werden.* Ihre Hauptrolle besteht jedoch darin, ein Kanal für heilende Energien zu sein, damit der Sterbende die Energie benutzen kann, um hinüberzugehen, und die Hinterbliebenen sie verwenden können, um mit dem inneren Aufruhr besser klarzukommen, durch den sie gehen.

Da die heilenden Energien beide Funktionen erfüllen, ist die Sterbebegleitung hin und wieder Teil der Arbeit der meisten Heiler. Darum ist es wichtig für Sie, daß Sie sich mit Ihren eigenen Gefühlen in bezug auf den Tod auseinandersetzen, damit Sie aus einer Position des Wissens, des Vertrauens und des Verstehens heraus arbeiten können.

Für den Heiler darf dies keine Zeit der Trauer oder des Versagens sein, da die Seele die Energien für ihren eigenen Zweck verwenden wird. Der Tod des physischen Körpers ist in Wirklichkeit ein Übergang in die nächste Phase des Lebens. In diesem Sinn ist es eine Zeit, die wir feiern sollten. John (siehe Kapitel 2) kam aufgrund seines neuen Bewußtseins mit dem Tod seiner Mutter besser zurecht. Stirbt ein Mensch, hinterläßt er im Leben der ihm Nahe-

stehenden ein Vakuum. Die Hinterbliebenen empfinden häufig eine ganze Bandbreite von Gefühlen, angefangen von Taubheit, Verwirrung, Wut, dem Gefühl von Verlust, Gram, Verzweiflung bis hin zu bodenloser Trauer. Das Heilen kann ihnen helfen, besser mit ihren Gefühlen klarzukommen, sie zu akzeptieren und sich durch sie hindurchzuarbeiten.
Wenn ein Mensch keine Gelegenheit dazu gehabt oder seine Gefühle unterdrückt hat, hat er möglicherweise den Wunsch, mit den aufgestauten Energien zu arbeiten. Hier kann der Heiler wieder helfen, indem er den Trauerprozeß durch gutes Zuhören unterstützt, die Hände auflegt oder mit den Chakren arbeitet – je nachdem, was angemessen ist.

Der Umgang mit nicht abgeschlossenen Zyklen

Einige der Hinterbliebenen haben mit den Verstorbenen noch offene Zyklen, Dinge, die sie mit ihnen noch abschließen müssen. Durch den Tod des betroffenen Menschen bleiben sie auf Schuldgefühlen, Wut oder Schmerz sitzen, weil sie glauben, daß sie die Gelegenheit verpaßt haben, die Zyklen abzuschließen.

Franks Mutter war etwa sechs Monate vor seinem Besuch bei mir gestorben. Der Tod seiner Mutter hatte ihn zunächst empfindungslos gemacht, doch nun war er wütend, weil er ihr noch so vieles zu sagen hatte. Während der Heilung mußte John sein System wieder ins Gleichgewicht bringen, Atemübungen machen und Visualisationsübungen ausführen, damit er besser schlafen konnte. Er brauchte eine Weile, bis er mit dem Ärger in Berührung kam, der durch die nicht abgeschlossenen Dinge verursacht wurde. Aus diesem Grund wollte er gerne eine zweite Sitzung haben.

Zwei Wochen später hatte sich Franks Ärger in Trauer verwandelt. Ich leitete heilende Energien in sein Herzchakra. Während er sich auf sein Herzchakra konzentrierte, wurde ihm bewußt, daß seine Mutter vor ihm stand. Ich fühlte, daß die heilenden Energien aufhörten, in dieses Zentrum zu strömen, und bewegte meine Hand zum Solarplexus. Als Frank vor Verbitterung und Wut in Tränen ausbrach, spürte ich dort eine Menge an Aktivität. Er ballte seine Fäuste zusammen und weinte. Dann mußte ich genauso plötzlich meine Hand wieder zurück zu seinem Herzchakra bewegen. Eine enorme Menge an Energie ergoß sich in dieses Zentrum, während Frank aufhörte zu weinen und sich die Tränen abwischte. Seine Gesichtszüge beruhigten sich, und er begann leicht zu lächeln. Er öffnete seine Augen.

Wir saßen ein paar Minuten still zusammen. Etwas später war er in der Lage, mir zu erzählen, daß seine Mutter ihm zugehört hatte, als er ihr sagte, was für eine Rabenmutter sie gewesen sei und warum er das so empfand. Er erklärte mir, daß auch sie geweint habe und ihm erklärt habe, wie schwer das Leben für sie als alleinerziehende Mutter mit drei Söhnen gewesen sei. Nachdem beide einander die Möglichkeit gegeben hatten, offen zu sprechen, konnten sie sich aussöhnen.

Wie man eine neue Beziehung aufbaut

Heiler können helfen, die Verlustgefühle der Hinterbliebenen zu lindern, indem sie ihnen ein neues Verstehen der Situation der Verstorbenen vermitteln. Geliebte Menschen sterben nicht wirklich, und sie gehen auch nicht einfach weg. Sie befinden sich lediglich auf einer anderen Erfahrungsebene. Zwischen dem Menschen auf der physischen Ebene und dem auf einer

feinstofflichen Ebene kann eine neue Beziehung entstehen.
Das Band der Liebe kann nicht zerreißen, wenn wir es nicht wollen. Wir können unsere Beziehung auf einer neuen Ebene weiterführen, sie mit neuen Erfahrungen bereichern sowie mit dem Bewußtsein, daß es den uns lieben Menschen sehr gut geht und sie sehr gegenwärtig sind. Sie werden viele Wege finden, um uns zu versichern, daß sie da sind, und wir sollten Erfahrungen dieser Art nicht anzweifeln, egal wie seltsam sie anderen Menschen vorkommen.
Ein solches Verstehen des Todes wird dem Begräbnis eine neue Bedeutung verleihen: Das Begräbnis wird zu einer Gelegenheit werden, den Toten auf Wiedersehen zu sagen und ihnen in ihrer nächsten Lebensphase alles Gute zu wünschen.

Der Umgang mit Verlustsituationen

Auch wenn Sie in Ihrer Praxis nicht mit dem Tod und sterbenden Menschen in Berührung kommen, könnte man Sie trotzdem bitten, bei den Auswirkungen eines Verlustes zu helfen. Jede Form von Veränderung bedeutet auch Verlust und daher Trauer und viele andere Gefühle, mit denen der betroffene Mensch klarkommen muß. Meine Patienten haben mir gezeigt, daß Menschen bei allen möglichen Formen von Verlust Hilfe brauchen und daß das spirituelle Heilen in diesem Bereich genauso eine Rolle spielt wie bei der Betreuung von Hinterbliebenen.
Verluste erfahren wir nicht nur durch den Tod eines geliebten Menschen oder eines Haustiers, sondern auch bei Ereignissen wie Umzügen, beruflichen Veränderungen, Eheschließungen oder Entlassungen.

Manche Menschen trauern, weil sie das Gefühl haben, ihre Kindheit verloren zu haben. Manchmal ist es sehr offensichtlich, daß die Verlustsituation, mit der ein Patient kommt, eine ganze Struktur von Verlusten verkörpert, die sich schon durch das ganze Leben zieht.
Sie werden verstehen, warum Verluste im Leben der Menschen eine so hervorstechende Rolle spielen, wenn Sie sich Ihr eigenes Muster von Verlusten anschauen.

Übung 96: Schauen Sie sich Ihr persönliches Verlustmuster an

– Machen Sie es sich bequem, und entspannen Sie Ihren Körper. Schauen Sie auf Ihr Leben zurück, und stellen Sie sorgfältig eine Liste all Ihrer Verluste auf.
  Lassen Sie sich dabei Zeit, und notieren Sie sich jegliche Gefühle, die dadurch entstehen, daß Sie sich an einen bestimmten Verlust erinnern. Haben Sie auch daran gedacht, solche Verluste aufzuschreiben, wie zum Beispiel den eines wertvollen Gegenstands, eine verpaßte Gelegenheit, den Abbruch des Kontakts zu jemanden oder den ersten Schultag (den »Verlust« Ihrer Mutter und Ihres Zuhauses)?
– Nehmen Sie sich jeden Verlust Ihrer Liste einzeln vor, und überlegen Sie sich, welche Strategien Sie sich angeeignet haben, um den Verlust im Verlauf Ihrer weiteren Entwicklung in Ihr Leben zu integrieren. Wenn Sie keine solche Strategie entwickelt haben, halten Sie immer noch am Schmerz des Verlustes fest und werden sich mit ihm auseinandersetzen müssen.

Wenn Sie nicht in der Lage waren, einen Verlust in Ihr Leben zu integrieren, spürten Sie wahrscheinlich den Schmerz seiner aufgestauten Energien, immer wenn Sie sich ihn wieder in Erinnerung riefen. Die folgende Übung stellt einen der Wege dar, um eine solche Situation zu heilen.

Übung 97: Lassen Sie den Verlust los

- Stimmen Sie sich zunächst genauso ein, wie bei jeder anderen Heilung. Finden sie heraus, wo der Schmerz oder das unangenehme Gefühl in Ihrem Körper oder in Ihrem Chakrensystem sitzt.
  Konzentrieren Sie sich auf diesen Körperteil oder dieses Chakra und warten Sie geduldig ab, bis sich die Umstände des Verlustes vor Ihrem inneren geistigen Auge entfalten.
- Wenn Sie das Gefühl haben, daß diese Offenbarung abgeschlossen ist, atmen Sie Liebe in Ihr Herzchakra ein. Stimmen Sie sich vom Herzchakra aus auf die Situation ein, die Sie anschauen, und nehmen Sie wahr, wie die dritte Seite des Dreiecks der Heilung sich mit der Quelle der Heilung verbindet.
- Legen Sie Ihre Hände über den Körperteil oder das Chakra, auf den/das Sie sich konzentriert haben, und bitten Sie darum, daß der Verlust geheilt werden möge.
- Warten Sie wieder ab, während Sie zusehen, wie die Situation geheilt wird und Sie in Ihrem Tun angeleitet werden.
- Atmen Sie ein, und lassen Sie die Energien der Verlustsituation beim Ausatmen los (wenn Sie es nicht bereits getan haben). Lassen Sie auf diese Weise immer mehr

von den Energien los, bis Sie das Gefühl haben, daß der Verlust für Sie geklärt ist.
– Atmen Sie nun Heilungsenergien ein, um den leeren Raum, der übriggeblieben ist, zu füllen. Machen Sie anschließend wie gewohnt Ihre abschließenden Übungen.

Wenn es Ihnen angemessen erscheint, können Sie diese Übung erweitern, um Ihren Patienten beim Umgang mit ihren Verlusten zu helfen. Vergessen Sie nicht, daß Ihre Patienten dazu zuerst die Realität Ihres Verlustes anerkennen und anschließend ihre Trauer spüren müssen. Sie müssen besondere Umsicht walten lassen, wenn der Verlust geleugnet wird. Lassen Sie Ihrem Patienten Zeit, sich mit diesem Aspekt des Verlustes zu befassen, auch wenn das bedeutet, daß er zu einer weiteren Sitzung kommen muß.

Übung 98: Wie man einem Partner hilft, einen Verlust loszulassen

– Stimmen Sie sich ein, damit Sie bereit sind zu heilen. Lassen Sie Ihren Partner sich bequem hinsetzen, als ob Sie eine Heilungssitzung durchführen wollten.
– Ihr Partner sollte dreimal vollständig ein- und ausatmen und seinen Körper entspannen, während Sie sich auf ihn oder sie einstimmen.
– Bitten Sie Ihren Partner, sich zu entscheiden, mit welchem Verlust er sich befassen will, und seine Aufmerksamkeit dann dem Körperteil oder dem Chakra zuzuwenden, wo der Schmerz oder das mit dem Verlust verbundene Unwohlsein lokalisiert zu sein scheint. Ihr Part-

ner sollte geduldig abwarten, während ihm die Umstände des Verlustes innerlich offenbart werden.

- Während er das tut, halten Sie Ihre Hand über den Körperteil oder das Chakra, und seien Sie den Bewegungen der heilenden Energien gegenüber wachsam und sensibel. Vielleicht haben Sie das Gefühl, Sie sollten Ihre Hand über ein anderes Chakra halten. Wenn dieses heilende Energien aufnimmt, sollten Sie Ihre Hand dort lassen, bis keine weiteren Heilenergien fließen.
- Fordern Sie Ihren Partner auf, sich von seiner inneren Führung leiten zu lassen, um das zu tun, was getan werden muß, um eine Heilung zu bewirken. Wenn die Bewegung der Energien aufhört, sollten Sie gemeinsam mit Ihrem Partner überprüfen, ob die innere Arbeit abgeschlossen ist.
- Bitten Sie Ihren Partner nun darum, Licht in den Bereich hineinzuatmen, auf den er sich konzentriert hat, und den Verlust beim Ausatmen loszulassen. Ihr Partner sollte seine Chakren anschließend wieder leicht schließen und sich die Schutzsphäre vorstellen, um die Übung abzuschließen.

Wie Sie Ihr eigenes energetisches Gleichgewicht aufrechterhalten

Wenn Sie als Heiler arbeiten, werden Sie mit den körperlichen, emotionalen oder mentalen Schmerzen anderer Menschen in Berührung kommen. Sie müssen sich selbst gegenüber in bezug auf die Frage, wie Sie damit klarkommen, völlig ehrlich sein. Sie müssen liebevoll und mitfühlend auf Ihre Patienten reagieren können, doch sollten Sie weder die Schmerzen anderer absorbieren noch zulassen, daß ihr Kummer zu einer Streßquelle in Ihrem Leben wird. Wenn Sie die Übungen richtig durchführen, werden Sie verhindern können, daß dies geschieht. Besonders wichtig dabei sind die Übungen, in denen Sie sich abends reinigen, die Aktivität Ihrer Chakren wieder drosseln und sich schützen. Außerdem sollten Sie Ihr energetisches Gleichgewicht während des Tages stets aufrechterhalten.

Wenn Sie anfangen, als Heiler zu arbeiten, könnten Sie sich die Leiden und Schmerzen Ihrer Patienten zuziehen, während Sie die Verbindung zu ihnen aufbauen. Das ist jedoch gewöhnlicherweise nur vorübergehend so und sollte nicht von Dauer sein. Wenn doch, ist dies die Folge Ihres Einfühlungsvermögens, die sich verlieren sollte, wenn Sie anfangen, mit Ihrem Patienten zu arbeiten. Wenn Sie eine solche Folge Ihres Einfühlungsvermögens außerhalb Ihres Behandlungszimmers verspüren, sollten Sie sich zuerst vergewissern, ob Sie sich nach Ihrem letzten Patienten richtig gereinigt haben. (Sie können sonst seine Energien mit sich herumtragen, wenn Sie es vergessen.)

Haben Sie die Übungen korrekt ausgeführt, könnte es sich um ein Zeichen handeln, daß Sie jemandem heilende Energien schicken sollten. Sie könnten zum Beispiel mit einer Gruppe von Menschen zusammensitzen und plötzlich Schmerzen in Ihrem Körper empfinden. Wenn Sie merken, daß es sich nicht um Ihre eigenen handelt, bitten Sie darum, daß dem Menschen, der diese Beschwerden hat, heilende Energien geschickt werden (manchmal wird Ihnen gezeigt werden, um wen es sich handelt). Dann werden Sie feststellen, daß die Schmerzen verschwinden.

Wie Sie ein reiner Kanal werden können

Durch einige der Übungen in diesem Buch werden Sie mit Ihren eigenen Schmerzen in Bereichen in Kontakt gekommen sein, durch die Sie sich noch hindurcharbeiten müssen oder wo Sie bereits dabei sind, sich hindurchzuarbeiten. Ihre Reaktionen auf die Problembereiche, die in diesem Kapitel angesprochen wurden, werden Ihnen zum Beispiel zeigen, wie bereit Sie sind, die Idee zu akzeptieren, daß Sie sich als Seele auf einem Weg befinden. Sie können es nicht vermeiden, sich mit den Auswirkungen Ihrer eigenen Prägungen und Ihren Hindernissen in bezug auf Ihre persönliche Transformation zu befassen, da jede Form von spiritueller Arbeit, die Sie verrichten, diese Dinge an die Oberfläche bringen wird. Sie werden erkennen, daß es vieler kleiner Tode bedarf, um die internen Veränderungen zu bewirken, die es Ihrem wahren Selbst ermöglichen, hindurchzuscheinen und Ihre wahre Fähigkeit zu Heilen zum Vorschein zu bringen.

Genauso ist es, wenn Ihre Arbeit daraus besteht, sich zu einem Heiler zu entwickeln. Dies gehört zu der Arbeit, die Sie an sich leisten müssen, um ein möglichst reiner Kanal für heilende Energien zu werden. Die Beschwerden, mit denen Ihre Patienten zu Ihnen kommen, sind die kleinen Tode, durch die sie auf Ihrer Reise zum Licht gehen wollen.

Ihr Geschenk an Ihre Patienten ist, sie darin zu unterstützen, das loszulassen, was sie nicht länger brauchen – ob dies Ihre Krankheit, ihre negativen Emotionen oder ihre negativen Gedanken sind. Das Geschenk Ihrer Patienten an Sie ist, daß sie Ihnen die Gelegenheit geben, als Heiler zu arbeiten.

Wenn Sie sich liebevoll mit dem alles umfassenden und durchdringenden Licht verbinden, muß Heilung stattfinden.

Anhang

Adressen

Britische Geistheilungszentren und Dachorganisationen
Confederation of Healing Organizations (CHO)
The Red and White House
113 High Street, Berkhamsted
Herts HP4 2DJ

National Federation of Spiritual Healers (NFSH)
Old Manor Farm Studio
Church Street, Sunbury-on-Thames
Middx TW16 6RG

The College of Psychic Studies
16 Queensbury Place, London SW7 2EB

Spiritualist Association of Great Britain
33 Belgrave Square, London SW1X 8QL

Jack and Jan Angelo
Heddfan
1 Lake Villas, Cwmtillery
Gwent NP3 1LU, Wales

Deutsche Zentren für spirituelles Heilen

Radiance Technik
Reiki-Zentrum Barbara Simonsohn
Müllenhoffweg 6, 22607 Hamburg

Reiki-Do-Zentrum Walter Lübeck
Liebigstr. 20, 30163 Hannover

Arbeitskreis Radionik und Schwingungsmedizin e.V.
Waldstr. 20, 23611 Bad Schwartau

Angelo Jack, *Spiritual Healing: Energy Medicine for Today*, Element Books, Shaftesbury 1991.

Bach, Edward, *Heal Thyself*, CW Daniel, Saffron Waldon 1989 (dt.: *Heile Dich selbst mit den Bach-Blüten.* Knaur, München, Neuaufl. 1992).

Bendit, Lawrence und Bendit, Phoebe, *The Etheric Body of Man.* Theosophical Publishing House, Wheaton, USA 1977 (dt.: *Die Brücke des Bewußtseins. Eine Studie über das vitalätherische Feld des Menschen.* Adyar Theosophische Verlagsgesellschaft Satteldorf/Württemberg 2. Aufl. 1976).

Benton, R. G., *Death and Dying*, Van Nostrand, London 1978.

Bohm, David, *Wholeness and the Implicate Order*, Routledge and Kegan Paul, London 1981 (dt.: *Die verborgene Ordnung des Seins.* Hrsg. v. Bohm, David/Factor, Donald. Grafing, Aquamarin 1988).

Bradshaw, John, *Homecoming: Reclaiming and Championing Your Inner Child*, Piatkus Books, London 1991 (dt.: *Das Kind in uns. Wie finde ich zu mir selbst?* Knaur, München 1992 und 1994).

Brennan, Barbara Ann, *Hands of Light*, Bantam, New York 1988 (dt.: *Licht-Arbeit. Das große Handbuch der Heilung mit körpereigenen Energiefeldern.* Goldmann, München, Neuaufl. 1993).

Cade, C. M. und Coxhead, N., *The Awakened Mind: Biofeedback and the Development of Higher States of Awareness*, Dell Publishing, New York 1979.

Capra, Fritjof, *The Tao fo Physics,* Fontana, London 1983/Berkeley, USA 1975 (dt.: *Das Tao der Physik. Die Konvergenz von westlicher Wissenschaft und östlicher Weisheit.* Otto Wilhelm Barth Verlag, München 1984).

Capra, Fritjof, *The Turning Point*, Fontana, London 1982/New York 1982 (dt.: *Wendezeit. Bausteine für ein neues Weltbild.* dtv, München, Neuaufl. 1993).

Cayce, Edgar, *Auras*, ARE Press, Virginia Beach, RSA 1945.

Cerminara, Gina, *Many Mansions: The Edgar Cayce Story on Reincarnation*, New American Library, New York 1950/Neville Spearman, London 1967.

Dhiravamsa, *The Dynamic Way of Meditation*, Turnstone Press, Wellingborough 1982.

Edwards, Harry, *A Guide to the Understanding and Practice of Spiritual Healing*, The Healer Publishing Company, Guildford 1974.

Friedman, M. D. und Rosenman, R. H., *Type A Behaviour and Your Heart*, Knopf, New York 1974.

Gerber, Richard, V*ibrational Medicine*, Bear and Company, Santa Fe, USA 1988.

Gershom, Rabbi Yonasson, *Beyond the Ashes*, ARE Press, Virginia Beach, USA 1922.

Grey, Margot, *Return from Death: An Exploration of the Near-Death Experience*, Arkana, London 1985.

Gurudas, *Flower Essences and Vibrational Healing*, Brotherhood of Life, Albuquerque, USA 1983.

Hodson, Geoffrey, *The Miracle of Birth: A Clairvoyant Study of a Human Embryo*, Theosophical Publishing House, Wheaton, USA 1981.

Kilner, Walter J., *The Human Aura*, Weiser, New York 1981.

Krystal, Phyllis, *Cutting the Ties that Bind*, Element, Shaftesbury 1989 (dt.: *Die inneren Fesseln sprengen. Befreiung von falschen Sicherheiten.* Ryvellus, Seeshaupt, 9. Aufl. 1993).

Kübler-Ross, Elisabeth, *On Death and Dying*, Macmillan, London, 1970/New York 1969 (dt.: *Über den Tod und das Leben danach.* Verlag Die Silberschnur, Neuwied, 16. Aufl. 1994).

Kübler-Ross, Elisabeth, *Death: The Final Stages of Growth*, Prentice Hall, USA, 1978 (dt.: *Jedes Ende ist ein strahlender Beginn.* Verlag Die Silberschnur, Neuwied, 1992).

Landsdowne, Z., *The Chakras and Esoteric Healing*, Weiser, York Beach, USA 1986.

Leadbeater, C.W., *The Chakras*, Theosophical Publishing House, Wheaton USA 1985 (dt.: *Die Chakras. Eine Monographie über die Kraftzentren im menschlichen Ätherkörper.* Herman Bauer, Freiburg, 11. Aufl. 1994).

Levine, Stephen, *Guided Meditations, Explorations and Healings*, Gateway Books, Bath 1993.

Macbeth, Jessica, *Moon Over Water: The Path of Meditation*, Gateway Books, Bath 1990.

Maclean, Dorothy, *To Hear the Angels Sing*, Lindisfarne Press, Hudson, USA 1990 (dt.: *Du kannst mit Engeln sprechen.* Aquamarin, Grafing o.J.)

McGarey, W., *Acupuncture and Body Energies*, Gabriel Press, Phoenix, USA 1974.

Morse, Melvin, *Closer to the Light*, Bantam Books, London, 1993 (dt.: mit Perry, Paul: *Zum Licht. Was wir von Kindern lernen können, die dem Tod nahe waren.* Goldmann, München 1994).

Morse, Melvin, *Transformed by the Light*, Piatkus Books, London, 1993 (dt.: mit Perry, Paul: *Verwandelt von Licht. Über die transformierende Wirkung von Nah-Todeserfahrungen.* Knaur, München 1994).

Motoyama, Hiroshi, *Theories of the Chakras: Bridge to Higher Consciousness*, Theosophical Publishing House, Wheaton, USA 1981 (dt.: mit Brown, Randl, *Chakra-Physiologie. Die subtilen Organe des Körpers und die Chakra-Maschine über die nichtphysischen Grundlagen des Geistes und seine Heilwirkung auf Funktion, Struktur, Chemie und Elektromagnetismus des menschlichen Körpers.* Aurum, Braunschweig, 2. Aufl. 1990).

Powell, A. E., *The Astral Body,* Theosophical Publishing House, London 1972.

Powell, A. E., *The Etheric Double,* Theosophical Publishing House, London 1973.

Regush, N. (Hrsg.), *The Human Aura,* Berkeley Publishing, New York, 1974.

Sechrist, Elsie R., *Death Does Not Part Us,* ARE Press, Virginia Beach, USA 1992.

Stevenson, Ian, *Children Who Remember Past Lives: A Question of Reincarnation,* University Press of Virginia, USA 1987 (dt.: *Reinkarnation. Kinder erinnern sich an frühere Erdenleben.* Aquamarin, Grafing 1989).

Tiller, W., *The Kirlian Aura,* Anchor Press, New York, 1974.

Warden, J. William, *Grief Counselling and Grief Therapy,* Routledge, London 1991.

Watts, Murray und Cooper, Cary L., *Relax, Dealing with Stress,* BBC Books, London 1992.

White, J., *Kundalini, Evolution and Enlightenment,* Anchor Press, New York 1979.

Whitton, Joel und Fischer, Joe, *Life Between Life,* Doubleday, New York, 1986 (dt.: *Das Leben zwischen dem Leben. Ein Forschungsbericht aus der Welt jenseits unserer physischen Existenz.* München, Goldmann, Neuaufl. 1990).

Ätherisch: Die ätherische Ebene ist die Seinsebene, die der physischen von der Schwingungsfrequenz her am nächsten ist. Sie ist eine Vorbereitungsebene für den Eintritt in und den Austritt aus der irdischen Ebene. Der Ätherkörper ist der erste der feinstofflichen Körper.
Allopathie: Heilverfahren, das Krankheiten mit entgegengesetzt wirkenden Mitteln zu behandeln sucht.
Astral: Das astrale Frequenzband kommt nach dem ätherischen. Da die Emotionen im Astralkörper verarbeitet werden, ist der Astralkörper auch unter der Bezeichnung *Emotionalkörper* bekannt.
Aura: Die Gesamtheit der Ausstrahlung des menschlichen Geistes und verschiedene Energiekörper, die man als Leuchten um den physischen Körper herum wahrnehmen kann. Das Energiefeld des Menschen.
Außerkörperliche Erfahrung: Die Erfahrung, sich in einem feinstofflichen Körper umherbewegen zu können (sich außerhalb des physischen Körpers zu befinden), in dem die Person nicht von physischen Begrenzungen eingeschränkt wird.
Autonomes Nervensystem: Oder vegetatives Nervensystem, der Teil des Nervensystems, der automatische Funktionen steuert. Es besteht aus dem sympathischen und parasympathischen System.
Avatar: Eine Manifestation der Gottheit oder der Quelle aller Energie, ein Titel. Sanskrit: *avatara.*
Bio-: Eine Vorsilbe, die sich auf alles bezieht, was von einem lebenden Organismus hervorgebracht wird oder Teil dessen ist.
Chakra: Eine *feinstoffliche* Struktur, die sich im *ätherischen* Körper befindet, läßt die feinstofflichen Energien in und aus dem menschlichen Energiefeld fließen. Ein Energiezentrum. Sanskrit: *chakram,* »Rad«.

Ebene: Hier ist eine Seins- oder Erfahrungsebene gemeint, auf der Materie je nach Ebene in einer bestimmten Frequenz vibriert. Eine evolutionäre Stufe. Ein Bewußtseinszustand.

Ego: Die sich inkarnierende Persönlichkeit, wie sie vom physischen Bewußtsein zum Ausdruck gebracht wird.

Energie: Eine Kraft, die von der Quelle aller Energie gelenkt wird und ihr entspringt.

Energieblockade: Eine Unterbrechung oder Unterbindung des natürlichen Flusses feinstofflicher Energien durch das menschliche System. Man entdeckt eine energetische Blockade häufig dadurch, daß eines oder mehrere Chakren nicht richtig funktionieren.

Erweiterte Wahrnehmung: Die natürliche menschliche Fähigkeit, hochfrequente Schwingungen als energetische Muster wahrzunehmen. Im Gehirn werden sie interpretiert als etwas, was »gesehen«, »gehört«, »gefühlt« usw. wird. Feinstoffliche Sinneswahrnehmungen, die auch manchmal als ASW, d. h. außersinnliche Wahrnehmungen, bezeichnet werden.

Feinstofflich: Von einer höheren Frequenz als die physische Realität. Energie, die sich mit Überlichtgeschwindigkeit bewegt.

Fernheilung: Eine Geistheilung, die in Abwesenheit des Patienten durchgeführt wird.

Geisthelfer: Ein spirituelles Wesen, das während des Heilens für ein Individuum oder eine Gruppe als Lehrer fungiert.

Geistiges Wesen: Die Energie der Quelle, eine Seele. Ein Gottesfunke, der von der Quelle auf eine evolutionäre Reise geschickt wurde. Alles Lebendige besitzt die gleiche geistige Qualität. Wir sind geistige Wesen, die einen Körper bewohnen, nicht Körper, die eine Seele haben.

Handauflegen: Spirituelle oder geistige Heilung, die durch das Auflegen der Hände bei einem Patienten durchgeführt wird.

Hellsichtigkeit: Die Fähigkeit eines Menschen, hochfrequente Energien zu »sehen«. Wenn jemand hellsichtig ist, verfügt er über *erweiterte Wahrnehmungen.*

Höheres Selbst: Der spirituelle Aspekt eines menschlichen Wesens, der direkten Zugang zu der Quelle hat und mit ihr in Verbindung steht. Der verkörperte Aspekt der Seele.

Holistische Therapie: Jede Therapieform, die nicht nur einen bestimmten Teil des Menschen anspricht oder bestimmte Beschwerden, sondern sich mit dem Menschen als Ganzem beschäftigt. Innerhalb des Geistheilens wird der Mensch holistisch betrachtet: auf allen Ebenen seines Seins.

Inkarnation: Eine Geburt auf der irdischen (physischen) Seinsebene. Das Annehmen eines physischen Körpers, damit die Seele diese Ebene erfahren kann.

Inneres Kind: Ein allgemeiner Ausdruck für einen Aspekt der Persönlichkeit. Man spricht von einem verwundeten Kind, wenn dieser Aspekt von prägenden Faktoren wie zum Beispiel den Eltern, Kindheitstraumen usw. verletzt wurde. In diesem Buch ist auch ein Aspekt des Selbstes gemeint. Die Arbeit mit dem inneren Kind ist eine Therapieform, bei der man diese beiden Aspekte des menschlichen Wesens heilt, integriert und wieder in Übereinstimmung bringt.

Kanal: Im Zusammenhang mit Heilen ist jedes Medium gemeint, welches heilende und andere hochfrequente Energie überträgt. Ein solcher Mensch wird auch als Kanal bezeichnet.

Karma: Das Gesetz von Ursache und Wirkung. Man muß sich manchmal in diesem Leben mit Situationen, die aus einem oder mehreren früheren Leben stammen und nicht ausgeglichen sind, wieder beschäftigen. Man sollte sich

Karma also als ausgleichenden, nicht als strafenden Faktor vorstellen.

Kundalini: Die potentielle Energie spiritueller Erleuchtung, die sich im Wurzelchakra befindet. Sie aktiviert die Chakren, richtet sie aus und entfernt Blockaden in ihnen. Das Sanskritwort bedeutet übersetzt »Schlangenfeuer«.

Lebenskraft: Die vitale Energie, die für das physische Leben notwendig ist. Sanskrit: *prana.* Chinesisch: *ch'i.*

Mental: Alles, was zum Verstand gehört. Eine Ebene feinstofflicher Energie, jenseits der astralen Ebene, auf der Gedanken verarbeitet werden.

Nadi: Ein Kanal für feinstoffliche Energien.

Persönlichkeit: Das physische Bewußtsein oder Ego, welches dazu neigt, sich als von der Quelle getrennt wahrzunehmen.

Quantenphysik: Ein Gebiet der Physik, das die energetischen Eigenschaften der Materie auf subatomarer Ebene erforscht.

Quelle: In diesem Buch ist damit die Quelle aller Energie oder allen Seins gemeint. Das Gesetz. Die Macht. In religiösen Begriffen ausgedrückt: Gott, der Schöpfer.

Reinkarnation: Wiedereinkörperung (der Seele), mehr als einmal auf der Erde geboren werden. Eine Theorie (die von weltweiten Forschungsergebnissen untermauert wird), die besagt, daß dieser Vorgang ein natürlicher Bestandteil des menschlichen Lebens und der Evolution ist, da nicht alle Lektionen des Lebens in einer Inkarnation gelernt werden können. In diesem Buch wird die Theorie losgelöst von religiösen Lehrmeinungen betrachtet.

Seele: Eine spezifische Ausprägung eines geistigen Wesens, zum Beispiel eine menschliche Seele.

Selbst: Ein verkörpertes geistiges Wesen oder die verkörperte Seele. Häufig wird der Ausdruck auch als Synonym zu »höheres Selbst« verwendet.

Spirituelles Heilen: Auch Geistheilung. Der Einsatz von Energie, die von der Quelle stammt, speziell um zu heilen. Bei spirituellen Aktivitäten nähern wir uns der Quelle (und entfernen uns vom begrenzten Ego), um Harmonie zu schaffen.

Streß: Eine sich aufbauende Energie, die das System zu überwältigen droht, wenn es ihr nichts entgegenzusetzen hat.